Der Anaesthesist

Weiterbildung für Anästhesisten 1999
Standardwissen für den Facharzt

H. J. Bardenheuer · H. Forst
R. Rossaint · D. R. Spahn (Hrsg.)

Springer-Verlag Berlin Heidelberg GmbH

Der Anaesthesist

Weiterbildung für Anästhesisten 1999

Standardwissen für den Facharzt

H. J. Bardenheuer · H. Forst
R. Rossaint · D. R. Spahn (Hrsg.)

Mit 35 Abbildungen und 43 Tabellen

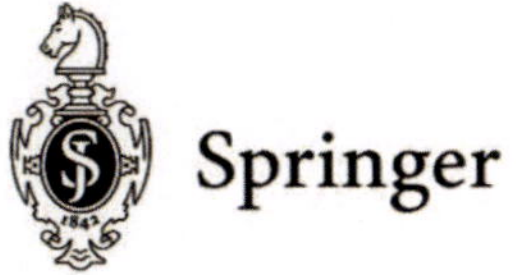

Springer

Professor Dr. med. Hubert J. Bardenheuer
Klinik für Anästhesiologie
Universität Heidelberg
Im Neuenheimer Feld 110
D-69120 Heidelberg

Professor Dr. med. Helmuth Forst
Klinik für Anästhesiologie und operative Intensivmedizin
Zentralklinikum
Stenglinstraße 2
D-86156 Augsburg

Professor Dr. med. Rolf Rossaint
Klinik für Anästhesiologie
Medizinische Einrichtungen der RWTH Aachen
Pauwelsstraße 30
D-52074 Aachen

Professor Dr. med. Donat R. Spahn
UniversitätsSpital Zürich
Institut für Anästhesiologie
Rämistrasse 100
CH-8091 Zürich

Aus der Zeitschrift: Der Anaesthesist, Hefte 7/98–7/99

ISBN 978-3-540-66816-9   ISBN 978-3-642-59726-8 (eBook)
DOI 10.1007/ 978-3-642-59726-8

Die Deutsche Bibliothek - CIP-Einheitsaufnahme
Weiterbildung für Anästhesisten ... : Standardwissen für den Facharzt. - Berlin ; Heidelberg ;
New York ; Barcelona ; Hongkong ; London ; Mailand ; Paris ; Singapur ; Tokio : Springer
    Erscheint unregelmäßig. - Aufnahme nach 1998

Springer-Verlag ist ein Unternehmen der Fachverlagsgruppe BertelsmannSpringer
© Springer-Verlag Berlin Heidelberg 2000
Softcover reprint of the hardcover 1st edition 2000

Umschlaggestaltung: F. Steinen-Broo, estudio calamar, Pau, Spanien

SPIN: 10749143   22/3135 – 5 4 3 2 1 0 – Gedruckt auf säurefreiem Papier

Vorwort

„Lebenslanges Lernen" – diese beschwörende Formel hat für den Arzt von heute eine herausragende Bedeutung. In besonderem Maß gilt dies auch für den Anaesthesisten, da die Anaesthesie mit ihrer Schlüsselposition zwischen Chirurgen und Internisten, Diagnostikern und Therapeuten in hohem Maß mit apparativ-technischen, medikamentösen und medizin-theoretischen Erkenntnissen konfrontiert wird. Nur das fundierte und immer wieder aktualisierte Wissen im angestammten Fachgebiet und den anderen Bereichen der Medizin wird es dem Anaesthesisten ermöglichen, die an ihn gestellten Herausforderungen des neuen Jahrtausends zu bewältigen.

Der vorliegende Jahresband enthält 13 aktuelle Beiträge der Rubrik „Weiterbildung" aus der Zeitschrift *„Der Anaesthesist"*.

Das Ziel der Herausgeber ist es, dem Arzt in der Weiterbildung aktuelle und an der Praxis orientierte Beiträge aus dem breiten Spektrum von Anaesthesie, Intensivmedizin, Notfallmedizin und Schmerztherapie zu bieten.

Darüber hinaus möchten Herausgeber und Autoren mit „state of the art"-Artikeln das Standardwissen der Anaesthesie für den Facharzt aktuell halten.

Hubert J. Bardenheuer
Helmuth Forst
Rolf Rossaint
Donat R. Spahn

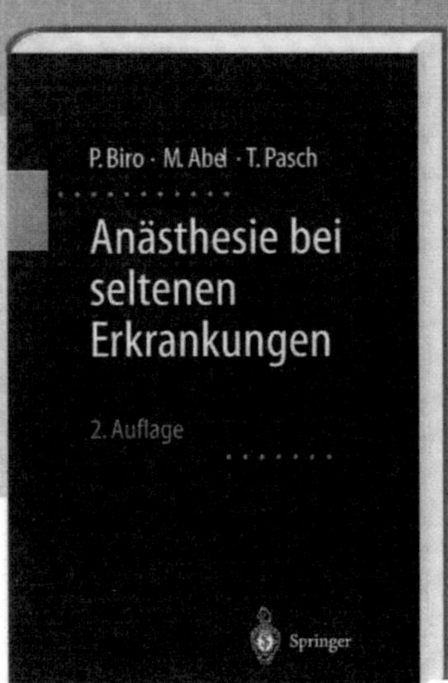

Sicherheit
über die **Routine** hinaus

P. Biro, Universität Zürich;
M. Abel, Köln;
T. Pasch, Universität Zürich

Anästhesie bei seltenen Erkrankungen

Als Anästhesist müssen Sie auch mit seltenen Erkrankungen und Syndromen immer rechnen und gut auf sie vorbereitet sein. Dieser alphabetisch geordnete Überblick informiert Sie schnell und aktuell über die Grundlagen und die **praktische Durchführung der Anästhesie** bei Begleiterkrankungen. Die vollständig überarbeitete und aktualisierte Neuauflage berücksichtigt jetzt auch **seltene Erkrankungen bei Kindern.**

"Bei selten vorkommenden Erkrankungen, die vom Anästhesisten ein besonderes Vorgehen verlangen, bietet das Buch rasche und umfassende Hilfe. In alphabetischer Reihenfolge werden eine große Zahl von Syndromen vorgestellt...Den Schwerpunkt bildet die Anästhesierelevanz der Erkrankung. Dem Leser werden ganz konkrete Vorschläge zum Monitoring und zur optimalen Durchführung der Anästhesie gegeben..."
Anaesthesiologie und Reanimation

"...Der praktisch tätige Anästhesist erhält mit diesem Buch eine unentbehrliche Hilfe für seine Routinearbeit."
Anästhesie Journal, Schweiz

2., völlig überarb. u. erw. Aufl. 1999. Etwa 440 S. Geb.
DM 139,-; öS 1015,-; sFr 126,50
ISBN 3-540-64480-6

Springer-Verlag · Postfach 14 02 01 · D-14302 Berlin
Tel.: 0 30 / 82 787 - 2 32 · http://www.springer.de
Bücherservice: Fax 0 30 / 82 787 - 3 01 · e-mail: orders@springer.de

Preisänderungen (auch bei Irrtümern) vorbehalten. d&p · 5898.MPP/V1

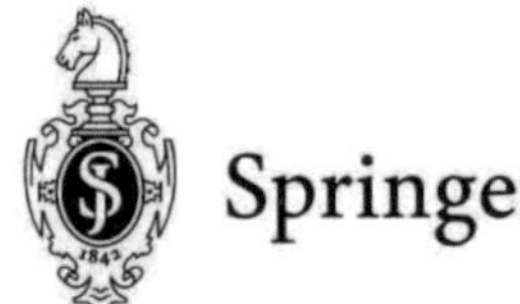

Inhalt

Autoren

Angster, R., Dr. med., Klinik für Anästhesiologie und Operative Intensivmedizin, Zentralklinikum, Stenglinstraße 2, D-86156 Augsburg

Bach, A., Prof. Dr. med., Klinik für Anaesthesiologie, Universität Heidelberg, Im Neuenheimer Feld 110, D-69120 Heidelberg

Bauer, M., Dr. med., Klinik für Anaesthesiologie, Universität Heidelberg, Im Neuenheimer Feld 110, D-69120 Heidelberg

Forst, H., Prof. Dr. med., Klinik für Anästhesiologie und Operative Intensivmedizin, Zentralklinikum, Stenglinstraße 2, D-86156 Augsburg

Hempel, V., Prof. Dr. med., Klinik für Anästhesiologie und Wiederbelebung, Krankenanstalten, D-78464 Konstanz

Jöhr, M., Dr. med., Institut für Anästhesie, Kantonsspital, CH-6000 Luzern 16

Koch, R., Dr. med, Klinik für Anaesthesiologie, Ruprecht-Karls-Universität Heidelberg, Im Neuenheimer Feld 110, D-69120 Heidelberg

Kuhlen, R., Dr. med., Klinik für Anaesthesiologie, Medizinische Einrichtungen der RWTH Aachen, Pauwelsstrasse 30, D-52074 Aachen

Max, M., Dr. med., Klinik für Anaesthesiologie, Medizinische Einrichtungen der RWTH Aachen, Pauwelsstrasse 30, D-52074 Aachen

Pappert, D., PD Dr. med., Klinik für Anaesthesiologie und Intensivmedizin, Klinikum Ernst von Bergmann, Charlottenstaße , D 14409 Potsdam

Pasch, T., Prof. Dr. med., Institut für Anästhesiologie, Universitätsspital Zürich, CH-Zürich

Reyle-Hahn, M., Dr. med., Klinik für Anaesthesiologie, Medizinische Einrichtungen der RWTH Aachen, Pauwelsstrasse 30, D-52074 Aachen

Roth, A., Dr. med., Klinik für Anästhesiologie und Operative Intensivmedizin, Zentralklinikum, Stenglinstraße 2, D-86156 Augsburg

Schanz, U., Dr. med, Departement Innere Medizin, Abt. für Hämatologie, CH-Zürich

Schauer, A., Dr. med., Klinik für Anaesthesiologie, Ludwig-Maximilians-Universität München, Nußbaumstraße 20, D-80336 München

Schmidt, H., PD Dr. med., DEAA, Klinik für Anaesthesiologie, Ruprecht-Karls-Universität Heidelberg, Im Neuenheimer Feld 110, D-69120 Heidelberg

Schwarz, U., Dr. med., Anästhesie-Abteilung, Universitäts-Kinderklinik Zürich, Steinwiesstrasse 75, CH-8031 Zürich

SCHWENDER, D., Prof. Dr. med., Klinik für Anaesthesiologie, Ludwig-Maximilians-Universität München, Nußbaumstraße 20, D-80336 München

SEEBAUER, A., Dr. med., Klinik für Anaesthesiologie, Ludwig-Maximilians-Universität München, Nußbaumstraße 20, D-80336 München

SPAHN, D. R., Prof. Dr. med., Institut für Anästhesiologie, Universitätsspital, Rämistraße 100, CH-8091 Zürich

SPRENGER, M., Dr. med., Klinik für Anaesthesiologie und operative Intensiv-medizin, Charité, Campus Virchow-Klinikum, Humboldt-Universität Berlin

VOLLENWEIDER, F. X., Dr. med., Psychiatrische Universitätsklinik, CH-Zürich

VOLLENWEIDER-SCHERPENHUYZEN, M. F. I., Dr. med., Klinik Hirslanden, Arbeitsgemeinschaft Anästhesiologie, Witellikerstrasse 40, CH-8029 Zürich

ZOLLINGER, A., PD Dr. med., Institut für Anästhesie und Reanimation, Stadtspital Triemli, Birmensdorferstrasse 497, CH-8063 Zürich

aus: Der Anaesthesist 7/98, S. 614–626

Ralf Kuhlen · Matthias Reyle-Hahn
Klinik für Anaesthesiologie, Medizinische Einrichtungen der RWTH Aachen

Die Entwöhnung von der Beatmung

Teil 1

Die maschinelle Beatmung gehört heute zu den intensivmedizinischen Routinemaßnahmen bei der Behandlung der respiratorischen Insuffizienz. In den letzten Jahren konnte allerdings in einer Vielzahl von Untersuchungen gezeigt werden, daß die Beatmungstherapie mit nennenswerten Risiken und unerwünschten Nebenwirkungen behaftet ist. Der wesentliche Faktor hierfür ist die Umkehrung der intrathorakalen Druckverhältnisse während der Beatmung mit positivem Druck mit den hieraus resultierenden negativen Rückwirkungen auf das kardio-zirkulatorische System und die Organperfusion sowie der Gefahr, die Lunge mit hohen Drücken oder Volumina im Sinne eines Barotrauma oder Volutrauma zu schädigen. Zusätzlich konnte mehrfach gezeigt werden, daß die Dauer der Intubation und Beatmung einen wesentlichen Risikofaktor für die Entwicklung einer nosokomialen Pneumonie darstellt. Ruiz-Santana und Mitarbeiter [1] berichteten über eine Zunahme der Pneumonierate von 8,5% in den ersten drei Tagen nach Intubation bis auf 45,6% nach dem vierzehnten Tag. Diese Befunde haben zu dem Grundsatz geführt, die Dauer der maschinellen Beatmung zu verkürzen und somit den Patienten so schnell wie möglich zu extubieren.

Der Prozeß der Entwöhnung kann bis zu 40% der gesamten Beatmungsdauer in Anspruch nehmen.

Dem Prozeß der Entwöhnung von der Beatmung kommt hierdurch eine große klinische Bedeutung zu. Dies läßt sich beispielhaft daran ablesen, daß Esteban und Mitarbeiter in einer multizentrischen Umfragestudie über die verschiedenen Methoden der maschinellen Beatmung in Spanien fanden, daß im Durchschnitt ca. 40% der gesamten Dauer der Beatmungstherapie auf die Phase der Entwöhnung entfallen [2].

In Ermangelung technischer Alternativen bestand früher die Entwöhnung praktisch in der abrupten Beendigung der Beatmungstherapie zugunsten der nicht weiter unterstützten Spontanatmung an einem T-Stück. Die Entwicklung einer Vielzahl von Methoden zur maschinellen Unterstützung der Spontanatmung hat es in den letzten Jahren ermöglicht, die Entwöhnung eher dem Wortsinn entsprechend als eine graduelle Reduktion des maschinellen Anteils an der Ventilation zu gestalten [3]. Die Vielzahl der zur Verfügung stehenden Verfahren wirft allerdings die Frage auf, welches Verfahren für welchen Patienten gewählt werden sollte, um eine schnelle und erfolgreiche Entwöhnung zu ermöglichen. Dieses Problem wurde in den letzten Jahren in großen multizentrischen Studien untersucht [4, 5], die gezeigt haben, daß es durchaus möglich ist, die Beatmungsdauer durch die Anwendung standardisierter Entwöhnungsverfahren zu reduzieren, ohne daß allerdings eine übereinstimmende

Dr. Ralf Kuhlen · Klinik für Anaesthesiologie, Medizinische Einrichtungen der RWTH Aachen,
Pauwelsstraße 30, D-52074 Aachen

Präferenz für ein spezifisches Vorgehen gefunden werden konnte. Wichtiger als das gewählte Verfahren scheint die Art und Weise zu sein, in der die verschiedenen Verfahren bei unterschiedlichen Patientengruppen angewendet werden. Um die richtige Auswahl und Anwendung der verschiedenen Vorgehensweisen für den individuellen Patienten treffen zu können, ist es unabdingbar, die pathophysiologischen Grundlagen der Entwöhnung zu berücksichtigen.

Dieser Übersichtsartikel wird in zwei Teilen erscheinen. Ziel des ersten Teils dieser Übersicht soll es sein, die pathophysiologischen Grundlagen der Entwöhnung darzustellen, um hiervon ausgehend im zweiten Teil die verschiedenen Strategien der Entwöhnung von der Beatmung zu beschreiben.

Häufigkeit und Bedeutung der schwierigen Entwöhnung

Die Häufigkeit der schwierigen Entwöhnung wird in großen Studien mit ca. 20% aller beatmeten Patienten angegeben (Tabelle 1). Während nach kurzzeitiger Beatmungstherapie, etwa zur postoperativen Nachbeatmung, die Entwöhnung in aller Regel unproblematisch verläuft, ist nach längerdauernder Beatmungstherapie und bei Patienten mit schweren Lungenschäden deutlich häufiger mit Entwöhnungsproblemen zu rechnen. Vor allem bei Vorliegen chronisch obstruktiver Lungenerkrankungen (▶ COPD) ist in einem Prozentsatz von bis zu 50-80% mit Entwöhnungsproblemen zu rechnen (Tabelle 1).

▶ **COPD**

▶ **Schwierige Entwöhnung**

Trotz der hohen klinischen Relevanz ist der Begriff der ▶ **schwierigen Entwöhnung** angesichts der Vielzahl der relevanten Faktoren nicht eindeutig definiert. Die Problematik der unscharfen Definition des Begriffes erklärt sich dadurch, daß sowohl die Einschätzung, wann mit der Entwöhnung begonnen werden soll, als auch die Einschätzung des weiteren Verlaufs der Entwöhnung vor allem empirischen und sehr subjektiven Kriterien unterliegen, anstatt durch objektive Parameter abgesichert zu sein. Somit wird auch der Begriff der schwierigen Entwöhnung subjektiv geprägt sein.

Vor dem Hintergrund, daß der Prozeß der Entwöhnung einen großen Anteil der Gesamtzeit der Beatmungstherapie in Anspruch nimmt und die gescheiterte Entwöhnung mit schwerwiegenden Nebenwirkungen behaftet sein kann, wäre es wünschenswert, objektive Parameter zur Einschätzung der Entwöhnung zu haben, um hieraus die entsprechenden therapeutischen Konsequenzen ziehen zu können.

Als Versuch eine solche objektive Grundlage zu schaffen, wurde in mehreren neueren Studien eine zweistündige Phase der nicht assistierten Spontanatmung mittels T-Stück benutzt, um zu evaluieren, ob ein Patient einfach von der Beatmung ent-

Tabelle 1
Häufigkeit der schwierigen Entwöhnung

Studie	n	%	Patienten
Sahn et al. 1973	100	17	Multidisziplinäre Intensivstation
Hilberman et al. 1976	124	18	Postoperativ kardiochirurgisch
Tahavanainen et al. 1983	47	19	Internistische Intensivstation
Tomlinson et al. 1989	165	18	Multidisziplinäre Intensivstation
Menzies et al. 1989	95	80	COPD
Krieger et al. 1989	269	10	Emphysem
Aubier et al. 1986	16	31	COPD
Tobin et al. 1987	17	41	COPD
Pourriat et al. 1987	37	51	COPD

n = Anzahl der Patienten; % = Prozentsatz der schwierigen Entwöhnungen;
Literatur bei [36]

Tabelle 2

Erfolgversprechende Kriterien zur Beurteilung eines „T-Stück-Versuches"

Atemzugvolumen (T_V)	> 5 ml/kg KG
Atemfrequenz (f)	< 35 /min
Sauerstoffsättigung (SaO_2)	> 90% (bei FiO_2 < 0,4)
maximaler Inspirationsdruck (Pimax)	< 20 mbar
Herzfrequenz (HF)	< 140 /min und keine andauernde Abweichung > 20% Kontrollwert
Systolischer Blutdruck	< 180 mmHg oder > 90 mmHg und keine andauernde Abweichung > 20% Kontrollwert
Psychische Verfassung	Keine Unruhe, Agitation oder Angst

▶ **T-Stück-Versuch**

▶ **Entwöhnungstechnik**

Auch nach erfolgversprechenden „T-Stück-Versuchen" ist mit einer Reintubationsrate von 15-20% zu rechnen.

▶ **Reintubationsrate**

▶ **Letalität**

Die Risiken der abrupten Beendigung der Überdruckbeatmung resultieren vor allem aus der akuten Änderung des intrathorakalen Druckes und der nun notwendigen Muskelarbeit der Atemmuskulatur.
▶ **Atemarbeit**
▶ **Muskuläre Erschöpfung**

▶ **Nachlast**

▶ **Psychische und physische Stressfaktoren**

wöhnt werden und schließlich extubiert werden kann. Die Kriterien, die zur Beurteilung eines solchen Versuches herangezogen werden, sind in Tabelle 2 gezeigt.

Wenn ein Patient einen solchen „▶ T-Stück-Versuch" erfolgreich besteht, sollte die Extubation in aller Regel möglich sein, während Patienten, die einen solchen Versuch nicht erfolgreich abschließen, als schwierig zu entwöhnen eingeschätzt werden und einer speziellen ▶ Entwöhnungstechnik bedürfen. Auch wenn die „T-Stück-Versuche" sowohl im klinischen Alltag als auch in wissenschaftlichen Untersuchungen häufig Verwendung finden, ist ihr Aussagewert nicht unbestritten. Dies liegt vor allem darin begründet, daß auch nach einem erfolgreich bestandenem „T-Stück-Versuch" mit einer ▶ Reintubationsrate zwischen 15-20% zu rechnen ist [4, 5]. Offensichtlich ist der positive Vorhersagewert dieses Vorgehens angesichts der hohen Reintubationsrate nur ungenügend. Dies erscheint besonders vor dem Hintergrund wesentlich, daß bei Patienten, die reintubiert werden mußten, die Letalität auf der Intensivstation deutlich höher ist als bei erfolgreich extubierten Patienten. In einer großen, multizentrischen Studie wurde über eine ▶ Letalität von 2,6% bei erfolgreich entwöhnten Patienten verglichen mit 27% bei Patienten, die reintubiert werden mußten, berichtet [6].

Darüber hinaus ist die abrupte Beendigung der Überdruckbeatmung zugunsten der nicht assistierten T-Stück Atmung keineswegs frei von Risiken. Diese Risiken resultieren vornehmlich aus der abrupten Änderung der intrathorakalen Druckverhältnisse mit ihren Rückwirkungen auf die Hämodynamik sowie aus der akuten Beanspruchung der Atemmuskulatur, die nun die gesamte ▶ Atemarbeit leisten muß, was möglicherweise zur ▶ muskulären Erschöpfung führen kann.

Lemaire und Mitarbeiter [7] berichteten über die Möglichkeit der akuten linksventrikulären Dekompensation im Rahmen eines solchen T-Stück-Versuches. Durch den Wegfall des positiven Atemwegsdruckes sowie durch die Entwicklung von negativen inspiratorischen Drücken bei Spontanatmung kann eine akute Erhöhung der ▶ Nachlast des linken Herzens auftreten. Diese Nachlasterhöhung kann bei entsprechend vorbelasteten Patienten bis hin zum Bild der linksventrikulären Dekompensation führen und somit die Entwöhnung deutlich erschweren.

Ein weiteres, nicht zu vernachlässigendes Risiko stellt die Tatsache dar, daß ein gescheiterter Entwöhnungsversuch einen nennenswerten ▶ psychischen wie auch **physischen Streßfaktor** für den Patienten bedeuten kann. Scheitert der Entwöhnungsversuch aufgrund einer muskulären Erschöpfung, so kann dies eine längerfristige Beeinträchtigung der Atemmuskulatur nach sich ziehen und somit den Entwöhnungsprozeß verlängern. Laghi und Mitarbeiter [8] konnten bei gesunden Probanden zeigen, daß nach Induktion einer Episode respiratorischer Muskelerschöpfung die Kontraktilität des Zwerchfells für mehr als 24 h beeinträchtigt blieb. Auch aus diesem Grunde scheint es wesentlich, jegliche gescheiterten Entwöhnungsversuche mit der Entwicklung respiratorischer Insuffizienz und Erschöpfung zu vermeiden.

Pathophysiologie der Entwöhnung

Voraussetzungen für die erfolgreiche Entwöhnung

Die wesentliche Voraussetzung einer erfolgreichen Entwöhnung besteht darin, daß ein Gleichgewicht zwischen der notwendigen und der möglichen Atemarbeit besteht. Die Entwöhnung wird nur dann erfolgreich sein, wenn der Patient auf Dauer in der Lage ist, die zur Spontanatmung notwendige Muskelarbeit aufzubringen. Überschreitet die notwendige Atemarbeit die Leistungsfähigkeit der Atemmuskulatur, wird sich der Patient an seiner eigenen Atmung erschöpfen und eine zunehmende respiratorische Insuffizienz entwickeln. Im Verlauf einer solchen „▶ inspiratorischen Muskelermüdung" [9] wird sich als erstes klinisches Anzeichen der Diskrepanz zwischen notwendiger Atemarbeit und muskulärer Kraft eine hochfrequente und flache Atmung entwickeln, die im Englischen als „▶ rapid shallow breathing" beschrieben wird. Wegen der relativen Abnahme der alveolären Ventilation aufgrund der erhöhten Totraumventilation bei diesem Atemmuster wird sich eine CO_2-Retention und letztlich eine respiratorische Azidose entwickeln. Weitere klinische Manifestationen der unzureichenden Funktion der „Atempumpe" können die Entwicklung einer ▶ paradoxen Atmung oder auch ein sogenannter „▶ respiratory alternans", also die wechselnde Brust- und Bauchatmung sein (Tabelle 3).

Um der Entwicklung einer solchen inspiratorischen Muskelermüdung vorzubeugen, ist die Stabilisierung des Gleichgewichtes zwischen der erforderlichen und der möglichen Atemarbeit der wesentliche Ansatzpunkt der therapeutischen Bemühungen bei der Entwöhnung von der Beatmung. Es wäre wünschenswert, angesichts der Relevanz für diese pathophysiologischen Zusammenhänge, die Atemarbeit direkt messen zu können, was aber angesichts der aufwendigen und problematischen Technik für die klinische Routine nicht weit verbreitet ist.

▶ Atemarbeit (work of breathing, WOB) ist im physikalischen Sinne als das Produkt aus transpulmonalem Druck (P_{TP}) und Zugvolumen (V_T) für einen Atemzug definiert:

$$(1.) \qquad WOB = P_{TP} * V_T$$

Der ▶ transpulmonale Druck unter Beatmung ergibt sich aus der Summe des applizierten Atemwegsdruckes (P_{AW}) und dem negativen Pleuradruck (P_{PL}). Deswegen ist zur WOB-Messung ein Ösophaguskatheter notwendig, mit dem der untere Ösophagusdruck (P_{ESO}) als Parameter zur P_{PL}-Messung erfaßt werden kann. Diese Technik ist jedoch aufwendig und mit relativ vielen Fehlerquellen behaftet.

Auch wenn die direkte Messung der Atemarbeit nicht für die klinische Routine zur Verfügung steht, läßt sich aus der hier vorgestellten Pathophysiologie das wesentliche therapeutische Grundprinzip der Entwöhnung formulieren: Während der Entwöhnung soll die notwendige Atemarbeit minimiert und die mögliche Atemarbeit optimiert werden. Zur Herleitung dieses Konzeptes ist es hilfreich, die verschiedenen Determinanten der gesamten notwendigen Atemarbeit zu besprechen.

Tabelle 3

Klinische und physiologische Zeichen der inspiratorischen Muskelerschöpfung

1. Klinische Zeichen
Tachypnoe, TV erniedrigt „rapid shallow breathing"
Diskoordination der Atmung: „Paradoxe Atmung" „Respiratory alternans"

2. CO_2-Retention

3. Entwicklung einer respiratorischen Azidose

Tabelle 4
Determinanten der erforderlichen Atemarbeit

Patientenabhängige Faktoren	„Added work of breathing"
Compliance	Größe des Endotrachealtubus
Resistance	
PEEPi	Triggerschwelle
VO_2	Demand-flow-systeme
VCO_2	
	Höhe des Gasflußes
Grad der Analgosedierung	
Schmerzen, Stress	Grad der Synchronisation

Determinanten der notwendigen Atemarbeit

Die erforderliche Gesamtatemarbeit läßt sich unterteilen in den patientenabhängigen Anteil und den Anteil der sogenannten zusätzlichen, durch das Beatmungssystem bedingten Atemarbeit. Dieser Anteil der Atemarbeit fällt beim intubierten, spontan atmenden Patienten dadurch an, daß der ▶ **Endotrachealtubus** und das ▶ **Beatmungssystem** zusätzliche Widerstände darstellen, die überwunden werden müssen. Zur Übersicht sind die wichtigsten Faktoren für die Zusammensetzung der Atemarbeit in Tabelle 4 angegeben.

Patientenabhängige Faktoren

Mechanik des respiratorischen Systems

Die Ventilation der Lunge gehorcht einfachen physikalischen Gesetzen: damit Gas in die Lungen fließen kann, muß es zu einem Druckgradienten zwischen der äußeren Öffnung der Atemwege und dem Umgebungsdruck der Lunge, dem Pleuradruck, kommen. Diese ▶ **transpulmonale Druckdifferenz (Ptp)** muß ausreichend hoch sein, um die elastischen und die resistiven Widerstände des respiratorischen Systems zu überschreiten, so daß Gas in die Lungen fließt. Bei nicht assistierter Spontanatmung wird Ptp ausschließlich durch die Atemmuskulatur generiert, so daß die Atemmuskulatur einen höheren Druck aufbauen muß, wenn die resistiven oder elastischen Widerstände des respiratorischen Systems erhöht sind. Da die elastischen Widerstände von der Compliance und die resistiven Widerstände von der Resistance abhängen, ergibt sich hieraus, daß die von der Atemmuskulatur zu leistende Atemarbeit maßgeblich von der Compliance (C) und der Resistance (R) des respiratorischen Systems abhängt.

Die Dehnbarkeit oder ▶ **Compliance** des respiratorischen Systems berechnet sich als Quotient aus der Volumenänderung in der Lunge und der damit einhergehenden Änderung des transpulmonalen Drucks:

$$(2.) \qquad C = V/Ptp$$

Ist die Compliance aufgrund verschiedener Krankheitsbilder erniedrigt, muß für ein suffizientes Atemzugvolumen (V_t) ein deutlich erhöhter Ptp aufgebaut werden, was zu einer gesteigerten Atemarbeit führt. Somit führt eine Verbesserung der Compliance für den Patienten in der Regel zu einer Erleichterung seiner Atemarbeit.

Da die Compliance in gewissen Grenzen mit zunehmendem Lungenvolumen steigt, kann die Applikation von ▶ **positivem end-expiratorischen Druck (PEEP)** über eine Rekrutierung bisher verschlossener Gasräume in der Lunge zu einer verbesserten Compliance führen. Dieser positive Effekt des PEEP ist allerdings nur dann

▶ Endotrachealtubus
▶ Beatmungssystem

▶ Transpulmonale Druckdifferenz

Der zur Ventilation der Lunge notwendige Druckgradient muß hoch genug sein, um die Summe aus elastischen und resistiven Widerständen des respiratorischen Systems zu überwinden.

▶ Compliance

▶ Positiver end-exspiratorischer Druck (PEEP)

▶ **Funktionelle Residualkapazität (FRC)**

zu erwarten, wenn die ▶ **funktionelle Residualkapazität (FRC)** tatsächlich zu steigern ist. Wird das PEEP-Niveau über diesem Wert eingestellt, kann dies zur Überdehnung der Alveolen mit einem hieraus folgenden Abfall der Compliance führen.

Immer dann, wenn pulmonale Ursachen für eine erniedrigte Compliance vorliegen (Pleuraergüsse, Pneumothoraces, Atelektasen, Lungenödem, Pneumonie) oder auch wenn die Dehnbarkeit des respiratorischen Systems durch Erhöhung des intraabdominellen Drucks (Adipositas, große Raumforderungen, etc.) eingeschränkt ist, wird die Entwöhnung oftmals erst nach erfolgreicher Therapie dieser Zustände gelingen. In diesem Zusammenhang sollte besonderes Augenmerk auf die ▶ **Flüssigkeitstherapie- und bilanz** des Patienten gerichtet werden, da die Ausbildung eines interstitiellen Lungenödems zu einer deutlichen Abnahme der Compliance führen kann. Dies ist vor allem deshalb wichtig, da die Beatmung mit positivem Druck in aller Regel mit einer Wasser- und Natriumretention einhergeht, so daß in der Phase der Entwöhnung die Gabe von Diuretika oftmals hilfreich ist.

▶ **Flüssigkeitstherapie und - bilanz**

Der Atemwegswiderstand oder die Resistance des respiratorischen Systems berechnet sich als Quotient aus dem transpulmonalen Druck und der Gasströmung (flow, f) in den Atemwegen:

$$(3.) \qquad R = Ptp/f$$

Bei Erhöhung der Resistance muß ebenfalls ein erhöhter Druck von der Atemmuskulatur aufgebracht werden, um eine ausreichende Gasströmung aufzubauen, so daß auch hierdurch die Atemarbeit ansteigt. Aufgrund dieses Problems gestaltet sich die Entwöhnung bei Patienten mit chronisch obstruktiven Lungenerkrankungen besonders schwierig, was zu dem hohen Prozentsatz an gescheiterten Entwöhnungsversuchen bei COPD führt (Tabelle 2).

Bei der Entwöhnung von Patienten mit erhöhter Resistance steht zunächst die Verkleinerung der Resistance durch geeignete Therapiemaßnahmen (▶ **Bronchodilatation**, Sekretolyse) im Vordergrund [10].

▶ **Bronchialdilatation**

PEEP sollte bei diesen Patienten nur mit Vorsicht angewendet werden, da bei Patienten mit COPD in aller Regel eine erhöhte FRC durch Limitierung des Gasflusses der kleinen Atemwege vorliegt (▶ **air trapping**). Als Ausdruck der Flußlimitierung kommt es zur unvollständigen Exspiration mit der Gefahr der ▶ **dynamischen Überblähung** der Lunge, wodurch ein intrinsischer end-exspiratorischer Druck (PEEPi) in der Lunge entstehen kann. Die Höhe des PEEPi kann mit Hilfe einer exspiratorischen Okklusion gemessen werden: Kommt es nach end-exspiratorischem Verschluß des Exspirationsschenkels zu einem Anstieg des Atemwegsdruckes über den eingestellten PEEP-Wert, so spiegelt dieser Druckanstieg das Ausmaß des PEEPi wieder.

▶ **Air trapping**
▶ **Dynamische Überblähung**

Um eine möglichst vollständige Exspiration zu erreichen, ist bei erhöhter Resistance besonders darauf zu achten, daß die Exspirationszeit lang genug ist. Bei Beatmungsverfahren mit einstellbarem Inspirations-/Exspirationsverhältnis sollte dieses zugunsten der Exspirationszeit eingestellt sein. Ebenso sollte die Atemfrequenz nicht zu hoch sein, da eine hohe Atemfrequenz die Exspirationszeit relativ verkürzt. Die Begrenzung des PEEPi ist insbesondere bei der einsetzenden Spontanatmung wichtig, da eine ausgeprägte dynamische Überblähung der Lunge zu einer ungünstigen Geometrie der Atemmuskelfasern mit Verschlechterung der Länge-Kraft-Relation führt. Hierdurch nimmt die Leistungsfähigkeit der Inspirationsmuskulatur ab, während auf der anderen Seite die zu leistende Atemarbeit steigt, da der Patient vor Beginn des inspiratorischen Gasflusses einen negativen Druck zur Überwindung des PEEPi aufbauen muß [11, 12].

Bei der ▶ **assistierten Spontanatmung** hat sich die Applikation eines geringen externen PEEP auch bei Patienten mit erhöhter Resistance als sinnvoll erwiesen, da der externe PEEP durch Offenhalten der kleinen Atemwege die Resistance und das Ausmaß des PEEPi senken kann. Die Wirkung des PEEP kann also hier mit dem Ausatmen durch gespitzte Lippen verglichen werden. Bei Absinken des PEEPi wird die erforderliche Atemarbeit minimiert und die Kontraktilität der Atemmuskulatur ver-

▶ **Assistierte Spontanatmung**

bessert [13]. Die Applikation von PEEP bei diesen Patienten sollte jedoch in kleinen Schritten unter genauer Kontrolle des Gasaustausches, der Hämodynamik und der Atemmechanik erfolgen.

Sauerstoffverbrauch (VO_2) und Kohlendioxidproduktion (VCO_2)

Da unter homöostatischen Bedingungen die ▶ **Sauerstoffaufnahme** und der Sauerstoffverbrauch (VO_2) sowie die ▶ **Kohlendioxidabgabe** und die Kohlendioxidproduktion (VCO_2) gleich sein müssen, ergibt sich, daß der metabolische Bedarf als Determinante des respiratorischen Bedarfs einen weiteren wesentlichen Faktor für die Höhe der erforderlichen Atemarbeit darstellt.

Aus diesem Grund erweist sich die Entwöhnung als schwierig bei allen Zuständen mit einer akuten und relevanten Erhöhung der VO_2 oder VCO_2, wie etwa bei Fieber und vor allem beim septischen Syndrom. In diesen Situationen sollte zunächst die Infektion soweit beherrscht werden und die Temperatur soweit gesenkt werden, daß eine dramatische Erhöhung des metabolischen und respiratorischen Umsatzes vermieden wird.

Ernährungstherapie

Vor diesem Hintergrund erscheint es naheliegend, daß auch die Ernährung einen Einfluß auf die Atemarbeit hat und somit eine wichtige Rolle für die Entwöhnung spielt. Hohe Kalorienzufuhr vor allem mit Kohlenhydraten kann über einen Anstieg der VCO_2 mit konsekutiv notwendiger Erhöhung des Atemminutenvolumens zu einer Erhöhung der notwendigen Atemarbeit beitragen [14]. Aus diesem Grunde gibt es Empfehlungen, den ▶ **Kalorienbedarf** des Patienten mit respiratorischer Insuffizienz mit ca. 50% Kohlenhydraten, 20% Protein und 30% Fett zu decken [15]. Auf der anderen Seite sollte die Kalorienzufuhr nicht zu gering sein, da CO_2 einer der wichtigsten Stimulatoren des Atemzentrums ist und eine zu geringe VCO_2 im Extremfall zu einer unzureichenden stimulierten Spontanatmung führen kann. Darüber hinaus wurde in mehreren Studien gezeigt, daß ▶ **Mangelernährung** die Muskelmasse reduziert und auch die Kraft und Ausdauer der Muskulatur herabsetzt [16], während eine adäquate Ernährung zu einer Zunahme der inspiratorischen Muskelkraft führt [17], so daß hierdurch die Entwöhnung begünstigt wird [18]. In einer vergleichenden Studie zweier Ernährungsregime konnten Bassili und Deitel zeigen, daß die Entwöhnung erfolgreicher verlief bei einer Ernährung mit 2000-3000 Kcal/d, als bei 400 Kcal/d [18]. Ähnliche Ergebnisse von Laaban zeigen, daß es während mandatorischer Minutenventilation (MMV) zu einer progressiven Zunahme der Spontanatmung und damit auch der Wahrscheinlichkeit einer erfolgreichen Entwöhnung kam, wenn Patienten mit 2300-3300 Kcal/d statt mit einer niedrigkalorischen Diät von 400 Kcal/d ernährt wurden [19].

Neben dem Ernährungsregime spielt auch ein ausgewogenes Gleichgewicht der ▶**Elektrolyte** und Mineralien eine wesentliche Rolle für die Leistungsfähigkeit der Atemmuskulatur. So kann ein Mangel an ▶**Phosphat** [20], Kalzium [21] oder Magnesium [22] zu einer klinisch relevanten Abnahme der muskulären Kraft führen. Da die Korrektur dieser Mangelzustände zu einer klinisch meßbaren Verbesserung der muskulären Kapazität führt, ist es während der Entwöhnung wesentlich, nach eventuell vorliegenden Elektrolytstörungen zu suchen und diese auszugleichen. Gleiches gilt für Störungen des Säure-Basen-Gleichgewichtes, da sowohl metabolische [23] als auch respiratorische Azidosen [24, 25] zu einer Verminderung der Zwerchfellkontraktilität führen.

Schmerzen, Streß, Analgosedierung

Es ist offensichtlich, daß Schmerzen und physischer oder psychischer Streß den Verlauf der Entwöhnung deutlich erschweren können. Neben einer suffizienten Schmerz-

▶ **Sauerstoffaufnahme**
▶ **Kohlendioxidabgabe**

▶**Kalorienbedarf**

▶ **Mangelernährung**

▶ **Elektrolyte**
▶ **Phosphat**

Während der Entwöhnung sind Normwerte aller Elektrolyte anzustreben.

therapie hat sich die ▶ **psychologische Betreuung** des Patienten während der Entwöhnung als wesentlich erwiesen. Hierzu kann die Bildung eines Teams aller betreuenden Personen unter Einschluß der Familie oder sonstiger Angehörigen des Patienten ebenso hilfreich sein, wie der Versuch, den Patienten mit normalen ▶ **Umweltreizen** aus seinem gewohnten Umfeld (Musik, Bücher, Erzählungen, etc.) zu stimulieren. Auch das Einhalten einer ▶ **Schlaf-Wach-Rhythmik** ist wichtig, da bei Schlafmangel neben der generellen Beeinträchtigung des Wohlbefindens speziell auch eine Fehlregulation der Atemsteuerung zu beobachten ist [26]. Gerade bei längerdauernden schwierigen Verläufen der Entwöhnung bietet der Nachtschlaf eine willkommene Gelegenheit, damit sich die Atemmuskulatur von den Tagesanstrengungen erholen kann. Neuere Studien zeigen auch, daß nach der Entwicklung einer inspiratorischen Muskelermüdung durchaus längere Erholungsphasen nötig sind, um die ursprüngliche Leistungsfähigkeit der Muskulatur wieder zu erlangen [8].

Beatmungssystemabhängige Faktoren

Zusätzliche Atemarbeit durch den Endotrachealtubus

Der Endotrachealtubus stellt eine ▶ **Querschnittsverengung** der oberen Atemwege dar, die zu einem Anstieg des Strömungswiderstandes führt. Diese Widerstandserhöhung ist maßgeblich vom Innendurchmesser des Tubus und den verwendeten Gasströmungen abhängig [27]. Bei den klinisch verwendeten Tubendurchmessern und Gasströmungen wird sich in aller Regel eine turbulente Gasströmung zumindest im Tubus einstellen, so daß die Tubusresistance nicht linear, sondern exponentiell von Flow und Durchmesser abhängt. Vor allem bei höheren Gasströmungen, wie sie beim spontan atmenden, aber noch intubierten Patienten durchaus vorkommen können, kann ein exzessiver Druckgradient notwendig werden, um den Gasfluß durch den Tubus zu ermöglichen. Hieraus wird verständlich, daß die Atemarbeit mit Abnahme des Tubusdurchmessers und Zunahme der Gasströmung teilweise massiv ansteigen kann [28] (Abb. 1).

Für den klinischen Verlauf der Entwöhnung wird dieser Befund immer dann relevant, wenn ein Patient diese zusätzliche Atemarbeit nicht leisten kann und sich deswegen zu erschöpfen droht. Neben den zur Verfügung stehenden Beatmungsmethoden zur ▶ **Kompensation dieser zusätzlichen Atemarbeit** (s.u.) sollte in einer solchen Situation eine Umintubation zugunsten eines größeren Tubus in Erwägung gezogen werden. Dies gilt vor allem, wenn Tuben mit einem Innendurchmesser kleiner als

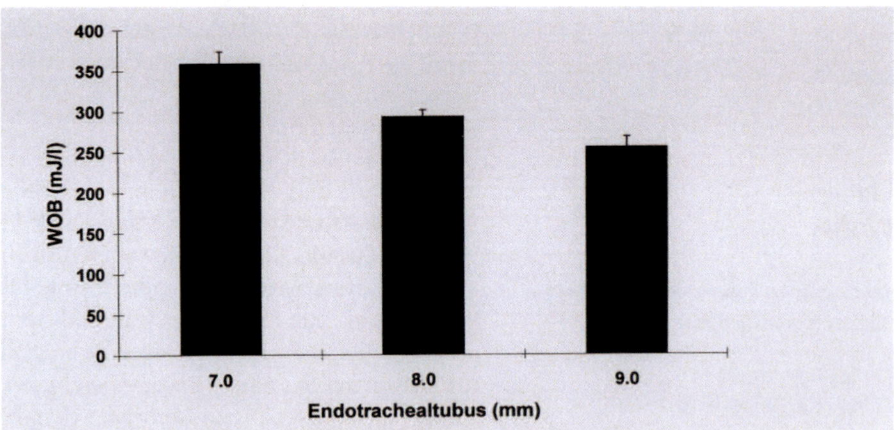

Abb. 1 ▲ Zusätzliche Atemarbeit (WOB), die durch endotracheale Tuben bei verschiedenen Innendurchmessern (ID) verursacht wird. Die gezeigten Daten wurden bei einem Gasfluß von 1 l/s, 500 ml Atemzugvolumen und 30 /min Atemfrequenz in einem mechanischen Lungenmodell erhoben. Bemerkenswert ist, daß die tubusbedingte Mehrarbeit bei 7,0 mm ID mit ca. 350 mJ/l dem Energiebedarf normaler, ruhiger Spontanatmung entspricht. Je größer der Tubus ist, desto geringer wird die tubusbedingte Mehrarbeit

8 mm verwendet worden sind. In diesem Zusammenhang kann in Einzelfällen auch eine ▶ **Tracheotomie** des schwierig zu entwöhnenden Patienten hilfreich sein, da der zusätzliche Widerstand und damit die zusätzliche Atemarbeit über die deutlich großlumigeren und kürzeren Trachealkanülen minimiert werden kann.

Zusätzliche Atemarbeit durch nicht-ideale Eigenschaften des Beatmungssystems

Ein weiterer Grund für die Entstehung von zusätzlicher Atemarbeit ist das Beatmungssystem an sich. Für die ▶ **getriggerten Beatmungsformen** zur assistierten Spontanatmung, die während der Entwöhnung Verwendung finden, sind vor allem die Sensitivität des Triggermechanismus und die Charakteristik der sogenannten Demand-flow-Regler entscheidend für das Ausmaß der zusätzlichen Atemarbeit.

Je höher die Triggerschwelle am Beatmungsgerät eingestellt ist, desto mehr Atemarbeit muß der Patient leisten. Da während der Triggerphase in aller Regel keine ausreichende Gasströmung vom Beatmungsgerät appliziert wird, handelt es sich hierbei um ▶ **frustrane Atemarbeit** („wasted work of breathing"). Hierdurch ergibt sich, daß die Triggerschwelle so sensibel wie möglich eingestellt werden sollte, ohne daß es zum Phänomen der ▶ **Selbst-Triggerung** („auto-trigger") kommt. Wenn man ein offensichtliches auto-triggern beobachtet, sollte dies nicht automatisch zur Erhöhung der Triggerschwelle führen, sondern es sollten zunächst mögliche Gründe hierfür überprüft werden, wie etwa Wasser im System oder ähnliches. Ebenso sollte eine Tachypnoe des Patienten nicht sofort durch Verstellen des Triggers maskiert werden, sondern es sollte die Ursache hierfür gesucht und gegebenenfalls behandelt werden.

In modernen Beatmungsgeräten wird die inspiratorische Gasströmung bei der assistierten Spontanatmung durch einen ▶ **Demand-flow-Regler** kontrolliert. Mit Hilfe dieser Regulation wird immer soviel Gasfluß vom Beatmungsgerät appliziert, daß der vorgewählte Druck im Beatmungssystem aufrecht erhalten werden kann. Die Güte dieser Regulation läßt sich also an der Differenz des tatsächlich vorherrschenden und des vorgewählten Atemwegsdruckes (P_{AW}) ablesen, die bei guter Regulation praktisch nicht nachweisbar sein sollte. Kann durch das Demand System keine Druckkonstanz gewährleistet werden, sinkt der inspiratorische P_{AW} deutlich unter das gegebene PEEP-Niveau, was für den Patienten einen Anstieg der inspiratorischen Atemarbeit bei fallender funktioneller Reservekapazität und somit schlechter werdendem Gasaustausch mit sich bringt. Die Entwicklung Mikroprozessor-gesteuerter Beatmungsgeräte mit zusätzlich verbesserten mechanischen Teilen hat dazu geführt, daß dieses Problem minimiert wurde, und im Vergleich zur tubusbedingten Mehrarbeit lediglich einen Bruchteil ausmacht [29]. Dennoch wird auch ein gutes Regelsystem mit Beteiligung mechanischer Ventile zu einer gewissen zusätzlichen Atemarbeit führen, die gerade für den schwierig zu entwöhnenden Patienten problematisch werden kann.

Um dieses Problem zu umgehen, kann die Verwendung von ▶ **kontinuierlichen Flußsystemen (High-Flow-CPAP)** hilfreich sein, da mit solchen Systemen annähernd vollständige Druckstabilität zu erwarten ist. Als Voraussetzung hierfür muß die kontinuierliche Gasströmung unter Zuhilfenahme eines ausreichend großen Reservoirs höher sein als die vom Patienten benötigte Gasströmung (Abb. 2). Dies ist in aller Regel bei 25-40 l/min Gasfluß und einem gut dehnbaren Reservoir von 20-25 l Volumen gegeben. In einem solchen System ist die systembedingte Atemarbeit minimal, wobei man aber berücksichtigen muß, daß hierbei nur noch positiver P_{AW} appliziert wird (CPAP) und keine Unterstützung der Ventilation im eigentlichen Sinne geleistet wird. Im Vergleich mit kontinuierlichen Flow-Systemen, kann die systembedingte Atemarbeit mit älteren Demand-flow-Systemen um bis zu 22% ansteigen [30]. Allerdings gilt es zu berücksichtigen, daß auch mit einem solchen System die numerisch wesentlich höhere tubusbedingte Atemarbeit vollständig dem Patienten überlassen bleibt.

Randspalte:

▶ **Tracheotomie**

▶ **Getriggerte Beatmungsformen**

▶ **Frustrane Atemarbeit**
▶ **Selbst-Triggering**

Der „Trigger" sollte möglichst empfindlich eingestellt werden, ohne daß es zur Selbsttriggerung kommt.

▶ **Demand-flow-Regler**

▶ **Kontinuierliche Flußsysteme (High-Flow-CPAP)**

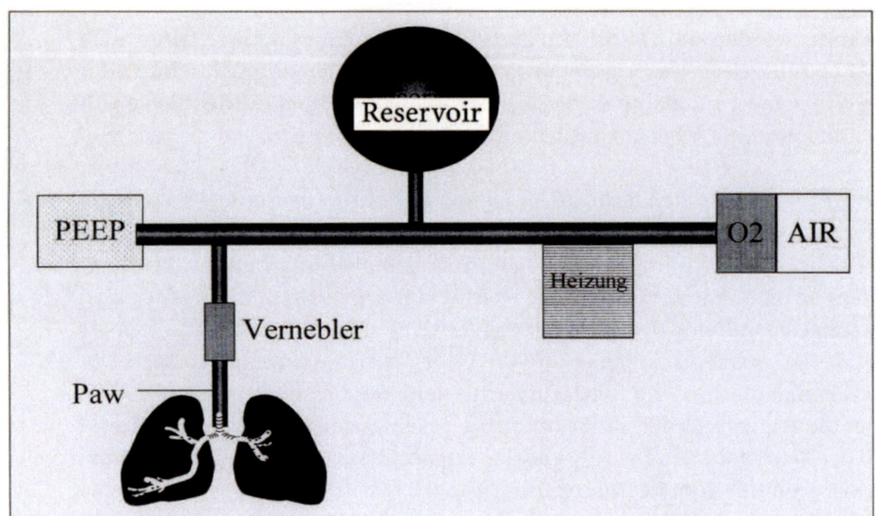

Abb. 2 ◄
**Schematische Skizze eines „High-flow CPAP
Systems" (für Details siehe Text)**

Synchronisation zwischen Patient und Ventilator

Bei allen Verfahren der assistierten Spontanatmung wird der zur Ventilation notwendige Druckgradient anteilig vom Patienten und vom Beatmungsgerät aufgebracht. Verständlicherweise sollte die maschinelle Assistenz dementsprechend synchron zur Atembemühung des Patienten abgegeben werden. Während der Inspirationsbemühung des Patienten sollte auch die maschinelle Unterstützung appliziert werden, so daß die Inspiration erleichtert und die Exspiration nicht behindert wird. Geht diese Synchronisation verloren, so kommt es zu einer Verschiebung zwischen Inspirationsbemühung und maschineller Unterstützung, die vor allem zwei Konsequenzen hat: erstens wird die inspiratorische Atemmuskulatur nicht mehr entsprechend entlastet und zweitens kann es zu einer Beeinträchtigung der passiven Exspiration des Patienten kommen. Klinische Folgen dieser Situation sind ein Anstieg der Atemarbeit sowie das Gefühl der Dyspnoe, so daß die Entwicklung einer solchen Situation stets vermieden werden sollte. Massive Störungen der Synchronisation zwischen Patient und Ventilator sind klinisch einfach zu diagnostizieren, da der Patient offensichtlich gegen das Beatmungsgerät „ankämpfen" wird. Schwieriger sind leichtere Formen zu diagnostizieren, die allerdings im klinischen Alltag häufig auftreten. Fabry und Mitarbeiter haben in einer detaillierten Analyse von Synchronisationsstörungen während druckunterstützter Spontanatmung gezeigt, daß nicht notwendigerweise jede Atembemühung des Patienten auch vom Respirator beantwortet wird [31]. Bei genauer Beobachtung der Aktivität der Atemmuskulatur einschließlich der Atemhilfsmuskulatur läßt sich dieses Phänomen also auch klinisch diagnostizieren. Ebenso ist eine mögliche Beeinträchtigung der Exspiration ohne weitere Zusatzgeräte zu diagnostizieren, indem man die Kurve des Gasflusses am Beatmungsgerät daraufhin überprüft, ob während der Exspiration das Gas ungehindert aus den Lungen strömt, oder ob es hier zu etwaigen Unregelmäßigkeiten kommt, die einen deutlichen Hinweis auf das Vorliegen einer solchen Störung der Synchronisation geben würden (Abb. 3).

Determinanten der möglichen Atemarbeit

►**Erforderliche Atemarbeit**
►**Atemantrieb**

Um die ► erforderliche Atemarbeit wieder gänzlich ohne maschinelle Unterstützung zu bewältigen, ist ein adäquater ► Atemantrieb und die entsprechende Leistungsfähigkeit der Atemmuskulatur Grundvoraussetzung.

Es ist verständlich, daß für eine suffiziente Spontanatmung ein ausreichender zentraler Atemantrieb notwendig ist. Auf der anderen Seite ist bei der akuten respiratorischen Insuffizienz aus pulmonalen Gründen der Atemantrieb in aller Regel

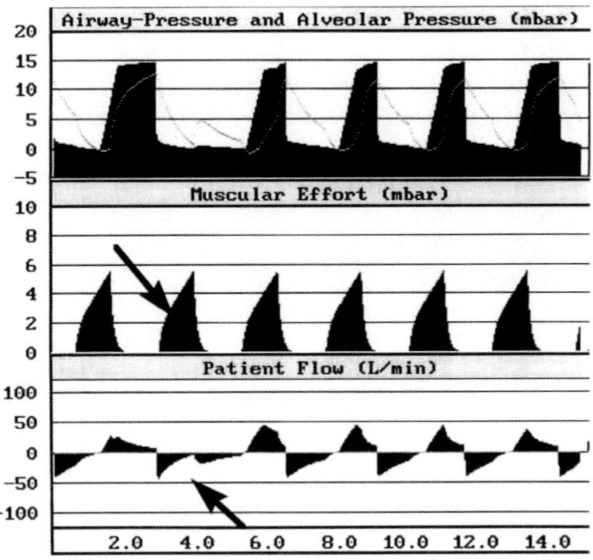

Abb. 3 ◀ **Desynchronisation zwischen Patient und Ventilator bei druckunterstützter Spontanatmung. Dargestellt sind der Atemwegsdruck (obere Kurve), der Alveolardruck (Linie über der oberen Kurve), der durch die Atemmuskulatur generierte Druck (mittlere Kurve) und der Gasfluß (untere Kurve) während druckunterstützter Beatmung. Bei der mit einem Pfeil gekennzeichneten Inspirationsbemühung kommt es zwar zum Aufbau eines Druckes durch die Atemmuskulatur, nicht aber zu einer entsprechenden Antwort durch das Beatmungsgerät (fehlende Druckunterstützung in der oberen Kurve). An dieser Stelle der unteren Kurve, sieht man die Unregelmäßigkeit des exspiratorischen Flusses als Ausdruck der Desynchronisation zwischen Patient und Beatmungsgerät. Da die meisten Beatmungsgeräte den Gasfluß darstellen, lassen sich leichtere Formen der Synchronisationsstörungen hieran auch klinisch ablesen**

deutlich stimuliert, was dazu führen kann, daß die Atemmuskulatur durch den permanent erhöhten „Drive" ermüdet und somit zum Versagen der Atempumpe beiträgt [32]. Deswegen sollte der Atemantrieb während der Entwöhnung weder kontinuierlich zu hoch noch zu niedrig sein. Eine ganz wesentliche Rolle spielt in diesem Zusammenhang die ▶ **Analgosedierung** des Patienten. Einerseits sollte sie soweit zurückgenommen sein, daß sie nicht mehr atemdepressiv wirkt, andererseits sollte der Patient noch soweit analgosediert sein, daß er sich nicht gegen den Endotrachealtubus und die Beatmung wehrt, was dann zur Erschöpfung und damit zum Scheitern der Entwöhnung führen kann. Es wird kaum möglich sein, ein konkretes Sedierungsregime für die Entwöhnungsperiode anzugeben. Dennoch sollte man sich bei jedem zu entwöhnenden Patienten immer wieder fragen, ob die Sedierung der jeweiligen Situation angemessen ist. Die Vielzahl der heute zur Verfügung stehenden Verfahren zur assistierten Spontanatmung sollte benutzt werden, um das Beatmungsverfahren weitestgehend an die Bedürfnisse des individuellen Patienten zu adaptieren und nicht umgekehrt, wie es früher durchaus notwendig war, damit die kontrollierte Beatmung toleriert wurde. Insofern hängt das Konzept der Analgosedierung ganz wesentlich vom Konzept der Beatmung ab [33].

Neben dem Grad der Sedierung wird der zentrale Atemantrieb und die neuromuskuläre Signalübertragung noch durch eine Vielzahl von Einflüssen, wie dem Säure-Basen-Haushalt, Elektrolytstörungen, zentralnervösen Erkrankungen, erhöhtem Hirndruck, einer neuromuskulären Blockade, z.B. durch Relaxantien oder bestimmte Antibiotika, mitbestimmt. Auch hier gilt, daß jede dieser Störungen – wenn möglich – therapiert werden sollte, bevor mit der definitiven Entwöhnung von der Beatmung begonnen wird.

Die Kraft und Ausdauer der Atemmuskulatur wird von einer Vielzahl von Faktoren bestimmt, die beim intensivpflichtigen Patienten eine Rolle spielen können. Unter all den möglichen Faktoren ist der klinisch wohl wichtigste Aspekt die Entwicklung einer ▶ **dynamischen Hyperinflation** (s.o.) [34]. Entwickelt sich während der Entwöhnung eine Verschlechterung der Atemmechanik in Richtung einer dynamischen Hyperinflation, so wird aufgrund der veränderten Geometrie des respiratorischen Systems die Atemmuskulatur in einem Bereich ungünstiger Länge-Kraft-Relation arbeiten müssen, was auch an einer Abflachung des Zwerchfells abgelesen werden kann [35]. Aus diesen Gründen sollte der Entwicklung einer dynamischen Hyperinflation, wo immer es geht, vorgebeugt werden.

Voraussetzung für eine leistungsfähige Atemmuskulatur ist weiterhin eine ausreichende O_2-Versorgung. Während unter Ruhebedingungen der O_2-Verbrauch der

▶ Analgosedierung

▶ Dynamische Hyperinflation

11

Atemmuskulatur 1-3% der gesamten VO_2 beträgt, kann dieser Prozentsatz während des Weanings bis zu 50% betragen. Da die O_2-Extraktion des Zwerchfells schon in Ruhe recht hoch ist, kann ein erhöhter Verbrauch der Atemmuskulatur nur durch einen gesteigerten Blutfluß gedeckt werden. Da der Blutfluß zum Zwerchfell wiederum eng mit dem Herzzeitvolumen (HZV) korreliert, kann eine entsprechende O_2-Versorgung der Atemmuskulatur nur mit einer HZV-Steigerung erreicht werden. Der notwendige HZV-Anstieg bei der Entwöhnung wurde tatsächlich von mehreren Arbeitsgruppen bestätigt und sogar als Prädiktor für die erfolgreiche Entwöhnung angegeben, da schwierig zu entwöhnende Patienten keinen entsprechenden HZV-Anstieg zeigten [36]. Aus diesem Grund sollte die kardiale Leistungsfähigkeit während der Entwöhnung optimiert werden. Hieraus erklärlich wird der Grundsatz, nie einen Patienten im ► **Schock** zu entwöhnen. Wenn nötig, muß eine eventuelle Hyper- oder Hypovolämie vor dem Weaning korrigiert werden. Außerdem kann aus diesen Gründen während des Weanings der Einsatz von positiv inotropen Substanzen notwendig werden.

Ein weiterer Grund für die engmaschige Kontrolle der kardialen Funktion ist die Reduktion des intrathorakalen Druckes durch den Abfall des P_{AW} während der Entwöhnung. Hiermit wird zwar der ► **venöse Rückstrom** zum rechten Herzen verbessert, doch auf der anderen Seite steigt die Nachlast des linken Ventrikels, was vor allem bei vorbestehender Herzinsuffizienz zu einer Reduktion der Auswurfleistung des linken Ventrikels führen kann. So kann eine latente linksventrikuläre Herzinsuffizienz durch abrupte Änderung der intrathorakalen Drucke während der Entwöhnung demaskiert werden [7]. Dies führt zu einer Minderung der Leistungsfähigkeit der Atemmuskulatur bei insuffizientem HZV-Anstieg, als auch über die Ausbildung eines pulmonalen Ödems zu einer Zunahme der erforderlichen Atemarbeit. Hurford und Mitarbeiter [37] berichteten darüber hinaus von Radioisotopenuntersuchungen, die sowohl transiente ► **koronare Ischämien** als auch eine gewisse linksventrikuläre Dilatation während der Entwöhnung zeigten. Aus diesen Gründen ist bei Patienten mit kardialer Anamnese ein invasives Kreislaufmonitoring während des Weaning manchmal unumgänglich.

Fazit

Die Entwöhnung von der Beatmung gestaltet sich nach längerdauernder Beatmungstherapie oder bei Patienten mit schweren Lungenerkrankungen häufig schwierig, so daß bei beatmeten Patienten ein wesentlicher Anteil der Therapiedauer auf einer Intensivstation auf diese Phase entfällt. Für den Verlauf der Entwöhnung spielen vor allem zwei pathophysiologische Veränderungen eine wichtige Rolle:
- Die Atemmuskulatur wird aktiviert und muß letztlich die gesamte zur Ventilation notwendige Arbeit verrichten.
- Durch den Beginn der spontanen Atmung und Beendigung der Beatmung kommt es zur Abnahme des intrathorakalen Druckes mit den entsprechenden Rückwirkungen auf die kardio-zirkulatorische Funktion.

Aus dem ersten Punkt resultiert der Grundsatz, daß die Entwöhnung nur dann erfolgreich sein kann, wenn auf Dauer ein Gleichgewicht zwischen der notwendigen Atemarbeit und der Kapazität der Atemmuskulatur besteht. Hierzu ist es notwendig, die notwendige Atemarbeit zu minimieren, was vor allem deswegen klinisch relevant ist, da der intubierte und spontan atmende Patient eine zusätzliche Atemarbeit zur Überwindung des Tubuswiderstandes und der nicht idealen Eigenschaften eines Beatmungsgerätes aufbringen muß. Diese zusätzliche Atemarbeit kann etwa durch Wahl eines möglichst großen Tubus, geeigneter Beatmungssysteme und -verfahren relevant reduziert werden. Auf der anderen Seite gilt es, die Kapazität der Atemmuskulatur zu erhöhen, was vor allem durch eine Optimierung der Mechanik des respiratorischen Systems erreicht werden kann.

Aus der Abnahme des intrathorakalen Druckes während der Entwöhnung resultiert eine Zunahme des venösen Rückstroms zum rechten Herzen ebenso wie eine Erhöhung der Nachlast des linken Herzens. Diese Veränderungen bedeuten vor allem für den kardial vorgeschädigten Patienten einen Risikofaktor, die ein vorsichtiges Vorgehen und eine genaue Überwachung der Herzfunktion während dieser Phase notwendig machen.

Die Kenntnis der pathophysiologischen Veränderung, so wie sie im vorliegenden ersten Teil dieses Artikels dargestellt sind, ist gerade bei der schwierigen Entwöhnung essentiell, um hiervon ausgehend eine Strategie für die Auswahl der geeigneten Verfahren für die Entwöhnung des individuellen Patienten zu entwickeln, die im zweiten Teil dieser Übersicht diskutiert werden.

Literatur

1. Ruiz-Santana S, Garcia A, Esteban A (1994) **ICU pneumonias: a multiinstitutional study.** Chest 106: 1188-1193
2. Esteban A, Alia I, Ibanez J, Benito S, Tobin MJ (1994) **Modes of mechanical ventilation and weaning. A national survey of Spanish hospitals. The Spanish Lung Failure Collaborative Group.** Chest 106:1188-93
3. Falke KJ (1988) **Die Entwöhnung von der Beatmung.** Beitr Anae Intensivmed 25:284
4. Esteban A, Frutos F, Tobin MJ, Alia I, Solsona JF, Valverdu I, Fernandez R, de la Cal MA, Benito S, Tomas R, et al. (1995) **A comparison of four methods of weaning patients from mechanical ventilation. Spanish Lung Failure Collaborative Group.** N Engl J Med 332:345-50
5. Brochard L, Rauss A, Benito S, Conti G, Mancebo J, Rekik N, Gasparetto A, Lemaire F (1994) **Comparison of three methods of gradual withdrawal from ventilatory support during weaning from mechanical ventilation.** Am J Respir Crit Care Med 150:896-903
6. Esteban A, Alia I, Gordo F, Fernandez R, Solsona JF, Vallverdu I, Macias S, Allegue JM, Blanco J, Carriedo D, et al. (1997) **Extubation outcome after spontaneous breathing trials with T-tube or pressure support ventilation. The Spanish Lung Failure Collaborative Group.** Am J Respir Crit Care Med 156 (2 Pt 1):459-65
7. Lemaire F, Teboul JL, Cinotti L, Giotto G, Abrouk F, Steg G, Macquin M, Zapol WM (1988) **Acute left ventricular dysfunction during unsuccessful weaning from mechanical ventilation.** Anesthesiology 69:171-9
8. Laghi F, D'Alfonso G, and Tobin MJ (1995) **Pattern of recovery from diaphragmatic fatigue over 24 hours.** J Appl Physiol 79: 539
9. Cohen CA, Zagelbaum G, Gross D, Roussos C (1982) **Clinical manifestation of inspiratory muscle fatigue.** Am J Med 73:308-16.
10. Mancebo J, Amaro P, Lorino H, Lemaire F, Harf A, Brochard L (1991) **Effects of albuterol inhalation on the work of breathing during weaning from mechanical ventilation.** Am Rev Respir Dis 144:95-100
11. Smith TC and Marini JJ (1988) **Impact of PEEP on lung mechanics and work of breathing in severe airflow obstruction.** J Appl Physiol 65: 1488
12. Tobin MJ and Lodato RF (1988) **PEEP, auto-PEEP, and waterfalls.** Chest 96: 449
13. Petrof BJ, Legare M, Goldberg P, Milic E, Gottfried SB. (1990) **Continuous positive airway pressure reduces work of breathing and dyspnea during weaning from mechanical ventilation in severe chronic obstructive pulmonary disease.** Am Rev Respir Dis 141:281-9
14. Covelli HD, Black JW, Olsen MS, and et al. (1981) **Respiratory failure precipitated by high carbohydrate loads.** Ann Intern Med 95: 579
15. Askanazi J (1981) **Nutrition for the patient with respiratory failure: glucose vs. fat.** Anesthesiology 54: 373
16. Pingleton SK and Harmon GS (1987) **Nutritional management in acute respiratory failure.** JAMA 257: 2094
17. Kelly SM, Rosa A, Field, and et al. (1984) **Inspiratory muscle strenght and body composition in patients receiving total parenteral nutrition therapy.** Am Rev Respir Dis 130: 33
18. Bassili HR, Deitel M (1981) **Effect of nutritional support on weaning patients off mechanical ventilators.** J Parenter Enteral Nutr 5:161-3
19. Laaban JP, Lemaire F, Baron JF, Trunet P Harf Bonnet JL, and Teisseire B (1985) **Influence of caloric intake on the respiratory mode during mandatory minute ventilation.** Chest 87:67-72.
20. Aubier M, Murciano D, Lecoguic Y, Viires N, Squara P, Ariente R (1985) **Effects of hypophosphatemia on diaphragmatic contractility in patients with acute respiratory failure.** N Engl J Med 313:420-4
21. Aubier M, Viires N, Piquet J, et al. (1985) **Effects of hypocalcemia on diaphragmatic strength generation.** J Appl Physiol 58:2054-61
22. Molloy DW, Dhingra S, Solven F, Wilson A, McCarthy DS (1984) **Hypomagnesium and respiratory muscle power.** Am Rev Respir Dis 129:497-8
23. Fitts RH, Holloszy O (1976) **Lactate and contractile force in frog muscle during development of fatigue and recovery.** Am J Physiol 58:823-9
24. Juan G, Calverey P, Talamo C, Schnader JY, Roussos C (1984) **Effect of carbon dioxide on diaphragmatic function in human beings.** N Engl J Med 310:74-9
25. Schader JH, Juan G, Hawell S, Fitzgerald, Roussos C (1985). **Arterial CO_2 partial pressure effects on diaphragmatic function.** J Appl Physiol 58:823-9
26. Phillips BA, Cooper KR, Burke TV (1987) **The effect of sleep loss on breathing in chronic obstructive pulmonary disease.** Chest 91: 29
27. Guttmann J, Eberhard L, Fabry B, Bertschmann W, Wolff G (1993) **Continuous calculation of intratracheal pressure in tracheally intubated patients.** Anesthesiology 73:503-13
28. Shapiro M, WIlson RK, Casar G, Bloom K, Teague RB (1986) **Work of breathing through different sized endotracheal tubes.** Crit Care Med 14:1028-31
29. Kuhlen R; Rossaint R; Hausmann S, et al. (1994) **Entwöhnung vom Respirator.** In: Purschke R (Hrsg) Refresher Course: Aktuelles Wissen für Anaesthesisten. Spinger, Berlin Heidelberg New York, p 89
30. Samodelov LF, Falke KJ (1988) **Total inspiratory work with modern demand valve devices compared to continuous CPAP.** Intensive Care Med 14:632-9.
31. Fabry B, Guttmann J, Eberhard L, Bauer T, Haberthür C, Wolff G (1995) **An analysis of desynchronisation between the spontaneously breathing patient and the ventilator during inspiratory pressure support.** Chest 107:1387-94
32. Herrera M, Blasco J, Venegas J, Barba R, Doblas A, Marquez E (1985) **Mouth occlusion pressure (P0.1) in acute respiratory failure.** Intensive Care Med 11:134-9
33. Burchardi H, Rathgeber J, Sydow M (1995) **The concept of analgo-sedation depends on the concept of mechanical ventilation.** In: Vincent J, (Hrsg). Yearbook of Intensive Care and Emergency Medicine. Spinger, Berlin Heidelberg New York, p 155-64
34. Tobin MJ, Jubran A, Hines EJ (1994) **Pathophysiology of failure to wean from mechanical ventilation.** Schweiz Med Wochenschr 124:2139-45
35. Sharp JT (1983) **The respiratory muscles in chronic obstructive pulmonary disease.** J Appl Physiol 55: 547
36. Lemaire F (1993) **Difficult weaning.** Intensive Care Med 19 Suppl 2:S69-S73
37. Hurford WE, Favorito F (1995) **Association of myocardial ischemia with failure to wean from mechanical ventilation.** Crit Care Med 23:1475-80

aus: Der Anaesthesist 8/98, S. 693–703

Ralf Kuhlen · Martin Max · Klinik für Anaesthesiologie, Medizinische Einrichtungen der RWTH Aachen

Die Entwöhnung von der Beatmung

Teil 2

Die Entwöhnung von der Beatmung hat für den Intensivmediziner eine große klinische Bedeutung. Da die genaue Kenntnis der pathophysiologischen Veränderungen während der Entwöhnung Voraussetzung ist, um beim individuellen Patienten die verschiedenen Verfahren zu beurteilen, wurde die Pathophysiologie im ersten Teil dieser Übersichtsarbeit detailliert beschrieben [1]. Hierauf basierend, sollen im vorliegenden zweiten Teil die verschiedenen Kriterien und Strategien der Entwöhnung dargestellt werden.

Um einen möglichst zügigen und erfolgreichen Verlauf dieser Phase zu gewährleisten, müssen vor allem drei Ziele verfolgt werden:

- Es sollte so zügig wie möglich der Zeitpunkt identifiziert werden, an dem auch der schwierig zu entwöhnende Patient in der Lage ist, spontan zu atmen.
- Es sollten Methoden vermieden werden, die möglicherweise diesen Zeitpunkt verzögern.
- Es sollten Methoden angewendet werden, die möglichst sicher zur Entwöhnung führen, um dem Patienten jegliche gescheiterten Entwöhnungsversuche mit all ihren negativen Begleiterscheinungen zu ersparen.

Es gibt keine wissenschaftlich belegte Präferenz für ein spezifisches Verfahren zur Entwöhnung.

Auch wenn während der letzten Jahre in großen multizentrischen Studien der Wert der verschiedenen Verfahren zur Entwöhnung wissenschaftlich untersucht worden ist, bleibt heute noch festzustellen, daß es keine konkreten, wissenschaftlich belegten Präferenzen für ein spezifisches Verfahren beim individuellen Patienten gibt [2–5]. Gerade bei schwierig zu entwöhnenden Patienten wird sich das Vorgehen häufig eher am Einzelfall orientieren als an einem festen Schema.

▶ Entwöhnungsstrategie

Zur Entwicklung einer erfolgreichen ▶ **Entwöhnungsstrategie** müssen vor allem drei Fragen beantwortet werden:

- Wann kann mit der Entwöhnung begonnen werden?
- Welche Kriterien werden für Verlauf und Erfolg der Entwöhnung angelegt?
- Welche Entwöhnungstechnik wird gewählt?

Dr. Ralf Kuhlen · Klinik für Anaesthesiologie, Medizinische Einrichtungen der RWTH Aachen, Pauwelsstrasse 30, D-52074 Aachen

Durch den Einsatz assistierter Beatmungsformen fällt der Beginn der Entwöhnung nicht mehr notwendigerweise mit der Beendigung der Beatmungstherapie zusammen. Hierdurch ist eine genaue Definition des Zeitpunktes der Entwöhnung erschwert.

▶ **Beginn der Entwöhnung**

▶ **Anfallende Atemarbeit**
▶ **Kriterien**

Klassische Entwöhnungskriterien sind nur bedingt für die Abschätzung während assistierter Beatmung zu verwenden.

▶ **Gescheiterte Entwöhnungsversuche**

▶ **Ventilatorabhängigkeit**

▶ **Extubationsbereitschaft**

Zeitpunkt der Entwöhnung

Generell gilt, daß mit der Entwöhnung dann begonnen werden sollte, wenn die Gründe, die zur Intubation und maschinellen Beatmung geführt haben, überwunden sind. Während dieser Zeitpunkt bei akuten Krankheitsbildern oder etwa bei postoperativer Nachbeatmung einfach festzulegen ist, gestaltet sich die Entscheidung bei prolongierten Krankheitsverläufen mit länger dauernder Beatmungstherapie oft schwierig, zumal mit dem Einsatz der heute zur Verfügung stehenden assistierten Beatmungsformen der Beginn der Spontanatmung nicht mehr notwendigerweise mit der Beendigung der maschinellen Beatmung zusammenfällt.

In einem weiteren Wortsinn kann man also den ▶ **Beginn der Entwöhnung** als den Zeitpunkt definieren, ab dem es möglich ist, die Invasivität der maschinellen Beatmung zu reduzieren. In diesem Sinne beginnt die Entwöhnung etwa mit der Reduktion der FiO_2, oder des I:E Verhältnisses, wenn es der Gasaustausch erlaubt. Hierzu ist es nicht unbedingt notwendig, daß der Grund der respiratorischen Insuffizienz schon vollständig überwunden ist. Auch die weiteren Schritte, wie Reduktion des PEEP und der maschinellen Ventilation, werden in dem Maße möglich sein, wie sich die respiratorische Leistungsfähigkeit des Patienten bessert. Wie im ersten Teil diese Artikels ausgeführt, ist hierbei grundsätzlich zu beachten, daß die erforderliche Atemarbeit mit der möglichen Atemarbeit im Gleichgewicht stehen sollte, was den Einsatz der maschinellen Unterstützung der Atmung solange erforderlich macht, bis der Patient dieses Gleichgewicht selbständig einhalten kann.

In einem engeren Wortsinn kann der Beginn der Entwöhnung als der Zeitpunkt betrachtet werden, ab dem versucht wird, jegliche maschinelle Unterstützung der Ventilation soweit zu reduzieren, daß die gesamte Atemarbeit wieder vom Patienten selbst geleistet wird. Für die Wahl eines geeigneten und möglichst frühen Zeitpunktes, der einer solchen Definition der Entwöhnung entspricht, muß vor allem die Frage beantwortet werden, ob ein Patient in der Lage ist, die ▶ **anfallende Atemarbeit** ohne weitere Hilfe zu verrichten. Zur Beantwortung dieser Frage sind vielfältige ▶ **Kriterien** untersucht worden, die hier dargestellt werden sollen.

Kriterien für die erfolgreiche Entwöhnung

Anhand objektiver Kriterien zur Beurteilung des Verlaufs und des Erfolgs der Entwöhnung sollte es möglich sein, die Patienten zu identifizieren, die noch nicht zu entwöhnen sind, um ihnen so ▶ **gescheiterte Entwöhnungsversuche** zu ersparen, die nicht nur schwere kardio-zirkulatorische und respiratorische Nebenwirkungen haben können, sondern auch psychisch sehr belastend sind. Bei diesen Patienten sollte anhand der Entwöhnungskriterien auch die mögliche Ursache der weiteren ▶ **Ventilatorabhängigkeit** beurteilbar sein, um so eventuelle Änderungen des therapeutischen Management objektivieren zu können. Auf der anderen Seite sollten die Patienten identifiziert werden können, die einfach und schnell zu entwöhnen sind, damit die Beatmungstherapie nicht unnötig prolongiert wird.

Klassische Entwöhnungskriterien

Die klassischen Kriterien für die erfolgreiche Entwöhnung wurden vor allem für den direkten Übergang von der kontrollierten Beatmung zur Spontanatmung an einem T-Stück System formuliert (Tabelle 1). Diese Kriterien sind allerdings mehrfach in Zweifel gezogen worden, da sie nur für Kurzzeitbeatmungen evaluiert wurden und für die Entwöhnung nach länger dauernder Beatmung einen nur geringen Vorhersagewert besitzen. Mit den heute zur Verfügung stehenden Verfahren zur ventilatorischen Unterstützung während der Entwöhnung würde bei Anwendung dieser klassischen Kriterien die Phase des Weaning unnötig verlängert, so daß diese Parameter heute eher zur Abschätzung der ▶ **Extubationsbereitschaft** benutzt werden sollten.

Gasaustauschkriterien

▶ Oxygenierung

▶ PaO$_2$/FiO$_2$-Verhältnis

▶ AaDO$_2$

Die Entwöhnungskriterien, die sich auf die ▶ **Oxygenierung** beziehen, sind besonders problematisch, weil sie neben der eingestellten FiO$_2$ stark vom PEEP- bzw. CPAP-Niveau abhängen. Aus diesem Grunde sollten lediglich Oxygenierungsindizes wie etwa das ▶ **PaO$_2$/FiO$_2$-Verhältnis**, die alveolo-arterielle Sauerstoffdifferenz (AaDO$_2$), oder das arterio-alveoläre Sauerstoffverhältnis (PaO$_2$/PAO$_2$) benutzt werden.

Die ▶ **AaDO$_2$** berechnet sich als alveolärer PO$_2$ (PAO$_2$) minus dem arteriellen PO$_2$ (PaO$_2$):

$$(1) \qquad AaDO_2 = PAO_2 - PaO_2$$

Hierzu ist die Kenntnis des PAO$_2$ notwendig, der sich aus der modifizierten alveolären Gasgleichung wie folgt abschätzen läßt:

$$(2) \qquad PAO_2 = (PB - PH_2O) * FiO_2 - PaCO_2/R$$

Hierbei ist PB der umgebende Luftdruck; PH$_2$O der Partialdruck des Wasserdampfes, der sich bei einer Körpertemperatur von 37°C in der Lunge auf 47 mmHg beläuft, und R der respiratorische Quotient, der bei normaler Ernährungszusammensetzung und Stoffwechsellage bei 0,8 angenommen werden kann.

Generell wird empfohlen, daß zur Entwöhnung bei einer FiO$_2$ von 0,4 ein PaO$_2$ >60 mmHg erreicht werden sollte. Der PaO$_2$/FiO$_2$ Quotient sollte also mindestens 150 mmHg betragen.

Während das PaO$_2$/FiO$_2$ Verhältnis einen nur geringen Vorhersagewert für den Verlauf der Entwöhnung hat [6], wurde das PaO$_2$/FiO$_2$ Verhältnis als Bestandteil des relativ präzisen ▶**„CROP-Index"** benutzt. Dieser Index setzt sich zusammen aus der dynamischen Compliance (C) des respiratorischen Systems, der Atemfrequenz (R = rate), der Oxygenierung und dem maximalen inspiratorischen Druck (P=Pi$_{max}$):

▶ „CROP-Index"

$$(3) \qquad CROP = C * Pi_{max} * [PaO_2/PAO_2]/R$$

Neben dem Atemmuster (s.u.) wurde dieser Index als sensitiver und spezifischer für den Verlauf der Entwöhnung beschrieben [7] als die klassischen Entwöhnungskriterien. Da weder die Berechnung des PaO$_2$/PAO$_2$ Verhältnisses, noch die Messung von Pimax in der klinischen Routine durchgeführt werden, wird der CROP Index klinisch allerdings nur selten angewendet. Zur Vorhersage des vermutlichen Erfolges wurde hierfür ein Grenzwert von 13 ml * Atemzug^{-1} * min^{-1} angegeben.

Tabelle 1
Klassische Kriterien für die erfolgreiche Entwöhnung

Atemzugvolumen (T$_V$)	> 5 ml/kg
Vitalkapazität (VC)	> 10–15 ml/kg
Atemfrequenz (f)	< 35/min
Atemminutenvolumen (V$_E$)	< 10 l/min
Maximales V$_E$	> 2 x V$_E$ in Ruhe
Maximale Inspirationskraft (P$_{imax}$)	> 25–30 cm H$_2$O
Atemwegsokklusionsdruck (P0.1)	< 7 cmH$_2$O
PaO$_2$ (FiO$_2$ <0,4)	> 60 mmHg
PaCO$_2$-Anstieg	< 8 mmHg
pH	> 7.30

Der Quotient aus Atemfrequenz und Tidalvolumen „rapid shallow breathing index" kann als guter Vorhersagewert für die Entwöhnung benutzt werden.

Der P0.I kann als Parameter zur Abschätzung der neuro-muskulären Aktivierung des respiratorischen Systems benutzt werden.

Muster der Atmung

Eingedenk der Tatsache, daß eine häufige Ursache der gescheiterten Entwöhnung in der Entwicklung einer ▶ **respiratorischen Muskelermüdung** besteht, die durch typische klinische Veränderungen des ▶ **Atemmusters** gekennzeichnet ist, wurde das Atemmuster als valider und einfach zu bestimmender Parameter für die erfolgreiche Entwöhnung beschrieben. Yang und Tobin zeigten in einer prospektiven Untersuchung [7], daß der Quotient aus Atemfrequenz (ausgedrückt als 1/min) und Atemzugvolumen (ausgedrückt in L) (▶ **f/Vt, rapid shallow breathing index**) den besten Vorhersagewert für den Verlauf der Entwöhnung hatte. Lag dieser Quotient über 105/min*L^{-1} war der Entwöhnungsversuch bei 95% der untersuchten Patienten nicht erfolgreich, während die meisten Patienten mit einem f/Vt-Quotienten <100 erfolgreich zu entwöhnen waren.

Atemarbeit und O_2-Verbrauch der Atmung

Von mehreren Arbeitsgruppen wurde ein Zusammenhang zwischen der Höhe der ▶ **Atemarbeit** und dem Erfolg der Entwöhnung beschrieben, so wie es auch dem vorgestellten pathophysiologischen Konzept der Entwöhnung entsprechen würde. Da die Atemarbeit nur schwierig zu messen ist, wurde als indirektes Maß hierfür der gesteigerte O_2-Verbrauch bei einsetzender Spontanatmung benutzt. Die Differenz des VO_2 zwischen kontrollierter Beatmung und Spontanatmung sollte demnach der Zunahme des O_2-Verbrauchs der nun arbeitenden Atemmuskulatur entsprechen und entsprechend mit der Höhe der inspiratorischen Atemarbeit korrelieren (▶ **oxygen cost of breathing**). Die VO_2-Differenz kann nicht – invasiv mit Hilfe der indirekten Kalorimetrie bestimmt werden. Auch wenn es bezüglich der Grenzwerte für die VO_2-Differenz während des Weanings unterschiedliche, zum Teil widersprüchliche Ergebnisse gibt, gilt generell, daß ein exzessiver VO_2-Anstieg bei Spontanatmung eine erfolgreiche Entwöhnung unwahrscheinlich macht [6].

Atemwegsokklusionsdruck (P0.1)

Als weiteres Entwöhnungskriterium wurde der sogenannte Atemwegsokklusionsdruck (P0.1) untersucht. Der P0.1 ist der negative Druck, der in den ersten 100 msec einer Inspiration gegen ein geschlossenes System generiert wird. Da hierbei kein Gas im respiratorischen System fließt, ist dieser Wert von Größen wie der Compliance oder der Resistance weitgehend unabhängig. Bei gegebener Muskelkraft ist der generierte negative Paw direkt proportional zum ▶ **Atemantrieb**, weswegen der P0.1 mit gewissen Einschränkungen als direkter Parameter des zentralen Atemantriebs gelten kann [8]. Während die Normalwerte beim Gesunden bei 1–2 cm H_2O liegen, ist der P0.1 während der akuten respiratorischen Insuffizienz deutlich erhöht und sinkt wieder mit Besserung der respiratorischen Leistungsfähigkeit. Dementsprechend wurde ein niedriger P0.1 als guter prädiktiver Wert für die erfolgreiche Entwöhnung angegeben. Auch hier besteht aber hinsichtlich des Grenzwertes für eine erfolgreiche Entwöhnung keine Klarheit, da je nach Studie Grenzwerte zwischen 3–6 cm H_2O angegeben werden. Desweiteren gilt zu berücksichtigen, daß ein hoher Atemantrieb sowohl auf eine noch unzureichende respiratorische Funktion hinweisen kann, als auch durch das Ankämpfen eines Patienten gegen die Beatmung oder den Endotrachealtubus durch Schmerzen oder psychische Agitiertheit bedingt sein kann. Deswegen ist weniger der Absolutwert als mehr der Trend des P0.1 für den Erfolg der Entwöhnung von Bedeutung.

Der P0.1 wurde zwar in vielen wissenschaftlichen Untersuchungen benutzt, nicht aber in der klinischen Praxis, da die Messung mit einen relativ hohen technischen Aufwand verbunden war. Da die P0.1 Messung heute als Standardoption in neueren Respiratoren für die klinische Anwendung zur Verfügung steht, kommt diesem Parameter neben dem ebenfalls einfach zu messenden Atemmuster eine klinische Bedeutung zu [9].

All die verschiedenen Ansätze belegen, daß es auch heute nicht möglich ist, die Entwöhnung anhand eines objektiv erfaßbaren Kriteriums beurteilen zu können. Vielmehr sollten im konkreten Fall alle zur Verfügung stehenden klinischen und physiologischen Parameter kombiniert werden, um so zu einer Einschätzung zu gelangen. Von großer Wichtigkeit ist immer die Frage nach der individuellen ▶ Toleranz des Patienten, weswegen generell gilt, daß mit dem nächsten Schritt der Entwöhnung immer erst dann begonnen werden sollte, wenn der Patient die bisherigen Schritte gut toleriert hat. Es sei nochmals betont, daß die Entwicklung einer inspiratorischen Muskelermüdung im Verlaufe der Entwöhnung unbedingt zu verhindern ist, da die ▶ respiratorische Muskulatur einer langen Erholungszeit nach einer solchen Erschöpfungsperiode bedarf, um wieder leistungsfähig zu werden [10]. Deswegen wird jeder gescheiterte Entwöhnungsversuch die Dauer des Weaning erhöhen.

Techniken der Entwöhnung

Weaningprotokolle

Bemerkenswert ist, daß in mehreren Untersuchungen ein Prozentsatz von ca. 20% der Patienten, welche die verschiedensten Kriterien zur Entwöhnung erfüllen, Zeichen der ▶ Erschöpfung während Spontanatmungsversuchen zeigen [3, 4, 11], und deswegen als schwierig zu entwöhnen eingestuft (s.o.) und in aller Regel nicht extubiert werden.

Die Tatsache, daß bis zu 50% der Patienten mit ▶ akzidenteller Extubation keine Reintubation benötigten [12], zeigt allerdings, daß offensichtlich ein relevanter Anteil dieser Patienten maschinell beatmet wird, ohne daß dies wirklich nötig wäre. Hieraus kann man schließen, daß es in der klinischen Praxis trotz all der beschriebenen Parameter an einem standardisierten Vorgehen mangelt, um den optimalen Zeitpunkt der definitiven Entwöhnung von der Beatmung festzulegen.

Entsprechend dieser Überlegung wurde von Ely und Mitarbeitern eine Untersuchung an 300 Patienten während des Weaning durchgeführt, um den Einfluß eines täglichen Tests der Spontanatmung auf die Dauer und den Verlauf der Entwöhnung zu untersuchen. Als Kontrollgruppe wurde ein Kollektiv von Patienten betrachtet, welches mit dem üblichem klinischen Vorgehen, d.h. nach Einschätzung des behandelnden Arztes, entwöhnt wurde. In der Interventionsgruppe wurde das Ergebnis des täglichen Spontanatmungsversuches dem behandelnden Arzt mitgeteilt, der wiederum die Entscheidung über die eventuelle Entwöhnung hierauf basierend traf. Allein durch die Anwendung der täglichen Spontanatmungsversuche konnte die Anzahl der erfolgreich entwöhnten Patienten erhöht und damit die Zeit der Beatmungstherapie verkürzt werden [5].

Auch in einer großen randomisierten Untersuchung von Kollef und Mitarbeitern konnte gezeigt werden, daß die Anwendung eines strikten ▶ Protokolls während der Entwöhnung zu einem erfolgreicheren und zügigeren Verlauf führte als die Entwöhnung nach Einschätzung der behandelnden Ärzte [2]. Offensichtlich wird also in der klinischen Praxis eine eher konservative Einstellung bevorzugt, die allerdings zur Folge hat, daß ein relevanter Anteil von Patienten beatmet bleibt, obwohl sie eigentlich entwöhnt werden könnten. Diesem Umstand kann durch die Anwendung von ▶ Entwöhnungsprotokollen Abhilfe geschaffen werden, so daß solche Protokolle wesentlicher Bestandteil einer Entwöhnungstechnik sein sollten.

Das Problem der zusätzlichen Atemarbeit

Im ersten Teil dieser Arbeit wurde beschrieben, daß vor allem der Endotrachealtubus aber auch die nicht-idealen Eigenschaften von „Demand Flow Ventilatoren" zu einer ▶ Erhöhung der Atemarbeit führen. Hierdurch müssen intubierte Patienten während eines „T-Stück-Versuches" eine zusätzliche Atemarbeit leisten, die nach der Extubation wegfällt. Vor diesem Hintergrund ergibt sich die Frage, ob „T-Stück-Versuche" wirklich geeignet sind, um die Spontanatmungskapazität zu testen. Patienten, die

---

▶ Toleranz
Die Entwöhnung soll schrittweise verlaufen, so daß erst, nachdem der Patient einen Schritt gut toleriert hat, der nächste Schritt erfolgen soll.
▶ Repiratorische Muskulatur

▶ Erschöpfung während Spontanatmungsversuchen
▶ Akzidentelle Extubation

Häufige, standardisiert durchgeführte Tests der Spontanatmung können helfen, den Entwöhnungsverlauf zu objektivieren und zu verkürzen.

▶ Protokoll

▶ Entwöhnungsprotokolle

▶ Erhöhung der Atemarbeit

Intubierte Patienten haben aufgrund der Widerstandserhöhung durch den Endotrachealtubus eine zusätzliche Atemarbeit zu leisten, die nach Extubation wegfällt.

zwar ihre eigene Atemarbeit leisten könnten, jedoch wegen der zusätzlichen Atemarbeit durch den Tubus zu erschöpfen drohen, würden einen „T-Stück-Versuch" nicht erfolgreich abschließen. Diese Patienten könnten nach der Extubation – durch den Wegfall der zusätzlichen Atemarbeit – eine ausreichende Atemkapazität aufweisen. Der Anteil der Patienten, die bei einem solchen Verfahren nicht extubiert wird, könnte demnach unnötig hoch sein. Um dieses Problem zu umgehen, wurden verschiedene Anstrengungen unternommen, die zusätzliche Atemarbeit maschinell zu kompensieren.

Kompensation der zusätzlichen Atemarbeit

▶ **Inspiratorische Druckunterstützung**

In mehreren Studien konnte gezeigt werden, daß eine geringe ▶ **inspiratorische Druckunterstützung** während der Inspiration zur Kompensation der systembedingten Atemarbeit genutzt werden kann [13]. Die Höhe der hierzu notwendigen Druckunterstützung ist maßgeblich von der Grunderkrankung abhängig. Während bei unproblematischen Krankheitsbildern, etwa bei der postoperativen Nachbeatmung bei sonst lungengesunden Patienten, ein Druckunterstützung von 4–8 mbar ausreicht, sind z.B. nach schwerem ARDS oder bei COPD ca. 10–12 mbar notwendig, um die systembedingte Atemarbeit zu kompensieren. Die Einstellung der Höhe der Druckunterstützung ist allerdings für den individuellen Patienten schwierig, da der Tubuswiderstand und damit die tubusbedingte Mehrarbeit nicht-linear vom Gasfluß abhängig sind, der bei Spontanatmung sehr variabel sein kann. Somit wird auch die ▶ **tubusbedingte zusätzliche Atemarbeit** zu einer variablen flußabhängigen Größe, die mit einer fixen Druckunterstützung nur unzureichend kompensiert werden kann (Abb. 1). Ausgehend von diesen Überlegungen wurde die konventionelle Druckunterstützung dahingehend modifiziert, daß sie nicht mehr fix, sondern entsprechend des nicht-linearen Zusammenhangs zwischen Tubuswiderstand und Gasfluß appliziert wird. Da mit einem solchen Verfahren der Tubuswiderstand sehr exakt für jeglichen Gasfluß kompensiert wird, wurde das Verfahren ▶ **„Automatische Tubuskompensation (ATC)"** genannt.

Mit einer geringen inspiratorischen Druckunterstützung kann die zusätzliche Atemarbeit kompensiert werden, wobei die Höhe der Druckunterstützung beim individuellen Patienten variabel und abhängig vom Flußmuster ist.

▶ **Tubusbedingte zusätzliche Atemarbeit**

▶ **„Automatische Tubuskompensation (ATC)"**

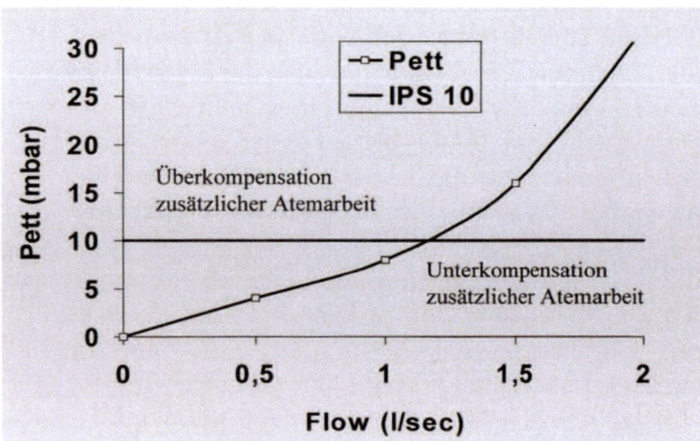

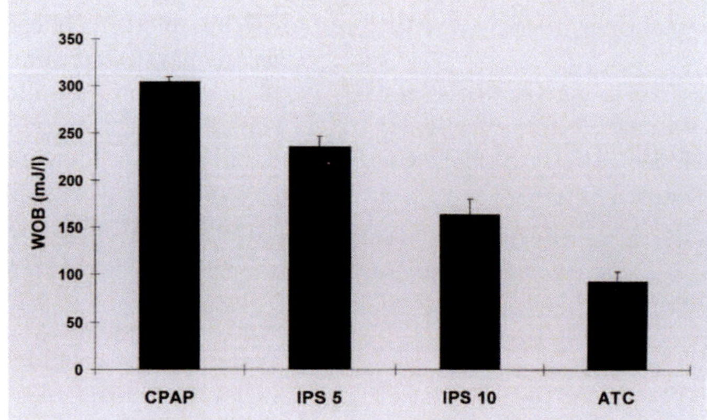

Abb. 1 ▲ Schematische Darstellung des Druckverlustes über den Endotrachealtubus (Pett) in Abhängigkeit vom Gasfluß (Flow). Da der exponentielle Anstieg von Pett bei steigendem Flow die wesentliche Determinante der zusätzlichen Atemarbeit darstellt, wird verständlich, daß mit einer fixen Druckunterstützung von z.B. 10 mbar (IPS 10) die zusätzliche Atemarbeit eigentlich nur bei einem fixen Fluß kompensiert exakt werden kann. Da bei Spontanatmung der Gasfluß aber variable ist, wird sich mit IPS entweder eine Unterkompensation bei hohem Flow (am Beginn der Inspiration) oder Überkompensation bei niedrigem Flow ergeben. Im Gegensatz zur fixen Druckunterstützung wird bei der „Automatischen Tubuskompensation" der Atemwegsdruck so gesteuert, daß zu jedem Flow der entsprechende Pett vom Beatmungsgerät übernommen wird, so daß der Patient auch bei variablem Gasfluß vollständig von der tubusbedingten Atemarbeit entlastet werden kann

Abb. 2 ▲ Zusätzliche Atemarbeit (WOB) bei verschiedenen Verfahren zur assistierten Spontanatmung. Während unter CPAP die Atemarbeit am höchsten ist, kann sie bei druckunterstützter Beatmung mit 5, bzw. 10 mbar (IPS 5, IPS 10) progressiv kompensiert werden. Die beste Kompensation der zusätzlichen Atemarbeit läßt sich aber mit automatischer Tubuskompensation (ATC) erreichen.
Die gezeigten Werte wurden in einem mechanischen Lungenmodell bei einem Gasfluß von 1 L/sec, einem Atemzugvolumen von 500 ml, einer Atemfrequenz von 30/min erhoben. Das Lungenmodell war über einen 8,0 mm Tubus und Standardschläuche mit dem Beatmungsgerät (Evita 2, Dräger AG, Lübeck) verbunden

Es wurde in experimentellen und klinischen Untersuchungen gezeigt, daß mit diesem Verfahren die beste Kompensation der zusätzlichen Atemarbeit bei verschiedensten Atemmustern erreicht wird [13], (Abb. 2). Da hierdurch der Hauptanteil der gesamten zusätzlichen Atemarbeit kompensiert wird, kann der Patient so atmen, als sei er tatsächlich extubiert, weswegen sich dieses Verfahren gut eignet, einen Patienten daraufhin zu untersuchen, ob er erfolgreich extubiert werden kann. Auch wenn all diese Befunde vielversprechend erscheinen, liegen noch keine ausreichenden Untersuchungen darüber vor, ob im Vergleich zu anderen Verfahren ein klinisch meßbarer Vorteil für die Phase der Entwöhnung resultiert, so daß dieser Ansatz zur Zeit noch nicht endgültig einzuschätzen ist.

T-Stück versus Druckunterstützung bei Spontanatmungsversuchen

Esteban und Mitarbeiter untersuchten den Aussagewert von ▶ „T-Stück-Versuchen" verglichen mit Spontanatmungsversuchen unter 7 mbar ▶ Druckunterstützung in einer großen, randomisierten Studie [11]. Diese Autoren fanden, daß die Häufigkeit der ▶ Reintubation nach erfolgreichen Spontanatmungsversuchen für beide Verfahren gleich waren. Der Spontanatmungsversuch wurde allerdings von mehr Patienten in der Gruppe mit druckunterstützter Beatmung erfolgreich abgeschlossen. Dieser Befund steht im Einklang mit der obigen These, daß „T-Stück-Versuche" gegebenenfalls nur deswegen nicht erfolgreich sind, da die Patienten die zusätzliche Atemarbeit zur Überwindung des Tubus nicht aufbringen können. Diese Patienten werden einen Spontanatmungsversuch mit maschineller Kompensation der zusätzlichen Atemarbeit erfolgreich bestehen, so daß sie bei einem solchen Vorgehen extubiert werden können, ohne daß es hierdurch zu einer Zunahme der Reintubationsrate verglichen zum „T-Stück-Versuch" kommt. Hierauf basierend können beide Verfahren für den Spontanatmungsversuch empfohlen werden, wobei vor dem dargestellten pathophysiologischen Hintergrund die Argumente für die Anwendung einer geringen Druckunterstützung überwiegen.

Beatmungstechniken bei schwierig zu entwöhnenden Patienten

Die Frage, welches ▶ Beatmungsregime beim schwierig zu entwöhnenden Patienten zu wählen ist, wird nach wie vor kontrovers diskutiert. Da aber die verschiedenen Verfahren zur partiellen Unterstützung der Spontanatmung, wie auch die intermittierende Anwendung des „T-Stücks" bei ansonsten assistiert-kontrollierter Beatmung weite Verbreitung gefunden haben, sollen die verschiedenen Techniken hier kurz rekapituliert werden.

Vollständige Unterstützung der Ventilation mit intermittierenden „T-Stück-Versuchen"

Das wohl traditionellste Verfahren zur Entwöhnung von der Beatmung besteht darin, den Patienten intermittierend von der maschinellen Beatmung zu diskonnektieren und über ein „T-Stück" gänzlich spontan atmen zu lassen. In der Praxis finden hierfür die sogenannten „feuchten Nase" häufige Verwendung, die lediglich eine gewisse Anreicherung der Atemluft mit O_2 ermöglichen. Alternativ hierzu werden auch Schlauchsysteme verwendet, die neben der O_2-Anreicherung eine Befeuchtung und Erwärmung des Inspirationsgases oder die Anwendung eines geringen kontinuierlichen Atemwegsdruckes (CPAP) ermöglichen. Die Dauer dieser „T-Stück-Versuche" ist variabel und wird sich maßgeblich an der individuellen Toleranz des Patienten orientieren. Vielerorts wird die Dauer progressiv erhöht oder es werden mehrmals täglich solche Versuche durchgeführt, ohne daß es hierfür aber eine gut dokumentierte Grundlage gibt. In der Multizenterstudie von Esteban und Mitarbeitern wurde kein Vorteil der mehrmaligen Anwendung dieser „T-Stück-Versuche" verglichen mit einmal täglicher Durchführung für den Verlauf der Entwöhnung gefunden [3]. Zwischen

---

Mit der „Automatischen Tubuskompensation (ATC)" wird bei jedem Fluß genau der Druck appliziert, der notwendig ist, die zusätzliche Atemarbeit zu kompensieren. Der Patient kann atmen als sei er „elektronisch extubiert".

▶ **„T-Stück-Versuch"**
▶ **Druckunterstützung**

▶ **Reintubation**

▶ **Beatmungsregime**

den Phasen der reinen Spontanatmung wird bei diesem Vorgehen der Patient in aller Regel ▶ **kontrolliert** oder ▶ **assistiert – kontrolliert beatmet.**

Bei allen Verfahren zur kontrollierten Beatmung leistet der Patient keinerlei Atemarbeit, sondern die gesamte Ventilation wird maschinell bewältigt. Hierdurch kann die Atemmuskulatur vollständig entlastet werden, was gerade im Verlauf der schwierigen Entwöhnung oder nach gescheiterten Entwöhnungsversuchen zur ▶ **Erholung der Muskulatur** sinnvoll sein kann.

Bei der assistiert-kontrollierten Beatmung bleibt dem Patienten die Möglichkeit das Beatmungsgerät zu triggern, worauf nach jedem Triggerimpuls ein maschinell festgelegter Atemhub erfolgt. Im Unterschied zur vollständig kontrollierten Beatmung leistet der Patient bei dieser Form der Beatmung einen gewissen Anteil der Atemarbeit selbst, und auch das Atemmuster ist zumindest teilweise vom Patienten bestimmt.

Partielle Unterstützung der Ventilation

Im Gegensatz zur kontrollierten Beatmung, bei der die gesamte Atemarbeit vom Beatmungsgerät geleistet wird, ist allen Verfahren zur partiellen Unterstützung der Ventilation gemeinsam, daß lediglich ein variabler Teil der Atemarbeit maschinell übernommen wird, so daß der Patient um diesen Anteil entlastet werden kann. Der Hauptvorteil liegt darin, daß so einer ▶ **Erschöpfung der Atemmuskulatur** vorgebeugt werden kann, und daß die Invasivität der maschinellen Ventilation minimiert wird, indem bei diesen Verfahren die negativen Rückwirkungen der Beatmung auf die Hämodynamik, die Nierenfunktion oder auch die Funktion des Gastrointestinaltraktes verringert werden. Außerdem entfällt die Notwendigkeit zur tiefen Sedierung oder Muskelrelaxation. Aus diesen Gründen werden die ▶ **assistierten Spontanatmungsverfahren** heute nicht nur für die schwierige Entwöhnung, sondern schon relativ früh im Verlauf eines respiratorischen Versagens angestrebt [14, 15].

Grundsätzlich bestehen zwei Möglichkeiten die Spontanatmung maschinell zu unterstützen: Die maschinellen Atemhübe können intermittierend zwischen den Spontanatemzügen verabreicht werden (z.B. intermittend mechanical ventilation, IMV), oder jede einzelne Atembemühung kann maschinell unterstützt werden (z.B. druckunterstützte Beatmung, IPS).

Intermittierende maschinelle Ventilation (IMV)

IMV wurde erstmals 1973 in die Klinik eingeführt, indem an einem Gerät zur kontrollierten Beatmung ein zusätzliches kontinuierliches Flow-System an das Inspirationsventil angeschlossen wurde, so daß der Patient zwischen den maschinellen Atemhüben ohne Abfall des vorgegebenen PEEP einatmen konnte. Durch Reduktion der maschinellen Atemfrequenz konnte der Patient so schrittweise von der Beatmung entwöhnt werden. Während anfangs die maschinellen Atemhübe asynchron erfolgten, werden diese heute über einen ▶ **Triggermechanismus** an die Spontanatmung synchronisiert (▶ **SIMV**). In den heute zur Verfügung stehenden Respiratoren wird der Gasfluß für die Spontanatmung nicht mehr kontinuierlich, sondern durch ein Demand Flow System zur Verfügung gestellt. Hierdurch wird die zusätzliche Atemarbeit für die Spontanatemzüge bei SIMV höher als mit kontinuierlichen Flow-Systemen. Außerdem bleibt die Atemmuskulatur auch während der maschinell applizierten Atemhübe aktiv, so daß die Atemarbeit bei ungünstiger Einstellung der Frequenz, des Atemzugvolumens oder der Flowcharakteristik sogar deutlich erhöht sein kann. Mit SIMV ist also eine graduelle Reduktion der maschinellen Ventilation während der Entwöhnung möglich, wobei aber nicht notwendigerweise die gewünschte Entlastung des Patienten erreicht wird. Zur Vermeidung der systembedingten zusätzlichen Atemarbeit wird SIMV häufig mit einer geringen Druckunterstützung für die spontanen Atemzüge kombiniert.

Inspiratorische Druckunterstützung (IPS)

Die inspiratorische Druckunterstützung wurde erstmals 1981 in die Klinik eingeführt. Hierbei handelt es sich um eine Form der druckgesteuerten Beatmung, bei der jeder Spontanatemzug nach Überwindung einer Triggerschwelle solange mit einer Gasströmung unterstützt wird, bis ein vorgewählter Atemwegsdruck erreicht ist. Sobald die Gasströmung um einen bestimmten Wert unterschritten wird oder der Atemwegsdruck über das gewählte Maß ansteigt, wird die Inspiration beendet, und die Exspiration wird freigegeben. Bei ausreichendem ▶ **inspiratorischen Hilfsdruck** wird hiermit eine gute Reduktion der Atemarbeit erreicht, während der Patient die Kontrolle über das Atemmuster weitgehend behält. Die alleinige Anwendung von IPS erfordert einen ausreichenden ▶ **Atemantrieb** des Patienten, da im Gegensatz zu SIMV keine festen maschinellen Atemhübe erfolgen. Mit IPS kann in aller Regel eine gute Entlastung des Patienten und meist auch eine gute Adaptation zwischen Patient und Ventilator erreicht werden. Es stellt sich jedoch die Frage, welche Höhe der Druckunterstützung optimalerweise eingestellt werden sollte. Theoretisch wird die Spontanatmung dann optimal unterstützt, wenn die Aktivität der Inspirationsmuskulatur nicht zur Erschöpfung führt. Als einfacher klinischer Anhalt hierfür kann die Aktivierung der ▶ **Atemhilfsmuskulatur** dienen, die bei ausreichender Druckunterstützung möglichst gering sein sollte. Außerdem sollte sich die Höhe der Druckunterstützung am Atemmuster (f, Vt, f/Vt) sowie am Atemantrieb (P0.1) orientieren. Die graduelle Reduktion der maschinellen Ventilation kann durch die Reduktion des ▶ **inspiratorischen Unterstützungsdrucks** gesteuert werden. Ist bei zufriedenstellendem Atemmuster das Druckniveau erreicht, mit dem lediglich die zusätzliche Atemarbeit kompensiert wird, kann der Patient in aller Regel erfolgreich extubiert werden.

Neuere Ansätze der partiellen Unterstützung der Spontanatmung

Neben SIMV und IPS wurden in den letzten Jahren mehrere Formen der assistierten Spontanatmung entwickelt und auch in modernen Respiratoren technisch umgesetzt. Da der klinische Stellenwert dieser Beatmungsformen für die Phase der Entwöhnung noch nicht so ausführlich untersucht ist, sollen sie hier nur kurz dargestellt werden.

Biphasic positive airway pressure (BIPAP)

Die zugrundeliegende Idee des BIPAP ist es, ein System zu schaffen, mit dem die Ventilation maschinell unterstützt werden kann, aber in jeder Phase des Respiratorzyklus eine völlig ▶ **freie Durchatembarkeit** für den Patienten gewährleistet bleibt. Am ehesten läßt sich BIPAP als die Kombination einer drucklimitierten, zeitgesteuerten Beatmung mit erhaltener Spontanatmung beschreiben. In einem solchen System werden zwei verschiedene Druckniveaus vorgewählt, zwischen denen nach einer einstellbaren Zeitspanne umgestellt wird. Auf beiden Druckniveaus hat der Patient über ein Demand Flow System die Möglichkeit spontan zu atmen. Der Anteil der maschinellen Ventilation ergibt sich aus den Volumenverschiebungen beim Umschalten zwischen dem unteren und dem oberen Druckniveau, die vor allem von den Dehnungseigenschaften der Lunge abhängig sind. Bei fehlender Spontanatmung gleicht BIPAP der druckkontrollierten Beatmung. Bei einsetzender Spontanatmung wird der Patient zunächst auf dem unteren Druckniveau atmen, woraus sich ein ähnliches Bild wie bei druckkontrollierter SIMV Beatmung ergibt. Originäres BIPAP ist erst dann erreicht, wenn der Patient auf beiden Druckniveaus spontan atmet. Der Anteil der maschinellen Ventilation kann über eine Verringerung der Druckamplitude zwischen oberem und unterem BIPAP-Druck und über eine Verkürzung der Zeit für das obere Druckniveau erreicht werden. Hieraus ergibt sich, daß BIPAP einen fließenden Übergang von kontrollierter Beatmung zur Spontanatmung ermöglicht, ohne den eigentlichen Modus verändern zu müssen (vgl. [14]).

Proportional assist ventilation (PAV)

Bei allen klassischen Beatmungsverfahren kommt es zu einer Diskrepanz zwischen der Inspirationsbemühung des Patienten und der tatsächlich erreichten Ventilation. Es kann zwar mit einem höheren inspiratorischen Kraftaufwand ein größeres Atemzugvolumen generiert werden, jedoch bleibt die Höhe der maschinellen Unterstützung hiervon unbeeinflußt, so daß die notwendige Mehrarbeit vollständig vom Patienten aufgebracht werden muß. Die Grundidee von PAV ist es, diese Diskrepanz dahingehend zu vermeiden, daß die maschinelle Unterstützung nicht fest ist, sondern proportional zur Inspirationsbemühung verabreicht wird.

Während eines Atemzuges wird bei PAV die maschinelle Druckunterstützung proportional zum generierten Atemzugvolumen (▶ **volumen-proportional**) oder zum generierten Gasfluß (▶ **flußproportional**) appliziert. Bei gesteigerter Inspirationsbemühung mit höherem Volumen oder Gasfluß wird also eine proportional höhere Druckunterstützung vom Respirator verabreicht, so daß die Mehrarbeit für eine tiefere Inspiration nicht nur vom Patienten aufgebracht werden muß, sondern auch durch eine größere maschinellen Unterstützung mitgetragen wird. In diesem Sinne kann das Beatmungsgerät während ▶ PAV als ein **zusätzlicher Atemmuskel** betrachtet werden, der vollständig der Steuerung durch den Patienten unterliegt, wodurch eine optimale Adaptation zwischen Patient und Respirator ermöglicht wird. Auch zu diesem Verfahren liegen nur wenige Untersuchungen vor, so daß der Stellenwert dieses Ansatzes heute noch nicht beurteilt werden kann [13].

Wahl des Beatmungsverfahrens für die Entwöhnung

Nachdem die Verfahren der assistierten Spontanatmung, und hier vor allem SIMV und IPS, weite klinische Verbreitung gefunden haben, wurde in den letzten Jahren in großen, multizentrischen Studien versucht, die verschiedenen Verfahren miteinander zu vergleichen, um so ihren Stellenwert gerade für die schwierige Entwöhnung einordnen zu können. Brochard und Mitarbeiter fanden in einer in Frankreich durchgeführten Multizenterstudie, daß die Entwöhnung bei Anwendung druckunterstützter Beatmung mit Extubation bei einer Druckunterstützung von 8 mbar und befriedigendem Atemmuster schneller verlief und auch erfolgreicher war als die Anwendung von täglichen „T-Stück-Versuchen" oder von SIMV [4]. Im Gegensatz hierzu fanden Esteban und Mitarbeiter in einer ähnlich umfangreichen Untersuchung in Spanien, daß die Anwendung täglicher oder mehrfach täglich durchgeführter „T-Stück-Versuche" ein erfolgreicheres und auch zügigeres Weaning ermöglichte als die Anwendung von IPS oder SIMV [3]. Die Unterschiede, die in diesen Untersuchungen gefunden wurden, sind angesichts der unterschiedlichen Kriterien, die für die verschiedenen Verfahren angewendet worden sind, durchaus erklärlich; in der Brochard Studie wurde eine Atemfrequenz von 35/min für alle untersuchten Verfahren toleriert, und es konnte bei einer Druckunterstützung von 8 mbar extubiert werden. Demgegenüber mußte in der Esteban Studie die Atemfrequenz für eine Reduktion der Druckunterstützung oder zur Extubation lediglich bei IPS kleiner als 25/min sein, während bei den anderen Verfahren 35/min akzeptiert wurde. Zusätzlich konnte in dieser Studie erst bei einer Druckunterstützung von 5 mbar extubiert werden.

Aufgrund der widersprüchlichen Ergebnisse dieser beiden Untersuchungen kann man also keinem Verfahren eine eindeutige Präferenz bei der schwierigen Entwöhnung einräumen. Dennoch aber zeigen diese Untersuchungen, daß mit Hilfe einer geeigneten Strategie der Entwöhnung tatsächlich der Verlauf und auch die Dauer der Entwöhnung positiv zu beeinflussen ist. Darüber hinaus läßt sich schließen, daß weniger der eigentliche Beatmungsmodus, sondern eher die Art und Weise seiner Anwendung einen Einfluß auf die Entwöhnung haben. Drittens läßt sich mit aller Vorsicht aus diesen Studien schließen, daß SIMV im Vergleich zu den beiden anderen Verfahren nachteilige Auswirkungen auf den Verlauf und Erfolg der Entwöhnung bietet.

Marginalien:

▶ **Volumen-proportionale Applikation**
▶ **Flußproportionale Applikation**

▶ **PAV = zusätzlicher Atemmuskel**

Große multizentrische Studien zeigen, daß es durch die standardisierte Anwendung verschiedener Beatmungsmodalitäten möglich ist, die Entwöhnung positiv zu beeinflussen, ohne daß aber eine klare Präferenz für ein Verfahren gezeigt werden konnte.

Fazit

Die genaue Kenntnis der pathophysiologischen Zusammenhänge der Entwöhnung von der Beatmung erleichtert vor allem bei der schwierigen Entwöhnung die Auswahl der geeigneten Weaning-Strategie für den individuellen Patienten. Um den geeigneten Zeitpunkt der definitiven Entwöhnung von der Beatmung festzulegen, erscheint es sinnvoll, regelmäßige Spontanatmungsversuche vorzunehmen. Hierfür können sowohl der „T-Stück-Versuch" wie auch Atmung mit einer geringer Druckunterstützung Verwendung finden, wobei wir aus pathophysiologischen Überlegungen eine Präferenz der Druckunterstützung einräumen. Es wäre wünschenswert, möglichst objektive Parameter für den Verlauf und den Erfolg der Entwöhnung zur Verfügung zu haben. Obwohl in den letzten Jahren viele Kriterien untersucht worden sind, gibt es auch heute noch keinen einzelnen Parameter, anhand dessen man den Verlauf der Entwöhnung ausreichend genau beurteilen kann. Es gilt vielmehr das klinische Bild und die zur Verfügung stehenden physiologischen Parameter zu kombinieren, und anhand des Gesamtbildes die Entwöhnung zu beurteilen. Hieraus wird klar, daß auch heute der Entwöhnungsprozeß häufig noch einem „trial and error"-Vorgehen entspricht.

Mit den heute zur Verfügung stehenden Methoden der teilweisen Unterstützung der Spontanatmung ist es möglich, den Anteil der maschinellen Ventilation an der Gesamtventilation graduell zu reduzieren. Hierdurch kann das Weaning als schrittweiser Prozeß gestaltet werden und muß nicht mehr die im Grunde abrupte Beendigung der maschinellen Beatmung zugunsten der nicht-assistierten Spontanatmung an einem T-Stück bedeuten. Auch wenn IPS und SIMV eine weit verbreitete klinische Anwendung gefunden haben, und in vielen Untersuchungen die Vorteile der assistierten Beatmung während der Entwöhnung gezeigt wurden, konnte auch mit kontrollierten, multizentrischen Studien nicht wirklich bewiesen werden, ob die schrittweise Entwöhnung tatsächlich erfolgreicher ist als die „T-Stück-Versuche".

Aus diesen Untersuchungen kann aber abgelesen werden, daß ein definiertes Konzept im Sinne eines Weaning-Protokolls tatsächlich zu einem zügigeren und erfolgreicheren Verlauf der Entwöhnung führen kann. Neben T-Stück-Versuchen, IPS und SIMV wurden in den letzten Jahren neuere Ansätze der assistierten Spontanatmung entwickelt und auch technisch realisiert, wie z. B. PAV oder BIPAP. Der Stellenwert dieser Verfahren für die Entwöhnung von der Beatmung wird erst bei Vorliegen größerer klinischer Erfahrung abzuschätzen sein.

Literatur

1. Kuhlen R, Reyle-Hahn M (1998) **Die Entwöhnung von der Beatmung.** Anaesthesist 47:614–626
2. Kollef MH, Shapiro SD, Silver P, St, Prentice D, Sauer S, Ahrens TS, Shannon W, Baker C (1997) **A randomized, controlled trial of protocol-directed versus physician-directed weaning from mechanical ventilation.** Crit Care Med 25:567–574
3. Esteban A, Frutos F, Tobin MJ, Alia I, Solsona JF, Valverdu I, Fernandez R, de la Cal MA, Benito S, Tomas R, et al. (1995) **A comparison of four methods of weaning patients from mechanical ventilation.** Spanish Lung Failure Collaborative Group. N Engl J Med 332:345–350
4. Brochard L, Rauss A, Benito S, Conti G, Mancebo J, Rekik N, Gasparetto A, Lemaire F (1996) **Comparison of three methods of gradual withdrawal from ventilatory support during weaning from mechanical ventilation.** Am J Respir Crit Care Med 150:896–903
5. Ely EW, Baker AM, Dunagan DP, Burke HL, Smith AC, Kelly PT, Johnson MM, Browder RW, Bowton DL, Haponik EF (1996) **Effect on the duration of mechanical ventilation of identifying patients capable of breathing spontaneously.** N Engl J Med 335:1864–1869
6. Tobin MJ (1991) **Weaning assessment.** In: Marini JJ, Roussos C (eds) Ventilatory failure. Berlin Heidelberg New York, Springer, S 347–360
7. Yang KL, Tobin MJ (1991) **A prospective study of indexes predicting the outcome of trials of weaning from mechanical ventilation.** N Engl J Med 324:1445–1450
8. Whitelaw WA, Derenne JP (1993) **Airway occlusion pressure.** J Appl Physiol 74:1475–1483
9. Kuhlen R, Hausmann S, Pappert D, Slama K, Rossaint R, Falke K (1995) **A new method for P0.1 measurement using standard respiratory equipment.** Intensive Care Med 21:554–560
10. Laghi F, D'Alfonso G, Tobin MJ (1995) **Pattern of recovery from diaphragmatic fatigue over 24 hours.** J Appl Physiol 79:539
11. Esteban A, Alia I, Gordo F, Fernandez R, Solsona JF, Vallverdu I, Macias S, Allegue JM, Blanco J, Carriedo D, et al (1997) **Extubation outcome after spontaneous breathing trials with T-tube or pressure support ventilation.** The Spanish Lung Failure Collaborative Group. Am J Respir Crit Care Med 156:459–465
12. Listello D, Sessler CN (1994) **Unplanned extubation: clinical predictors for reintubation.** Chest 105:1496–1503
13. Kuhlen R, Guttmann J, Nibbe L, Max M, Reyle-Hahn M, Rossaint R, Falke K (1997) **Proportional pressure support and automatic tube compensation: new options for assisted spontaneous breathing.** Acta Anaesth Scand [Suppl] 41:155–159
14. Weiler N, Heinrichs W (1993) **Modern forms of artificial respiration.** Anaesthesist 42:813–832
15. Burchardi H (1996) **New strategies in mechanical ventilation.** Eur Respir J 9:1063–1072

aus: Der Anaesthesist 9/98, S. 788–802

A. Seebauer · A. Schauer · D. Schwender · Klinik für Anaesthesiologie, Ludwig-Maximilians-Universität München

Asthma bronchiale

Asthma bronchiale ist insbesondere in den westlichen Industrienationen eine häufige Erkrankung mit steigender Prävalenz. Erhöhte Zahlen bezüglich Morbidität und Mortalität stellen ein Alarmzeichen dar. Vom Anästhesisten ist daher eine genaue Kenntnis von Pathophysiologie, Klinik und Behandlungsstrategien dieser Erkrankung zu fordern. Insgesamt ist die Inzidenz von perioperativen pulmonalen Komplikationen vor allem bei Asthmatikern ohne aktuelle Symptomatik überraschend niedrig. Die Aktualität der Symptomatik und deren Schweregrad führen zu einer zunehmenden Erhöhung des Risikos. Durch eine frühzeitige und kompetente Betreuung – beispielsweise mit prophylaktischer Gabe von Bronchodilatatoren, Auswahl des am besten geeigneten Narkoseverfahrens sowie ausreichender Dosierung von Einleitungsmedikamenten zur Intubation – kann das Komplikationsrisiko wahrscheinlich reduziert werden. Basis der Therapie des Asthma bronchiale sind nach wie vor Bronchodilatatoren und Entzündungshemmer. Im akuten Anfall ist eine frühzeitige und aggressive Vorgehensweise angezeigt, die Sicherung des Gasaustausches tritt in den Vordergrund. Die vorbestehende Dauermedikation der Patienten ist perioperativ fortzusetzen. Bei symptomatischen Patienten ist vor elektiven Operationen eine Optimierung des klinischen Zustandes anzustreben.

Definition

Asthma bronchiale wird definiert als eine anfallsartige und reversible Atemwegsobstruktion infolge Entzündung und tracheobronchialer Hyperreaktivität. Hauptsymptome sind Husten mit Auswurf von viskösem glasigem Sekret sowie Giemen und Dyspnoe.

Epidemiologie

▶ **Prävalenz**

5% bei Erwachsenen, 7-10% bei Kindern.

Die ▶ **Prävalenz** des Asthma bronchiale beträgt in Ländern mit westlicher Lebensweise etwa 5% bei Erwachsenen und 7-10% bei Kindern. Es handelt sich um die häufigste chronische Erkrankung im Kindesalter, 65% der Betroffenen werden vor dem fünften Lebensjahr symptomatisch. Etwa 3% der Bevölkerung nehmen Asthmamedikamente ein. Im Mittel kommt es zu ca. 130 asthmabedingten Krankenhausaufnahmen je 100000 Einwohner und Jahr. Die Mortalität beträgt weniger als 1/100000 Einwohner pro Jahr.

Ätiologie und Pathogenese

10-20-fache Risikoerhöhung bei Atopie.

Asthma bronchiale ist eine polyätiologische Erkrankung. Der stärkste singuläre Risikofaktor für die Entwicklung von Asthma ist die Atopie (10-20-fache Risikoerhöhung).

Dr. A. Seebauer · Klinik für Anaesthesiologie, Ludwig-Maximilians-Universität München, Nußbaumstraße 20, D-80336 München
Erklärung der Abkürzungen s. S. 41

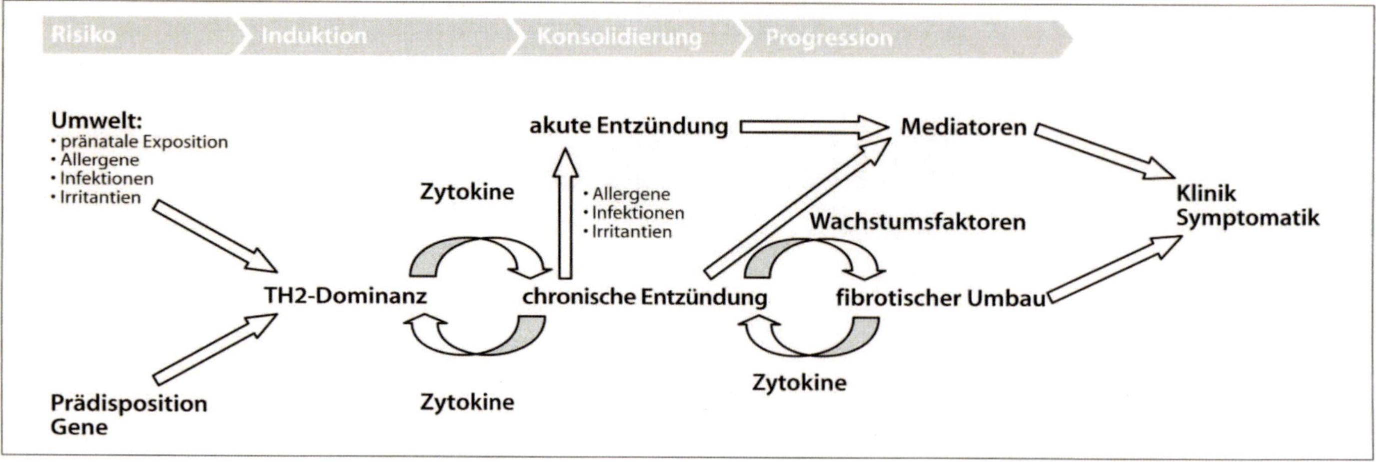

Abb. 1 ▲ **Pathogenese und Verlauf des Asthma bronchiale** (Mit freundlicher Genehmigung modifiziert nach: Holgate ST. The cellular and mediator basis of asthma in relation to natural history. Lancet (suppl. II) vol. 350 October 1997; s II6)

▶**Auslöser**

Als ▶ **Auslöser** gelten:

- Allergene (Pollen, Hausstaubmilben, Tierhaare etc.)
- Bakterielle und virale Infekte
- Luftverschmutzung mit chemischen und physikalischen Reizstoffen
- Medikamente (ASS, andere nichtsteroidale Antiphlogistika, ß-Blocker)
- Körperliche Anstrengung (exercise induced asthma)

Es gibt Hinweise, daß nicht-allergische Asthmaformen dem exogen-allergischen Asthma vergleichbare immunpathologische Mechanismen aufweisen. Die traditionelle Einteilung in extrinsisches und intrinsisches Asthma wird kontrovers diskutiert. Der häufigste Mechanismus für rezidivierende Atemwegsobstruktionen ist eine ▶ **IgE-vermittelte allergische Typ-I-Reaktion**. Dies trifft vor allem für Vorschul-, Schulkinder und Jugendliche zu. Bei Säuglingen und Kleinkindern dominiert die obstruktive Bronchitis, die später bei ca. 25% der Betroffenen (insbesondere bei Atopikern) in ein Asthma bronchiale übergeht. Bei Erwachsenen treten neben der allergischen Reaktion zunehmend andere Ursachen in den Vordergrund. Abbildung 1 zeigt Faktoren und Mechanismen, welche für Pathogenese und Verlauf der Erkrankung wesentlich sind.

▶**IgE-vermittelte allergische Typ-I-Reaktion**

Morphologie

Unterschiedliche Reize führen beim Asthma bronchiale zu einer uniformen ▶ **entzündlichen Reaktion des Bronchialsystems**. Die strukturellen Veränderungen der Atemwege sind in Abb. 2 dargestellt. Sie sind gekennzeichnet durch eine Obstruktion des Bronchiallumens mit ▶ **Schleim und abgeschilferten Epithelien**. Unter hypertrophierten Drüsenzellen und dem funktionell beeinträchtigten Flimmerepithel

▶**Entzündliche Reaktion des Bronchialsystems**

▶**Schleim und abgeschilferte Epithelien**

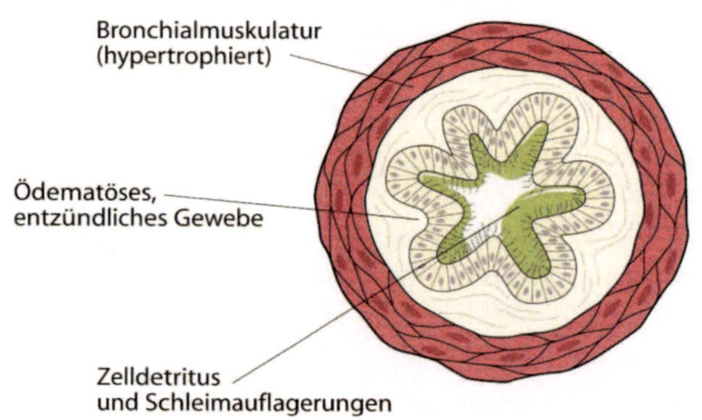

Abb. 2 ◀ **Morphologische Veränderungen beim Asthma bronchiale**

findet sich eine verdickte und teilweise fragmentierte Basalmembran. Bronchialepithel und Submukosa enthalten vermehrt eosinophile Granulozyten und Mastzellen. Es besteht eine ▶ **Hypertrophie mit Konstriktion der glatten Bronchialmuskulatur**, Rezeptoren und Ganglien des autonomen Nervensystems liegen z.T. ungeschützt frei. Bei langjährigem Bestehen der Entzündung kommt es zum ▶ **irreversiblen fibrotischen Umbau** der Bronchialwand („remodelling").

▶ **Hypertrophie der glatten Bronchialmuskulatur**
▶ **irreversibler fibrotischer Umbau**

Entzündungszellen und Mediatoren

Bei der allergischen Reaktion läuft der afferente Teil spezifisch ab, der efferente unspezifisch und stereotyp. Daran beteiligt sind u.a. das Komplement-, das Gerinnungs- und das Kininsystem. B- und T-Lymphozyten sowie die Makrophagen kommunizieren untereinander und arbeiten bei der Abwehr von Antigenen zusammen.

Inhalative Antigene führen nach Kontakt mit B-Zellen zur ▶ **Produktion spezifischer IgE-Antikörper.** Deren Ausmaß wird durch ▶ **zwei T-Helfer-Subpopulationen** über die Bildung eines unterschiedlichen Zytokinspektrums reguliert. Bei der für Atopiker typischen Dominanz der TH2-Zellen (Abb. 1) wird durch IL-4 (Interleukin 4) die IgE-Produktion durch B-Lymphozyten stimuliert. Gleichzeitig freigesetztes IL-10 bremst die antagonistisch wirkende TH1-Population, welche mittels Interferon γ die B-Zellen zu verminderter IgE-Produktion veranlaßt (Abb. 3).

▶ **Produktion spezifischer IgE-Antikörper**
▶ **Zwei T-Helfer Subpopulationen**

Beim Atopiker Dominanz der TH2-Lymphozyten.

IgE-Moleküle besetzen ▶ **Rezeptoren auf der Mastzelloberfläche** und bewirken nach Antigenkontakt die Freisetzung von Histamin, Prostaglandin-D2, Leukotrien-C4 und PAF (platelet activating factor). Diese Mediatoren wirken im Rahmen der ▶ **Sofortreaktion** direkt bronchokonstriktorisch. Sie erreicht ihr Maximum innerhalb der ersten 20 Minuten und ist bei 30% der Asthmatiker der vorherrschende Reaktionstyp. Die ▶ **Spätreaktion** stellt eine vor allem über Eosinophile, Neutrophile und Makrophagen verlaufende protrahierte Entzündungsreaktion dar (4-24 h), welche durch die Mastzellprodukte Leukotrien-B4, NCF (neutrophiler chemotaktischer Faktor) und PAF initiiert wird.

▶ **Rezeptoren auf der Mastzelloberfläche, Langerhanszellen, Alveolarmakrophagen**
▶ **Sofortreaktion**

▶ **Spätreaktion**

Auch dendritische Langerhanszellen im Bronchialepithel und Alveolarmakrophagen besitzen IgE-Rezeptoren. Nach Antigenkontakt setzen sie Zytokine frei und bewirken ein Priming anderer Entzündungszellen. Desgleichen können Bronchialepithelzellen durch Freisetzung chemotaktischer Faktoren Ausgangspunkt der Entzündungskaskade sein. Die ▶ **eosinophilen Granulozyten** spielen eine Hauptrolle bei der bronchialen Hyperreaktivität. Sie bewirken nach Emigration von submucosal auf die Lumenseite durch Ausschüttung von Mediatoren eine direkte zytotoxische Schädigung des Bronchialepithels und eine Exposition sensibler Vagusrezeptoren gegenüber inhalativen Noxen.

▶ **Eosinophile Granulozyten**

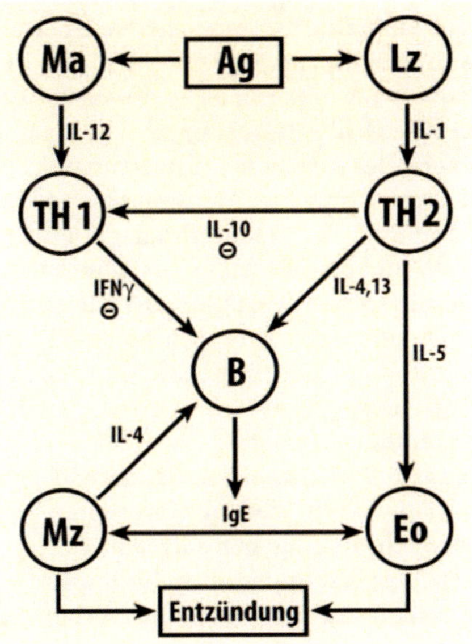

Abb. 3 ◀
Regulation der IgE-induzierten asthmatischen Entzündung; Ma = Makrophagen, Ag = Antigen/ Allergen, Lz = Langerhans-Zelle, TH1/TH2 = T-Helfer-Lymphozytensubpopulation, B = B-Lymphozyten, Mz = Mastzellen, Eo = Eosinophile.
(Mit freundlicher Genehmigung aus: Nolte D (1998) Asthma bronchiale, 7. Aufl. Urban & Schwarzenberg, München Wien Baltimore)

▶ Sympathikus
▶ Intramurale Ganglien des Parasympathikus

▶ Vago-vagale Reflexbögen

▶ Membranständige antagonistische
ß2- und M3-Rezeptoren

▶ Sekretretention

▶ Exspiration verlängert

▶ Air trapping und auto-PEEP-Bildung
Die Atemmittellage wird nach oben ver-
schoben, die FRC steigt.
▶ Verteilungsstörungen

▶ Erhöhung des pulmonal-vaskulären
Widerstandes

▶ Obstruktives Lungenemphysem

▶ Chronisches Cor pulmonale

Nervensystem und Bronchialmuskeltonus

Der Respirationstrakt wird vom autonomen Nervensystem versorgt. Die bronchodi-latatorische Wirkung des ▶ **Sympathikus** erfolgt einerseits durch Adrenalin und andererseits durch Inhibition der muskarinergen M1-Rezeptoren der ▶ **intramuralen Ganglien des Parasympathikus.** Der Vagus wirkt durch die Freisetzung von Acetylcholin und Stimulation der M3-Rezeptoren auf der glatten Muskelzelle über diese intramuralen Ganglien direkt bronchokonstriktorisch. Aus Endigungen des autonomen Nervensystems können Neuropeptide freigesetzt werden: VIP (vasoaktives intestinales Peptid) wirkt bronchodilatierend, Substanz P bronchokonstriktorisch. Rezidivierende virale Infekte legen sensible Nervenendigungen frei. Diese sind Reizen jeglicher Art ausgesetzt und führen über ▶ **vago-vagale Reflexbögen** zur Bronchokonstriktion.

Die Bronchialmuskelzellen sind über Nexus elektrophysiologisch miteinander vernetzt (Syncytium). An einer Stelle gesetzte Reize führen zu einer Bronchokonstriktion im Gesamtsystem. Der Tonus der glatten Muskelzellen wird über die ▶ **membranständigen und antagonistischen ß2- und M3-Rezeptoren** reguliert. Durch Stimulation des M3-Rezeptors mit Acetylcholin wird bei Anwesenheit von Calcium die Myosinleichtkettenkinase aktiviert, die Myofibrillen verkürzen sich und es resultiert ein Bronchospasmus. Durch Stimulation des ß2-Rezeptors wird die Konzentration von cAMP erhöht, die Proteinkinase A wird aktiviert und es kommt über die Inaktivierung der Myosinleichtkettenkinase zur Bronchodilatation.

Dyskrinie und bronchiale Hyperreaktivität

Unspezifische Reize führen über vagale Reflexbahnen in den tubuloazinösen Drüsen der zentralen Atemwege und den Becherzellen der peripheren Atemwege zu vermehrter Produktion von Bronchialsekret. Hohe Viskosität und die beeinträchtigte ziliäre Funktion des Flimmerepithels fördern die ▶ **Sekretretention.** Dies begünstigt die für die Prognose der Erkrankung so bedeutsamen rezidivierenden bronchialen Infekte.

Die Hyperreaktivität des Tracheobronchialsystems beruht teilweise auf familiärer Prädisposition. Inhalative Allergene gelten neben viralen Atemwegsinfekten sowie chemischen und physikalischen Irritantien als die wichtigsten Auslöser. Ob Mastzellen, Makrophagen, Eosinophile oder Neutrophile die Reaktion starten, ist noch ungewiß. PAF gilt als zentraler Mediator in der Pathogenese der Hyperreaktivität.

Kardiopulmonale Auswirkungen

Der erhöhte Atemwegswiderstand läßt sich inspiratorisch weitgehend durch Steigerung der Atemarbeit kompensieren. Über die Retraktionskraft der Lunge erfolgt die ▶ **Exspiration** normalerweise passiv, sie ist bei erhöhter Resistance **verlängert.** Die exspiratorischen Atemmuskeln (Bauchmuskeln und Mm. intercostales interni) bewirken eine Drucksteigerung im Thorax und erhöhen den Druckgradienten für die Entleerung der Alveolen. Dabei kann es in den knorpellosen kleinen Atemwegen zu einem exspiratorischen Atemwegskollaps mit ▶ **„air trapping"** und **auto-PEEP-Bildung** kommen. Die Atemmittellage wird nach oben verschoben, die Lunge wird überbläht und die FRC steigt. Bei gleichzeitig vorliegender regionaler Minderbelüftung resultieren ▶ **Verteilungsstörungen** mit Zunahme von Shuntperfusion und Totraumventilation. Über den Euler-Liljestrand-Mechanismus werden in mangelhaft ventilierten Alveolarbezirken mit niedrigen Sauerstoffpartialdrucken die Lungenarteriolen enggestellt, die Perfusion wird gedrosselt und der ▶ **pulmonal-vaskuläre Widerstand** erhöht.

Langfristig kann ein rezidivierend erhöhter intrapulmonaler Druck zu Atrophie und Schwund der Alveolarsepten mit Ausbildung eines dann irreversiblen ▶ **obstruktiven Lungenemphysems** führen. Als Folge einer allmählichen Abnahme des Gesamtquerschnitts im pulmonalen Gefäßbett kann es über eine rechtsventrikuläre Nachlasterhöhung im Spätverlauf zu einem ▶ **chronischen Cor pulmonale** kommen.

Klinik

Seit Anfang der neunziger Jahre beschäftigten sich international eine Reihe von Konsensuskonferenzen mit der Erarbeitung einheitlicher Definitionen des Schweregrades der Asthmaerkrankung sowie entsprechender Therapierichtlinien. Die Deutsche Atemwegsliga unterteilt neuerdings ähnlich wie angloamerikanische Klassifizierungen das Asthma bronchiale in vier Schweregrade. Diese ▶ **Stadieneinteilung**, der Symptomatik und Peak-Flow-Messwerte zugrunde liegen, ist zusammen mit dem dazugehörigen therapeutischen Stufenschema für Kinder und Erwachsene in Tabelle 1 dargestellt.

Im anfallsfreien Zeitraum bieten Asthmatiker oft keine klinischen Hinweise auf ihre Erkrankung. Beim leichten Anfall stehen die auskultierbaren ▶ **trockenen Rasselgeräusche** (Giemen, Pfeifen, Brummen) im Vordergrund. Rezidivierend können auch ▶ **Husten mit Auswurf** von zähem Sekret und die Neigung zu Atemwegsinfekten auftreten. Wesentliche Zeichen der ausgeprägten akuten Asthmasymptomatik sind ▶ **Dyspnoe** mit häufig verlängertem Exspirium und ▶ **Einsatz der Atemhilfsmuskulatur**, bevorzugt in sitzender Position. Eventuell lassen sich inspiratorisch interkostale Einziehungen und exspiratorisch Auswärtsbewegungen des Abdomens beobachten. Neben ▶ **Tachykardie** mit Pulsus paradoxus, Tachypnoe und Zyanose kann beim schweren Anfall eine obere Einflußstauung als Zeichen der zunehmenden Rechtsherzbelastung auftreten. Kommt es bei einer sehr schweren Exazerbation zu einer massiven Einschränkung des ventilierten Tidalvolumens, kann die starke Reduktion des Gasflusses in den Atemwegen als sogenannte ▶ **„stille Lunge (silent lung)"** imponieren.

Darüberhinaus kann beim chronischen Asthma- oder COPD-Patienten trotz erheblicher irreversibler Lungenfunktionsstörungen das subjektive Krankheitsgefühl in Form von Atemnot, Schwäche, Angst und Agitation fehlen. Das Wegfallen dieser Alarmzeichen kann Grund sein für fehlende Krankheitseinsicht, zu spät einsetzende Notfallbehandlung wie auch für präoperative Fehlbeurteilungen. Dies verdeutlicht die ▶ **Notwendigkeit objektiver diagnostischer Methoden** wie der Spirometrie und der arteriellen Blutgasanalyse.

Therapie

Die neuen Therapierichtlinien der Deutschen Atemwegsliga, welche mit anderen internationalen Empfehlungen weitgehend übereinstimmen, sind dem in Tabelle 1 abgebildeten Stufenplan zu entnehmen. ▶ **Bronchodilatatoren** und ▶ **antiinflammatorisch wirksame Substanzen** bilden die Grundlage der medikamentösen Therapie des Asthma bronchiale. Besonderheiten der einzelnen Substanzklassen sind im folgenden dargestellt.

Kortikosteroide

Die Glukokortikoide werden zur Therapie der Entzündung sowie der Hyperreaktivität beim Asthma bronchiale eingesetzt. Neben dem nach 6-12 h einsetzenden ▶ **antiinflammatorischen Effekt** im Bronchialsystem kommt es zu einer Verstärkung der durch β_2-Mimetika bewirkten Bronchodilatation ▶ **(„permissiver Effekt")**. Dieser ist bereits nach 1/2-2 h zu beobachten. Kortikosteroide führen offenbar zu einer Umkehrung der durch β_2-Mimetika verursachten „down-regulation" und zur veränderten Genexpression von β_2-Adrenorezeptoren. Die antiinflammatorische Wirkung wird über die Verminderung der Synthese und Freisetzung von Mediatoren vermittelt, zudem unterbinden Kortikoide die Aktivierung verschiedener Entzündungszellen. Durch die heute etablierte topische Behandlung mit ▶ **inhalativen Kortikoiden** kann diese Medikamentengruppe weitgehend frei von systemischen Nebenwirkungen als Dauermedikation verwendet werden. Neben der Therapie nach Stufenschema ist beim schweren Anfall die hochdosierte Gabe von ▶ **systemischen Kortikoiden** indiziert. Bei kurzfristiger Applikation sind die Nebenwirkungen gering. Wegen des verzögerten Wirkungseintritts sollte beim akuten Anfall unverzüglich mit Kortikoidgaben begonnen werden. Die optimale Dosierung ist unbekannt, verschiedene Autoren empfehlen zwischen 50 und 250 mg Prednisolon-

---

Marginalien (linke Spalte):

▶ **Stadieneinteilung**
Die deutsche Atemwegsliga unterscheidet vier Schweregrade.

▶ **Trockene Rasselgeräusche**

▶ **Husten mit Auswurf**

▶ **Dyspnoe**
▶ **Einsatz der Atemhilfsmuskulatur**

▶ **Tachykardie**

▶ **„silent lung"**

Subjektives Krankheitsgefühl kann beim chronischen Asthma fehlen.

▶ **Notwendigkeit objektiver diagnostischer Methoden**

▶ **Bronchodilatatoren**
▶ **Antiinflammatorisch wirksame Substanzen**

▶ **Antiinflammatorisch wirksam**

▶ **„Permissiver Effekt" der Kortikosteroide**

▶ **Inhalative Kortikoide**
Auch als Dauermedikation weitgehend frei von systemischen Nebenwirkungen.
▶ **Systemische Kortikoide**

Bei kurzfristiger Applikation keine relevanten Nebenwirkungen.

Tabelle 1 Klassifizierung der Asthmaschweregrade und Stufenplan für die Langzeittherapie
(Mit freundlicher Genehmigung: Modifiziert, persönliche Mitteilung Prof. Dr. med. R. Wettengel. Empfehlungen der Deutschen Atemwegsliga zum Asthmamanagement 1998.)

Erwachsene

Schweregrad	Bezeichnung	Symptome Tag	Symptome Nacht	FEV_1/PEF % Sollwert	Bedarfsmedikation	Dauermedikation
4	persistierend schwer	ständig	häufig	≤ 60 %	kurzwirkende ß₂- Sympathomimetika (Anticholinergika)	wie Stufe 3, jedoch inhalative Glukokortikoide: hohe Dosis (z.B. Budesonid ≤ 1600 µg/d) plus orale Glukokortikoide
3	persistierend mittelgradig	täglich	> 1 x pro Woche	> 60/< 80 %		inhalative Glukokortikoide: mittlere Dosis (z.B. Budesonid ≤ 800 µg/d) langwirkende ß₂-Sympathomimektika Theophyllin
2	persistierend leicht	≤ 1 x täglich	> 2 x pro Monat	≥ 80 %		inhalative Glukokortikoide: niedrige Dosis (z.B. Budesonid ≤ 400 µg/d) Alternativ DNCG, Nedocromil
1	intermittierend	≤ 2 x pro Woche	≤ 2 x pro Monat	≥ 80 %		keine

Antileukotriene können bei den Schweregraden 2–3 eingesetzt werden

Kinder

Schweregrad	Bezeichnung	Merkmale	FEV_1/PEF % persönlicher Bestwert	Bedarfsmedikation	Dauermedikation
4	persistierend schwer	Starke Symptome an den meisten Tagen und Nächten. Deutliche Beeinträchtigung des täglichen Lebens.	< 60 % (oft bzw. ständig Überblähung)	kurzwirksame ß₂-Sympathomimetika 1–2 Hübe (ggf. vor körperlicher Belastung) Bei Unverträglichkeit alternativ Ipratropiumbromid 1–2 Hübe.	inhalative Steroide: z.B. Budenosid 1000–2000 µg/d. Orale Steroide: 1–2 mg/kg KG/d für einige Tage, längerfristig 0,2–0,25 mg/kg KG/d. Zusätzlich langwirksames ß₂-Mimetikum (oral, besser inhalativ) und/oder retardiertes Theophyllin (Serumspiegel 5–15 mg/l).
3	persistierend mittelschwer	a) Verlauf mehr anfallsartig: deutliche Symptome > 1 x pro Woche tagsüber, > 2 x pro Monat nachts b) Verlauf mehr chronisch: an vielen Tagen, häufig nachts. Beeinträchtigung des täglichen Lebens.	60–80 % (gelegentlich Überblähung)		inhalative Steroide: z.B. Budesonid 400–1000 µg/d. Zu Beginn der Therapie und bei nicht ausreichender Einstellung: zusätzlich langwirksames ß₂-Mimetikum (oral, besser inhalativ) und/oder retardiertes Theophyllin (Serumspiegel 5–15 mg/l).
2	persistierend mild	> 1 x pro Monat (≤ 1 x pro Woche; maximal 2 x pro Monat nachts). Teils chronische Symptome (Husten) die Wachstum und Entwicklung nicht beeinflussen, teils asymptomatisch zwischen den Episoden, kaum Beeinflussung der Lebensqualität	> 80 % (im Intervall); keine Überblähung		Gabe eines Entzündungshemmers: DNCG 8–80 mg/d (in 3–4 Dosen); Nedocromil 2–4 x 2 Hübe; Topische Steroide z.B. Budesonid 200–400 µg/d.
1	intermittierend	Husten und Episoden von leichter Atemnot ≤ 1 x pro Monat. Geringe Symptome, die das tägliche Leben oder den Schlaf nicht stören.	> 80 %		Bei > 6 x Episoden pro Jahr und/oder Hinweisen auf überempfindliche Atemwege Gabe eines Entzündunghemmers: DNCG 8–80 mg/d (in 3–4 Dosen); Nedocromil 2–4 x 2 Hübe; Topische Steroide: z.B. Budesonid bis 200 µg/d.

äquivalent i.v.. Die Therapie mit Glukokortikoiden senkt neben der asthmabedingten Mortalität nachweislich die Häufigkeit von Rückfällen und notwendigen Klinikaufnahmen.

Mastzellstabilisatoren

Cromoglycinsäure und Nedocromil sind antiinflammatorisch wirksam.

Mittel der Wahl in der Prophylaxe des kindlichen Asthma.

Zellprotektiva wie Cromoglycinsäure und ihre Weiterentwicklung, das Nedocromil, verhindern die Abgabe von Mediatorsubstanzen aus Mastzellen und anderen Entzündungszellen und wirken so antiinflammatorisch. Inhalativ verabreicht sind sie nützliche Adjuvanzien beim stabilen Asthma, insbesondere beim Atopiker, allergischen Asthma oder Anstrengungsasthma. Bei im Wesentlichen fehlenden Nebenwirkungen sind sie Mittel der ersten Wahl in der Prophylaxe des kindlichen Asthma. Für die orale Applikation steht Ketotifen zu Verfügung.

ß2-Mimetika

▶ Dilatation der glatten Bronchialmuskulatur

▶ Kurzwirksame ß2-Mimetika

Inhalativ verabreicht erste Wahl zur Behandlung des akuten Asthma bronchiale.

Sofortiger Wirkungseintritt.

▶ Langwirksame ß2-Mimetika

Über die ß2-rezeptorvermittelte Aktivierung der Adenylzyklase und die Erhöhung der intracellulären cAMP-Konzentration kommt es zur Verarmung der Myofibrillen an Calciumionen und damit letztlich zur **▶ Dilatation der glatten Bronchialmuskulatur.** Darüberhinaus wirken die ß2-Mimetika u.a. antiödematös und permeabilitätssenkend. Sie steigern die mukoziliäre Clearance, erhöhen die Zwerchfellkontraktilität und senken den Druck im kleinen Kreislauf. Eine Verminderung der Mediatorfreisetzung aus Mastzellen sowie eine erhöhte Abgabe von Surfactant wurde beschrieben. Die inhalative Gabe von **▶ kurzwirksamen ß$_2$-Mimetika** (z.B. Salbutamol, Fenoterol, Terbutalin) gilt als Therapie der ersten Wahl zur Behandlung des akuten Asthma bronchiale. Inhalativ verabreicht zeigen die ß$_2$-Mimetika eine günstige Dosis-Wirkungs-Beziehung mit nur geringen Nebenwirkungen bei sofortigem Wirkungseintritt. Eine hochdosierte Gabe in Form von wiederholten Inhalationen kann im schweren Anfall auch bei eingeschränkter Ventilation wirksam sein und wird empfohlen. Bei ausbleibendem Erfolg ist unter anderem die zusätzliche kontinuierliche Applikation von intravenösen ß$_2$-Agonisten gerechtfertigt, hierbei ist die erhöhte Gefahr systemischer Nebenwirkungen (z.B. Tachyarrhythmie und Hypokaliämie) zu beachten. Als Dauertherapie werden neben oralen Retardpräparaten neuerdings die **▶ langwirksamen Substanzen** Salmeterol und Formoterol per Inhalationem verabreicht. Damit sollen v.a. nächtliche Anfälle vermieden werden.

Anticholinergika

▶ Bronchodilatation

Inhalativ: kaum systemische Nebenwirkungen.

Wirkung erst nach ca. 15-30 min.

Anticholinergika (z.B. Ipratropiumbromid) werden in der Therapie des Asthma bronchiale inhalativ verabreicht. Ihre **▶ bronchodilatatorische Wirkung** wird über die Hemmung der cholinergen Rezeptoren der glatten Bronchialmuskelzellen vermittelt. Im Vergleich zu ß2-Mimetika ist der mittlere Effekt geringer, jedoch kann in speziellen Fällen (ausgeprägter Vagotonus, beeinträchtigte ß2-Antwort) eine deutliche Besserung der Symptomatik erreicht werden. ß2-Mimetika und Anticholinergika wirken synergistisch, die zusätzliche Anwendung zur hochdosierten ß2-Gabe kann erfolgreich sein. Ipratropiumbromid und Glycopyrrolat passieren als quarternäre Ammoniumverbindungen nicht die Bluthirnschranke und haben bei inhalativer Gabe kaum Nebenwirkungen. Auf die Gabe von Atropin sollte wegen der Gefahr der Sekreteindickung und der nur geringen bronchodilatatorischen Potenz verzichtet werden. Im Gegensatz zu ß2-Mimetika setzt die Wirkung inhalativer Anticholinergika erst nach ca. 15-30 min ein.

Methylxanthine

Auch die Methylxanthine wirken synergistisch zu den ß2-Mimetika in Bezug auf die Bronchodilatation. Die Wirkung wird durch Hemmung der Phosphodiesterase und konsekutive Erhöhung von intracellulärem cAMP sowie durch einen Adenosinantagonismus vermittelt. Enteral wird Theophyllin vor allem zur Prophylaxe nächtlicher Asthmaanfälle verabreicht. Beim schweren Asthmaanfall ist nach Ausschöpfung aller inhalativ applizierbaren Therapeutika und der i.v.-Gabe von Kortikoiden die Infusion von Methylxanthinen neben der intravenösen Anwendung von ß2-Mimetika eine weitere therapeutische Option. Die Behandlung mit Theophyllin erfordert wegen des Nebenwirkungsrisikos, der Wechselwirkungen mit vielen anderen Medikamenten und stark schwankender Plasmahalbwertszeiten bei geringer therapeutischer Breite die regelmäßige Kontrolle der Plasmaspiegel. Neue Untersuchungen weisen auf zusätzliche günstige Theophyllinwirkungen hin. Danach wirken Methylxanthine u.a. antiinflammatorisch, immunregulierend und führen zu verbessertem Sektrettransport.

Ausblick

Es existieren weitere Therapieansätze zur Behandlung des Asthma bronchiale. Dem ► **Magnesiumsulfat** und dem ► **inhalierten Furosemid** werden bronchodilatierende Eigenschaften zugeschrieben. Diese Substanzen wurden in Studien mit wechselndem Erfolg eingesetzt. Immunsuppressiva wie ► **Methotrexat** könnten beim schweren Asthma eine sinnvolle Zusatzmedikation darstellen, wenn eine notwendige Dauertherapie mit systemischen Kortikosteroiden aufgrund von Nebenwirkungen reduziert werden soll. Die Behandlung mit ► **Leukotriensynthesehemmern und -rezeptorantagonisten** befindet sich in der klinischen Eprobung. In Deutschland ist neuerdings ein Präparat (Montelucast®) zur Behandlung der Schweregrade 2 und 3 zugelassen.

Behandlungsprinzipien beim schweren Bronchospasmus

Basis der erfolgreichen Therapie des schweren Anfalls ist die frühzeitige und aggressive Behandlung (Tabelle 3, S. 801). Gleichzeitig mit der Evaluation der klinischen Situation und einem fortlaufenden Monitoring (z.B. „Peak-flow"-Messungen, arterielle Blutgase, SpO_2) steht die sofortige ► **Sicherung des Gasaustausches** im Vordergrund. Neben der Gabe von ► **Bronchodilatatoren** zur Rückbildung des Bronchospasmus sollte möglichst frühzeitig auch mit der kausalen ► **antiinflammatorischen Therapie** begonnen werden. Zum Erreichen eines adaequaten Gasaustausches kann die Insufflation von Sauerstoff mittels Maske oder Nasensonde bzw. die Unterstützung der Ventilation mit nicht-invasiven Techniken (CPAP-Maske, inspiratorische Druckunterstützung) genügen. Auch die endotracheale Intubation mit Beatmung kann erforderlich werden. Die Behandlung auf einer ► **Intensivstation** oder perioperativ im OP bietet weitere Möglichkeiten. Beim intubierten und beatmeten Patienten kommt evtl. die prolongierte Anwendung von volatilen Anaesthetika oder Ketamin mit ihrer nachgewiesenen bronchodilatatorischen Wirkung in Frage. Die flexible fiberoptische Bronchoskopie sowie die gleichzeitige Bronchiallavage stellen eine zusätzliche diagnostische und therapeutische Option dar. Obstruierende Schleimauflagerungen, welche den Erfolg der medikamentösen Therapie beeinträchtigen, können bronchoskopisch beseitigt werden. Die konsequente kausale Therapie beispielsweise von bestehenden Infekten und die Behandlung von Komplikationen (z.B. eines Pneumothorax) ergänzen das Vorgehen.

Perioperatives Management

Präoperatives Vorgehen

Die Kontaktaufnahme mit dem Patienten sollte aus anaesthesiologischer Sicht frühzeitig in der präoperativen Phase erfolgen. So wird es möglich, den aktuellen Stand der Asthmaerkrankung zu evaluieren und in Absprache mit Patient und Operateur zeitliche und organisatorische Besonderheiten im Zusammenhang mit der Operation festzulegen. Notwendige diagnostische und therapeutische Maßnahmen sind dann ohne zeitlichen Druck durchführbar. Wesentliche ► **anamnestische Informationen** sind Häufigkeit, Dauer und Schweregrad der Erkrankung und zurückliegende Krankenhausaufenthalte im Rahmen einer Exazerbation. Die Frage nach auslösenden Noxen, Allergien, Infektstatus und dem Ansprechen auf die vorbestehende Medikation sowie der aktuelle ► **klinische Untersuchungsbefund** vervollständigen das Bild.

Weiterführende Diagnostik

▶ **Laboruntersuchung**

▶ **EKG**

▶ **Thoraxaufnahme**

▶ **Spirometrie**

Vor größeren Operationen ist die Beurteilung mit Hilfe der Spirometrie anzuraten.

Beim symptomatischen Patienten sind typischerweise FEV$_1$ und VC vermindert, FRC und Resistance erhöht.

Derzeit gibt es keine spezifische ▶ **Laboruntersuchung**, die den Grad der Asthmaerkrankung in Bezug auf die Ausprägung der Entzündung suffizient widerspiegelt. Die Eosinophilie stellt beim Asthma bronchiale die einzige regelhafte Besonderheit im Differentialblutbild dar. Bei klinischem Verdacht auf eine akute Infektion sollte eine aktuelle Bestimmung der Infektparameter vorliegen. Im präoperativen ▶ **EKG** können bei Entwicklung eines Cor pulmonale zunehmende Zeichen der chronischen Rechtsherzbelastung erkennbar sein. Die Durchführung einer ▶ **Thoraxaufnahme** in zwei Ebenen dient vor allem dem Aufdecken von Komplikationen und Begleiterkrankungen wie Infiltraten, Atelektasen, Pneumothorax oder einer Herzinsuffizienz. Darüberhinaus können sich Hinweise auf ein bestehendes Emphysem ergeben und bei Vorliegen von früheren Aufnahmen das Fortschreiten der Erkrankung beurteilt werden.

Arterielle Blutgasanalyse und komplette ▶ **Spirometrie** liefern objektive Daten hinsichtlich des aktuellen Funktionszustandes und der respiratorischen Reserven eines Patienten. Vor größeren Operationen ist bei Asthmapatienten die Beurteilung mit Hilfe der Spirometrie anzuraten. Beim asymptomatischen Patienten kann bei kleineren Eingriffen auf die Lungenfunktionsprüfung verzichtet werden. Die auch vom Patienten leicht durchzuführende Bestimmung des PEF (peak expiratory flow) kann bei der Beurteilung hilfreich sein. Die Lungenfunktionsprüfung zeigt beim asymptomatischen Asthmatiker in der Regel weitgehend normale Werte. Bei bestehendem langjährigem Asthma kommt es zu zunehmenden z.T. irreversiblen Lungenfunktionsstörungen auch im anfallsfreien Intervall. Dabei sind typischerweise FEV1 und VC vermindert, FRC und Resistance erhöht. In Abb. 4 sind wesentliche Parameter zur Beurteilung der Lungenfunktion sowie deren Veränderungen bei bron-

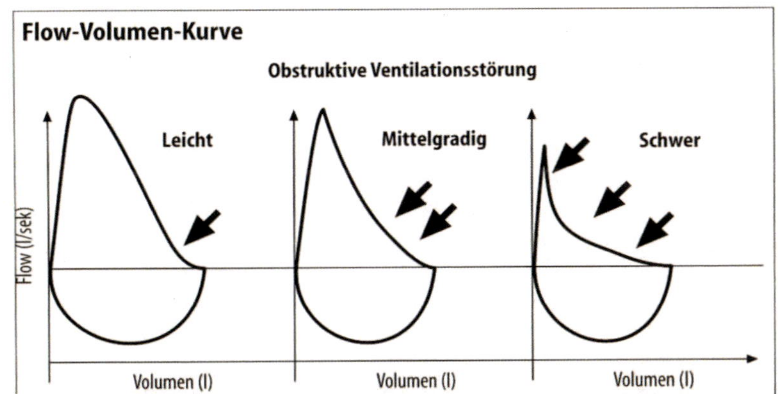

Obstruktive Ventilationsstörung

Parameter (Einheit)	Veränderung	leicht	mittelgradig	schwer
TLC (% d. Norm)	↑	120-135	135-150	>150
FVC (l)	↓			
FEV1 (l)	↓↓	>2,5	2,5-1	<1
FEV1/FVC (%)	↓↓	65-55	55-45	<45
Resistance (cmH$_2$O/l/s)	↑	3,5-6	6-12	>12
PEF (l/s)	↓		5-2	<2

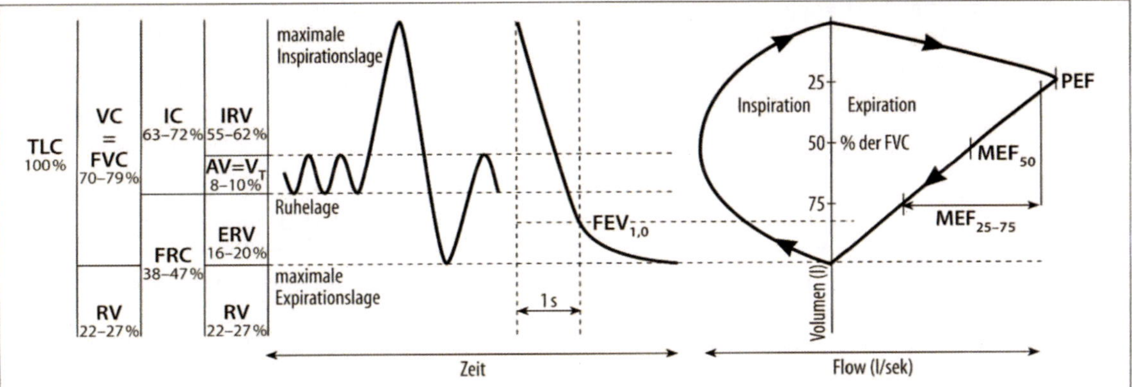

Abb. 4 ▲ Parameter der Spirometrie beim Lungengesunden und bei bronchialer Obstruktion.
TLC= totale Lungenkapazität (Norm: m: 6-6,5L f: 4,3-4,5L), FVC= forcierte Vitalkapazität, FEV1= forciertes exsp. Einsekundenvolumen FEV1/FVC= forcierte exsp. Einsekundenkapazität (Tiffeneau-Test), PEF= max. exsp. Spitzenfluß, (MEF25-75)= max. mittlerer exsp. Fluß, MEF50= max. exsp. Fluß nach Ausatmung von 50% d. FVC, FRC= funktionelle Residualkapazität, RV= Residualvolumen, IC= insp. Kapazität, IRV= insp. Reservevolumen, Vt= Atemzugvolumen, ERV= exsp. Reservevolumen. (Mit freundlicher Genehmigung modifiziert nach: Sirtl C, Jesch F (1995) Anästhesiologisches Notizbuch. Wissenschaftliche Verlagsabteilung Abbott GmbH, Wiesbaden, 46.1-46.4)

chialen Obstruktionen entsprechend dem Schweregrad graphisch und tabellarisch dargestellt. An einem Fluß-Volumen-Diagramm lassen sich Hindernisse, Verzögerungen und Einschränkungen im Verlauf der exspiratorischen wie der inspiratorischen Phase ablesen. Typischerweise kann man beim symptomatischen Asthmatiker im Vergleich zu einer gesunden Vergleichsperson einen früheren, verminderten PEF bei erhöhtem Residualvolumen erkennen.

Beträgt die FEV$_1$ weniger als 1 Liter oder weniger als 40% der VC steigt die Wahrscheinlichkeit einer respiratorischen Insuffizienz in der postoperativen Phase deutlich an. Nach Bronchodilatatorgabe stellt eine Steigerung der FEV$_1$ um mehr als 15% eine signifikante Verbesserung dar.

Im anfallsfreien Intervall und beim leichten Asthmaanfall liegen Sauerstoff- und Kohlendioxidspannung in der ▶ **arteriellen Blutgasanalyse** meist im Normbereich. Beim mäßiggradigen Bronchospasmus kann es neben der ▶ **Hypoxämie** zur ▶ **Hypokapnie** infolge Hyperventilation kommen. Im schweren Anfall mit FEV$_1$-Werten unter 25% sieht man häufig eine ▶ **respiratorische Globalinsuffizienz**, zu der auch eine Erschöpfung der Atemmuskulatur beitragen kann.

Vorbehandlung und Prämedikation

Neben Anamnese, klinischer Evaluation und weiterführender Diagnostik sind folgende Gesichtspunkte besonders zu beachten. Die Vorbehandlung des asymptomatischen Asthmapatienten besteht zunächst in der ▶ **Fortführung der suffizienten Dauertherapie**. Direkt präoperativ kann im Rahmen der Prämedikation zusätzlich die prophylaktische Gabe von ß2-Adrenorezeptor-Agonisten inhalativ oder subkutan – eventuell kombiniert mit inhalativen Glukokortikoiden – hilfreich sein. Bei symptomatischen Patienten sowie bei Patienten mit aktivem Asthma (zeitliche Nähe bzw. Häufigkeit von Anfällen) sollten möglichst keine elektiven Operationen durchgeführt werden. Hier muß zunächst eine Optimierung der bestehenden Therapie angestrebt werden. Die weiteren klinischen Maßnahmen sollten eine ausreichende Hydrierung zur Reduktion der Viskosität des Bronchialsekrets, regelmäßige Atemtherapie, gegebenenfalls Lagerungsdrainage sowie die psychische Führung des Patienten beinhalten. Bakterielle bronchopulmonale Infekte müssen gezielt ▶ **antibiotisch** behandelt werden. Beim weiteren Vorgehen ist zu berücksichtigen, daß eine bronchiale Hyperreaktivität bis zu sechs Wochen nach Abklingen einer Infektion anhalten kann. Die wiederholte Durchführung von „peak-flow"-Messung, Spirometrie oder arterieller Blutgasanalyse kann zur ▶ **Therapiekontrolle** herangezogen werden.

Zur Prämedikation können ▶ **Benzodiazepine** vor allem im Hinblick auf suffiziente Sedierung und Anxiolyse empfohlen werden. Während ▶ **H1-Rezeptorantagonisten** als geeignete Adjuvanzien (Sedierung, Sekretreduktion, Hemmung der Zellantwort auf die Freisetzung von Histamin) erscheinen, ist vor dem Einsatz von H2-Antagonisten zu warnen. Eine Dauermedikation mit oralen und intravenösen Glukokortikoiden sollte perioperativ mit zusätzlichen Gaben von beispielsweise Hydrokortison (bis zu 300 mg i.v. am OP-Tag) substituiert werden. Bei ausschließlich inhalativer Glukokortikoidanwendung ist in der Regel mit einer Nebennierenrindeninsuffizienz nicht zu rechnen.

Risikoeinschätzung

Im Hinblick auf das Risiko für einen perioperativen Bronchospasmus findet man in der Literatur differerierende Angaben, was eventuell auf Unterschieden bei der Selektion der Patientengruppen beruht. Beispielsweise fanden Warner et al. 1996 einen Bronchospasmus bei 1,7% der Patienten mit Asthmaanamnese. Insgesamt ist die Häufigkeit von intraoperativen pulmonalen Komplikationen vor allem bei Asthmatikern ohne aktuelle Symptomatik überraschend niedrig. Die Aktualität der Symptomatik und deren Schweregrad führen zu einer zunehmenden Erhöhung des Risikos für einen Bronchospasmus. Folgeschäden aufgrund perioperativer Bronchospasmen sind sehr selten. Bronchospasmen mit schweren Komplikationen bei Patienten ohne Hinweis auf Asthma bronchiale in der Vorgeschichte sind beschrieben.

Auswahl des Narkoseverfahrens

▶ **Regionalanästhesie**

Obwohl für Spinal- und Epiduralanaesthesie vereinzelte Berichte über die Auslösung von Bronchospasmen vorliegen, wird die ▶ **Regionalanästhesie** als sichere Methode vor allem im Vergleich zur Allgemeinanästhesie mit Intubation angesehen. Kumeta fand 1995 eine erhöhte Inzidenz von intraoperativen Bronchospasmen im Zusammenhang mit der endotrachealen Intubation gegenüber der Maskennarkose und der Regionalanästhesie (8,9% versus 0% und 2,2%). Als Vorteil der Regionalverfahren kann neben der Vermeidung intubationsbedingter Irritationen die Ermöglichung der postoperativen Schmerztherapie ohne Beeinträchtigung von Wachheit und Atemantrieb mittels Anwendung kontinuierlicher Verfahren angesehen werden. Die Anwendung von Lokalanästhetika im Rahmen der Regionalanästhesie oder der peripheren Lokalanästhesie hat nach heutigem Wissensstand bis auf das Risiko einer allergischen Reaktion keinen negativen Einfluß auf den bronchomotorischen Tonus.

Erhöhte Inzidenz von intraoperativen Bronchospasmen im Zusammenhang mit der endotrachealen Intubation

Allgemeinanaesthesie

Überwachung und Narkoseführung

▶ **Monitoring**

Zum ▶ **Standardmonitoring** für Narkosen beim Asthmapatienten zählen Pulsoxymetrie und Kapnometrie, die Indikation für einen arteriellen Zugang ist individuell zu stellen. Die Kapnographie zeigt beim Bestehen einer bronchialen Obstruktion mehrere Besonderheiten (Abb. 5). Der häufig zu beobachtende verstärkte Anstieg der exspiratorischen pCO_2-Kurve in Phase III (alveoläres Plateau) kommt aufgrund der ausgeprägten Unterschiede im V/Q-Verhältnis einzelner Alveolarbezirke mit spätem Entleeren von Alveolen mit niedrigem V/Q und relativ höherem p_ACO_2 zustande. Eine Obstruktion bewirkt eine verminderte Steigung des Kapnogramms in Phase II, Kurve c) zeigt den Verlauf bei inkompletter Entleerung vor der nächsten Inspiration. Als Ausdruck einer erhöhten relativen Totraumventilation (V_D/V_T) kann bei gravierenden Ventilations-/Perfusionsstörungen die arterio-endtidale pCO_2-Differenz (p_aCO_2 – $p_{ET}CO_2$) den Normwert von 2-5 mmHg deutlich überschreiten.

▶ **Narkoseeinleitung**
Die ausreichende Dosierung der Medikamente ist wesentlich.
Cave: Histaminliberatoren und ß-Rezeptorenblocker

Zur ▶ **Narkoseeinleitung** sind die Auswahl der am besten geeigneten Narkosemedikamente in ausreichender Dosierung und eine gute Präoxygenierung wesentlich. Auf die Verabreichung von Substanzen, die potentiell einen Bronchospasmus auslösen können, sollte verzichtet werden (z. B. Histaminliberatoren, ß-Rezeptorenblocker, nichtsteroidale Antiphlogistika). Die Intubation ist die häufigste Ursache für den intraoperativen Bronchospasmus. Am Ende der Allgemeinanästhesie sollte beim Asthmatiker die ▶ **Extubation** in ausreichend tiefer Narkose angestrebt werden.

▶ **Extubation**
Extubation in Narkose anstreben.

Einleitungsmedikamente

▶ **Thiopental**

Zur Narkoseeinleitung ist grundsätzlich die Anwendung aller gängigen Induktionsmedikamente einschließlich der Benzodiazepine möglich. Hinsichtlich der Induktion mit ▶ **Thiopental** gibt es auf Grund von Fallberichten über die Auslösung eines Bronchospasmus und wegen der möglichen Histaminliberation Vorbehalte. Barbiturate, insbesondere Thiopental, werden jedoch seit langem bei Asthmapatienten

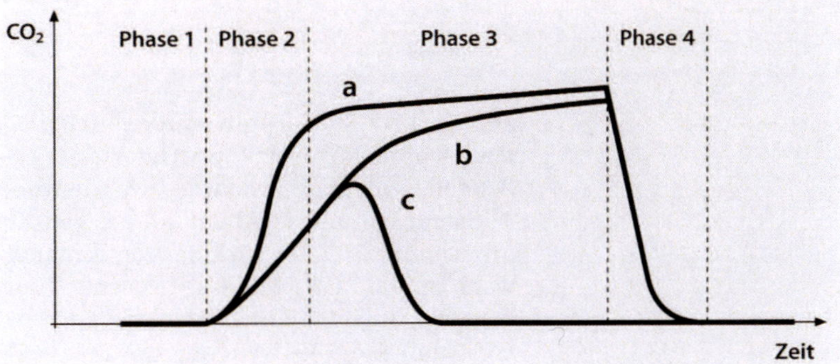

Abb. 5 ▲ **Kapnogramme: a nomal; b Bronchospasmus; c unvollständige Exspiration**

37

erfolgreich als Hypnotikum eingesetzt. Neuere Untersuchungen zeigen nach Einleitung mit ▶ **Propofol** niedrigere Resistancewerte als nach Gabe von Thiopental bzw. Etomidate. Somit stellt Propofol möglicherweise die bessere Alternative zur Narkoseeinleitung und –aufrechterhaltung bei kardiovaskulär stabilen Asthmapatienten dar. ▶ **Etomidate** bietet sich bei indifferenter Wirkung auf den Tonus der Bronchialmuskulatur an, wenn die Wahrung der Kreislaufstabilität im Vordergrund steht. Die bronchodilatatorische Wirkung von ▶ **Ketamin** wurde in verschiedenen Studien nachgewiesen. Der Effekt wird durch Freisetzung von Katecholaminen und direkte Relaxation der glatten Muskulatur vermittelt. ▶ **Benzodiazepine** wurden vielfach im Rahmen wissenschaftlicher Arbeiten sowie im klinischen Alltag verabreicht (z.B. Diazepam, Midazolam), ohne daß negative Auswirkungen auf den Tonus der glatten Bronchialmuskulatur beschrieben wurden.

Volatile Anaesthetika

Die bronchodilatatorische Wirkung der volatilen Anaesthetika gilt aufgrund übereinstimmender Ergebnisse mehrerer Arbeiten als gesichert. Als Wirkungsmechanismen werden die Blockade vagaler Reflexe sowie die direkte Relaxation der Bronchialmuskulatur diskutiert. Die Verwendung volatiler Gase stellt eine Standardmethode zur Narkoseaufrechterhaltung auch bei Asthmapatienten dar. Dabei ist bei der Gabe von ▶ **Halothan** wegen der Sensibilisierung des Myokards gegenüber Katecholaminen Vorsicht angezeigt. Insbesondere bei gleichzeitigem Vorliegen hoher Aminophyllinspiegel können eventuell vermehrt ventrikuläre Arrhythmien auftreten. Zunehmend wird bei beatmeten Patienten auf Intensivstationen vor allem ▶ **Isofluran** zur Therapie schwerer Bronchospasmen mit Erfolg angewendet. Neuere Studien bewerten die bronchodilatorische Wirkung von ▶ **Sevofluran** als mindestens gleichwertig gegenüber der anderer volatiler Anaesthetika. Über die Verwendung von ▶ **Desfluran** bei Asthmatikern liegen derzeit keine ausreichenden Informationen vor, aufgrund seines Potentials zur Reizung der Atemwege sind jedoch negative Effekte bei bronchialer Hyperreaktivität denkbar.

Muskelrelaxantien

Die Anwendung des nicht-depolarisierenden Muskelrelaxans ▶ **Vecuronium** gilt beim Asthmapatienten als sicher. Gleiches wird für die neueren Substanzen ▶ **Rocuronium** und ▶ **Cisatracurium** angenommen, aussagekräftige Untersuchungen stehen jedoch noch aus. Bei Verwendung von ▶ **Pancuronium** kann bei gleichzeitiger Theophyllintherapie eine Neigung zu ventrikulären Arrhythmien bestehen. Gegenüber Histaminliberatoren wie ▶ **Atracurium** und ▶ **Mivacurium** werden im Hinblick auf eine Anwendung bei Asthmapatienten Vorbehalte geäußert. Dabei fand Caldwell 1995 lediglich ein erhöhtes Auftreten von kardiovaskulären, nicht jedoch pulmonalen Auswirkungen beim Vergleich von Atracurium mit Vecuronium. Von verschiedenen Autoren wird die Entwicklung einer akuten Myopathie nach Langzeitrelaxierung bei Intensivpatienten beschrieben. Eine oftmals notwendige zusätzliche Therapie mit Steroiden scheint diese Problematik zu verstärken. ▶ **Succinylcholin** ist bei begründeten Ausnahmen (z.B. Ileuseinleitung) zur Intubation anwendbar. Aufgrund der Histaminfreisetzung und der Bindung an den Acetylcholinrezeptor der glatten Muskelzelle kann es den bronchomotorischen Tonus erhöhen.

Opioide

Lediglich für ▶ **Morphin** wurde durch die mögliche Histaminfreisetzung eine potentiell bronchokonstriktorische Wirkung gezeigt. Bis heute gibt es keine Studien an Patienten, die eine Erhöhung des bronchomotorischen Tonus durch ▶ **Fentanyl**, ▶ **Sufentanil** und ▶ **Alfentanil** belegen. Toda fand im Tierexperiment sogar eine bronchodilatierende Wirkung von Fentanyl auf die glatte Trachealmuskulatur. Obwohl Opioide eine klinisch relevante Thoraxrigidität auslösen können, scheinen Fentanyl, Sufentanil und Alfentanil zur Analgesie beim Asthmapatienten geeignet. Hinsichtlich der Verwendung von Remifentanil liegen noch keine verläßlichen Ergebnisse vor.

▶ **Propofol**

▶ **Etomidate**

▶ **Ketamin**

▶ **Benzodiazepine**

Bronchodilatatorische Wirkung gilt als gesichert.

▶ **Halothan**

▶ **Isofluran**

▶ **Sevofluran**

▶ **Desfluran**

▶ **Vecuronium**
▶ **Rocuronium**
▶ **Cisatracurium**
▶ **Pancuronium**

▶ **Atracurium**
▶ **Mivacurium**

▶ **Succinylcholin**

▶ **Morphin**

▶ **Fentanyl**
▶ **Sufentanil**
▶ **Alfentanil**

Lokalanästhetika

▶ **Lidocain intravenös**

▶ **Intravenös verabreichtes Lidocain** kann zur Vorbeugung von reflexinduzierten Bronchospasmen vor In- und Extubation eingesetzt werden. Eine topische Lidocaingabe hingegen wird von einigen Autoren wegen möglicher mechanischer Reizung mit dem Auslösen von Bronchospasmen in Verbindung gebracht.

Antagonisierung

▶ **Cholinesterasehemmer**

Zurückhaltung ist angebracht.

Von der Antagonisierung nichtdepolarisierender Muskelrelaxantien durch ▶ **Cholinesterasehemmer** ist abzuraten. Über eine Erhöhung der Acetylcholinkonzentration ist die Auslösung eines akuten Bronchospasmus möglich. Gleiches gilt für die Therapie zentraler, anticholinerger Anästhetikawirkungen mit Physostigmin.

Beatmung

Bei der Beatmung von Patienten mit Bronchospasmus sind Atemmechanik, Atemgasverteilung und pulmonaler Gasaustausch gestört. In verschiedenen Arbeiten wurden entsprechend dem Schweregrad der Symptomatik Steigerungen des Atemwegswiderstandes, der dynamischen Hyperinflation und des auto-PEEP sowie deutlich erhöhte Spitzen- und Plateaudrucke gefunden. Um bei der Beatmung eines Asthmapatienten einen optimierten Gasaustausch unter Vermeidung einer Hyperinflation zu erreichen, ist das ▶ **Beatmungsmuster** den individuellen Erfordernissen anzupassen. Ein niedriger inspiratorischer Fluß soll bei akzeptablen inspiratorischen Beatmungsdrucken zu einer gleichmäßigen Belüftung möglichst vieler Lungenabschnitte führen. Ebenso soll die Gefahr eines Barotraumas oder einer Zunahme der Rechtsherzbelastung verringert werden. Die Einstellung eines endinspiratorisches Plateaus ermöglicht die Gasumverteilung von überblähten zu minderbelüfteten Lungenarealen. Eine Inspirationsverlängerung ist beim Bronchospasmus jedoch nur in eingeschränktem Maße möglich. Es muß noch ausreichend Zeit für die typischerweise verlängerte Exspiration verbleiben, um den sich aufbauenden auto-PEEP zu begrenzen. Beim schweren Bronchospasmus kann ein Gerät mit differenzierten Beatmungsmöglichkeiten Vorteile bieten. Zur Eingrenzung exzessiver Spitzendrucke können druckkontrollierte Beatmungsformen eingesetzt werden.

▶ **Beatmungsform und Beatmungsmuster**

▶ **Nicht-invasive Beatmungsformen**

Darüberhinaus liegen Berichte über die Untersuchung untersützender ▶ **nicht-invasiver Beatmungsformen** wie z.B die Anwendung von CPAP mittels Maske vor. Diese therapeutischen Ansätze sind vor allem für die Behandlung von Asthmapatienten auf Intensivstationen interessant, könnten aber auch eine therapeutische Option im perioperativen Bereich, z.B. während der postoperativen Betreuung im Aufwachraum, darstellen. Dabei scheint CPAP vor allem die vom Patienten zu leistende Atemarbeit zu reduzieren. Die zusätzliche Anwendung von PSV (pressure support ventilation) ist möglicherweise hilfreich bei der Verbesserung der Gasaustauschstörungen und einer weiteren Reduktion der Atemarbeit.

▶ **Permissive Hyperkapnie**

Mittels Erniedrigung von Tidalvolumen und Atemfrequenz können Spitzendruck und auto-PEEP reduziert werden

Durch kontrollierte Hypoventilation ▶ **(permissive Hyperkapnie)** mittels Erniedrigung von Tidalvolumen und Atemfrequenz kann möglicherweise ein auto-PEEP reduziert und die Komplikationsrate durch mechanische Ventilation gesenkt werden. Sie wird von den meisten Patienten problemlos vertragen und führt nur in seltenen Fällen zur therapiebedürftigen Azidose. Bei Patienten, die aufgrund eines Bronchospasmus mechanisch beatmet werden müssen, ist neben den üblichen ▶ **Beatmungsrisiken** vor allem auf die erhöhte Inzidenz von Pneumothoraces hinzuweisen. Zum Mortalitätsrisiko liegen stark variierende Angaben vor, es werden Werte bis zu 20% angegeben. Mit Hilfe der ▶ **Maskenbeatmung** kann die ausreichende Ventilation eines hyperkapnischen aber nicht aspirationsgefährdeten Patienten passager sichergestellt und eventuell eine drohende Intubation umgangen werden. Wenn beim Asthmapatienten eine Indikation zur Beatmung besteht, ist jedoch häufig die ▶ **endotracheale Intubation** erforderlich. Intubationen beim akuten Bronchospasmus sind mit hohem Risiko behaftet. Die Durchführung durch einen Erfahrenen und die Vertrautheit mit der angewandten Technik sind wesentlich. Aussagekräftige Untersuchungen zum Stellenwert der Kehlkopfmaske zur Beatmung asymptomatischer Patienten liegen bisher nicht vor.

▶ **Beatmungsrisiken**

▶ **Maskenbeatmung**

▶ **Endotracheale Intubation**

Postoperatives Vorgehen

In der direkten postoperativen Phase ist eine frühe Extubation grundsätzlich anzustreben, eine ▶ **engmaschige Überwachung im Aufwachraum** ist erforderlich. Bestehen zusätzliche Risikofaktoren (z. B. präoperativ schlechte Lungenfunktion), sollte die weitere Betreuung auf einer Intensivstation erfolgen. Die Häufigkeit des ▶ **postoperativen Bronchospasmus** wird in einer von Kumeta 1995 veröffentlichten Arbeit mit 20% sowohl nach Allgemeinanaesthesie als auch nach Regionalanaesthesie angegeben. Dem stehen nur 0-8,9% derartige intraoperative Ereignisse gegenüber. Bei thorakalen und abdominellen Eingriffen ist die Inzidenz des postoperativen Bronchospasmus im Vergleich zu anderen Operationen erhöht.

Nichtsteroidale Antiphlogistika führen bei ca. 10% der Asthmapatienten zur Erhöhung des bronchomotorischen Tonus und sollten mit Ausnahme von Paracetamol bei der ▶ **postoperativen Schmerztherapie** nicht zur Anwendung kommen. Geeignet sind Piritramid und Pethidin sowie die Durchführung kontinuierlicher Regionalverfahren. Weitere nützliche ▶ **Allgemeinmaßnahmen** schließen Frühmobilisation, Anfeuchten der Atemluft und Inhalation von ß2-Mimetika ein. Die oben erwähnte Unterstützung der Ventilation mittels CPAP oder PSV stellt eine weitere therapeutische Option dar.

Maßnahmen beim akuten Bronchospasmus

Mit dem Bild des akuten Bronchospasmus wird der Anaesthesist sowohl perioperativ als auch in anderen klinischen und außerklinischen Situationen konfrontiert. Dabei variiert das Vorgehen lediglich in der Abfolge einzelner Maßnahmen. Unterschiede ergeben sich abhängig davon, ob der Patient bereits beatmet bzw. intubiert ist oder volatile Anästhetika bereits angewandt werden respektive schnell verfügbar sind. Unter Berücksichtigung der jeweiligen Ausgangssituation kann immer nach dem in Tabelle 3 dargestellten Behandlungsschema vorgegangen werden.

Der ▶ **intraoperative Bronchospasmus** als schwerwiegende Komplikation während einer Narkose ist gekennzeichnet durch eine Zunahme des inspiratorischen Spitzendruckes, eventuellem Abfall von Atemzug- und Atemminutenvolumen sowie der möglicherweise unerkannten Entwicklung eines auto-PEEP. Typisch sind weiterhin auskultatorisches Giemen und Brummen, eine Zunahme des zentralen Venendruckes mit oberer Einflußstauung kann vorhanden sein. ▶ **Differentialdiagnostisch** müssen zunächst andere Ursachen für die Symptomatik ausgeschlossen werden. Die fiberoptische Bronchoskopie kann im Einzelfall diagnostisch und therapeutisch hilfreich sein. Empfehlungen zur Vorgehensweise sind den Tabellen 2 und 3 zu entnehmen.

▶ **Engmaschige Überwachung im AWR**

▶ **Postoperativer Bronchospasmus**

▶ **Postoperative Schmerztherapie**
Geeignet sind Piritramid, Pethidin und kontinuierliche Regionalanästhesie.
Cave: nichtsteroidale Antiphlogistika!
▶ **Allgemeinmaßnahmen**

▶ **Intraoperativer Bronchospasmus**

▶ **Differentialdiagnose**

Tabelle 2
Differentialdiagnose des intraoperativen Bronchospasmus

- Zu flache Narkose
- Einseitige Intubation
- Obstruktion der oberen Atemwege
  Laryngospasmus
  Fremdkörper
  Schwellung
- Obstruktionen in Tubus oder Schlauchsystem
  Verlegung durch Schleim
  Abknicken des Tubus
  Cuff-Hernie
- Pneumothorax
- Aspiration
- Lungenödem
- Lungenembolie

Tabelle 3
Maßnahmen beim intraoperativen Bronchospasmus

- 100% Sauerstoff, manuelle Beatmung
- ggf. Vertiefung der Narkose vorzugsweise mit volatilem Anaesthetikum
- ß2-Mimetikum inhalativ
  (z.B. 2 Hübe Salbutamol 100 µg, bei Bedarf wiederholt)
- Prednisolon-Äquivalent (bis 250 mg i.v.)
- Anticholinergikum inhalativ
  (z.B. 2 Hübe Ipratropium bromid 20 µg)
- ß2-Mimetika i.v. (z.B. Fenoterol 50-150 µg/h)
- Theophyllin langsam i.v.
  (Initialdosis bis 5 mg/kgKG,
  Erhaltungsdosis 0,6-1 mg/kgKG/h)
- Ketamin i.v.
  (initial 0,5-2 mg/kgKG)

Fragen und Antworten zur Erfolgskontrolle

1. Welche Veränderungen in Lungenfunktionsprüfung und Blutgasanalyse sind beim Asthma bronchiale zu erwarten?

- Normoxämie und Normokapnie beim asymptomatischen Asthmatiker
- Hypoxämie und Hypokapnie beim symptomatischen Asthmatiker
- Hyperkapnie ist als Alarmsignal zu werten
- Erniedrigung von FEV_1 und VC, Erhöhung von FRC und Resistance

2. Welche Medikamente sind beim Asthmatiker für die Allgemeinanästhesie zu empfehlen?

- Narkoseeinleitung: Propofol, Etomidate, Benzodiazepine und Ketamin
- Analgesie: Fentanyl, Sufentanil und Alfentanil
- Relaxierung: Vecuronium
- Narkoseaufrechterhaltung: Volatile Anästhetika, Propofol

3. Benennen Sie die Besonderheiten eines Kapnogramms während eines Bronchospasmus.

- Verlangsamter Anstieg in Phase II
- Vermehrter Anstieg in Phase III (alveoläres Plateau)
- Zunehmende arterio-endtidale CO_2-Differenz

4. Was ist bei der Beatmung eines Patienten im schweren Bronchospasmus zu beachten?

- Ausreichend lange Exspirationszeit
- Möglichst niedriger Spitzendruck
- Niedrige Atemfrequenz
- Permissive Hyperkapnie tolerieren

Literatur

1. Beveridge RC, Grunfeld AF, Hodder RV, Verbeek PR (1996) **Guidelines for the emergency management of asthma in adults. CAEP/CTS Asthma Advisory Committee. Canadian Association of Emergency Physicians and the Canadian Thoracic Society.** Can Med Assoc J 155(1): 25-37
2. Bishop MJ, Cheney FW (1996) **Anesthesia for patients with asthma. Low risk but not no risk.** Anesthesiology 85(3): 455-56
3. Cheney FW, Posner KL, Caplan RA (1991) **Adverse respiratory events infrequently leading to malpractice suits. A closed claims analysis.** Anesthesiology 75: 932-9
4. Cohen NH, Eigen H, Shaughnessy TE (1997) **Status asthmaticus.** Crit Care Clin 13(3): 459-76
5. Geiger K (1987) **Anaesthesie bei Asthma bronchiale.** Anaesthesist 36(6): 251-266
6. **Global initiative for asthma: global strategy for asthma management and prevention.** Bethesda (1995) NIH, NHLBI, Publication No 95-3659
7. Kingston HGG, Hirshman CA (1984) **Perioperative management of the patient with asthma.** Anesth Analg 63: 844-55
8. (1997) **Asthma.** Lancet 350 (suppl II): S1-27
9. Moudgil GC (1997) **The patient with reactive airway disease.** Can J Anaesth 44(5 Pt 2): R77-83
10. Nolte D (1998) **Asthma bronchiale.** 7. Aufl. Urban & Schwarzenberg, München Wien Baltimore
11. (1996) **Asthma bronchiale.** In: Stoelting RF, Dierdorf SF (Hrsg) Striebel WH, Eyrich K (Hrsg. 2. Dt. Ausgabe): Anästhesie bei Begleiterkrankungen. Fischer, Stuttgart Jena New York, Kap. 14
12. (1997) **The British guidelines on asthma management: 1995 review and position statement.** Thorax 52 (suppl 1): S1-21
13. Wettengel R, et al. (1994) **Empfehlungen der Deutschen Atemwegsliga zum Asthmamanagement bei Erwachsenen und Kindern.** Med Klin 89: 57-67

Abkürzungen

ACH	Acetylcholin	PEF	peak exspiratory flow
CPAP	continuous positive airway pressure	PSV	pressure support ventilation
FEV_1	forcierte Einsekundenkapazität	ROC	receptor operated channel
FRC	funktionelle Residualkapazität	SIMV	synchronized intermittent mandatory ventilation
IL-4	Interleukin 4		
LTB4	Leukotrien B4	SpO_2	pulsoxymetrische Sauerstoffsättigung
NCF	neutrophiler chemotaktischer Faktor	VC	Vitalkapazität
PAF	platelet activating factor	VIP	vasoaktives intestinales Peptid
p_ACO_2	alveolärer Partialdruck von Kohlendioxid	V/Q	Ventilations-/Perfusionsverhältnis
$p_{ET}CO_2$	endtidaler Partialdruck von Kohlendioxid	V_D/V_T	Totraumventilation

aus: Der Anaesthesist 10/98, S. 889–899

Martin Jöhr • Institut für Anästhesie, Kantonsspital, Luzern

Postoperative Schmerz-therapie bei Kindern

▶ **Aufgabe des Anästhesiearztes**

Lange Zeit wurde der postoperativen Schmerztherapie bei Kindern wenig Beachtung ge-schenkt. Heute jedoch gehört es zur ▶ Aufgabe des Anästhesiearztes, das Kind mit einem klaren Plan für die postoperative Schmerztherapie aus seiner direkten Betreuung zu ent-lassen. Für viele klinische Situationen bei Kindern bestehen heute klare, gut funktionie-rende Konzepte: Man weiß, was zu tun ist, man muß es nur tun [5, 7, 10, 12]. Ungelöste Fra-gen und schwierig zu lösende Probleme gibt es allerdings immer noch (Tabelle 1).

Schmerztherapie weshalb?

Es ist eine Frage der Menschlichkeit, Schmerzen möglichst optimal zu behan-deln.

Es ist in erster Linie eine Frage der Menschlichkeit, Schmerzen möglichst zu vermei-den und optimal zu behandeln. Eine ungenügende perioperative Schmerztherapie kann aber wahrscheinlich auch den postoperativen Heilungsverlauf verzögern und das Auftreten von Komplikationen begünstigen; kontrollierte Studien bei Kindern fehlen jedoch. Schmerzen im Neugeborenenalter haben möglicherweise lang anhal-tenden Einfluß auf das spätere Verhalten. So wurde gezeigt, daß Kinder, die als Neu-geborene eine Zirkumzision ohne Anästhesie erlebt hatten, anläßlich der ersten Impfung, viele Monate später, mehr Schmerzverhalten zeigten als eine Kontroll-gruppe [11].

Einschätzen und Protokollieren von Schmerzen

Im Einzelfall ist es oft schwierig zu ent-scheiden, ob ein Kind Schmerzen hat oder aus anderen Gründen unglücklich ist.

Ein Hauptproblem bei Kindern ist, daß im klinischen Alltag der Entscheid schwierig sein kann, ob ein kleines Kind Schmerzen hat oder aus anderen Gründen „unglück-

---

Tabelle 1
Ungelöste Fragen und schwierige Probleme

Ungelöste Fragen:
- Schmerzabschätzung bei Neugeborenen und Säuglingen
- Nebenwirkungen der Opiate
  - Nausea und Erbrechen, Gastroparese und Atemdepression
- Fragen der Sicherheit und Überwachung
  - Risiko-Nutzen-Verhältnis von epiduralen Kathetertechniken
  - Überwachung von Säuglingen mit Opiatdauerinfusionen oder nach rückenmarknah
    verabreichten Opiaten

Schwierig zu lösende Probleme:
- Eingriffe im Bereich der oberen Luftwege
  - Tonsillektomie, Spaltenchirurgie
- Nicht intubierte Neugeborene mit ausgedehnter Chirurgie
- Gewisse Eingriffe, z.B. Klumpfußkorrektur

Dr. Martin Jöhr • Institut für Anästhesie, Kantonsspital, CH-6000 Luzern 16

lich" ist: Durst oder Hunger, Trennung von den Eltern, Behinderung durch Infusionen und Verbände oder einfach nur Verärgerung können ebenfalls Ursachen für ein weinendes Kind sein. Diese können aber durch eine Schmerzmedikation allein nicht behoben werden. Diese Unsicherheit bei der Schmerzeinschätzung ist mit ein Grund, weshalb Techniken und Medikamente, die risikoarm prophylaktisch eingesetzt werden können (z.B. Lokalanästhetika, nichtsteroidale Antirheumatika), bei Kindern einen besonders hohen Stellenwert haben.

Bei der Einschätzung von Schmerzen sollen systematisch verschiedene Punkte berücksichtigt werden (Tabelle 2). Zur ► **Erfassung der Schmerzstärke** werden vielfach wechselweise Selbsteinschätzung und Beurteilung durch das Pflegepersonal eingesetzt, je nach Alter und Kooperation des Kindes; hier ist zu beachten, daß Krankenschwestern und Eltern die Schmerzintensität des Kindes systematisch unterschätzen.

Schon Kleinkinder können sich mit einer Gesichterskala (am bekanntesten ist die Smiley-Skala) und unter Umständen mit einer verbalen Skala (verbal rating scale, VRS) mitteilen. Die visuelle Analogskala (VAS), wo das Kind aufgefordert wird, auf einer Skala mit den Endpunkten „kein Schmerz" und „maximal vorstellbarer Schmerz" eine Markierung zu machen (die Strecke kann dann ausgemessen werden), ist ab dem Schulalter einsetzbar; sie wird allerdings im klinischen Alltag kaum benutzt. Bei den „objektiven" Schmerzscores (z.B. CHEOPS; Children's Hospital of Eastern Ontario Pain Scale) werden Verhalten des Kindes so wie physiologische Meßgrößen wie Blutdruck und Puls für die Schmerzeinschätzung verwendet. Auch sie finden im täglichen Routinebetrieb wenig Verwendung.

Eine regelmäßige Schmerzeinschätzung und Schmerzprotokollierung bewirkt, daß dem Problem Schmerzen vermehrt Beachtung geschenkt und somit die Behandlung der Kinder verbessert wird. Schmerzen sollten daher auf Überwachungsblättern – wie die physiologischen Meßgrößen Herzfrequenz, Atemfrequenz, Sättigung oder Blutdruck – bei jedem Kontrollgang vermerkt werden.

Am Kinderspital Luzern werden seit mehreren Jahren postoperative Schmerzen systematisch mit einer 5 Punkte umfassenden Skala erfaßt (Abb. 1). Die Einschätzung erfolgt durch das Kind selbst oder das Pflegepersonal. Ein schlafendes Kind wird nicht geweckt, es wird ein „S" im Protokoll vermerkt.

> **Tabelle 2**
> **Vorgehen beim Einschätzen von Schmerzen bei Kindern**
>
> - Befragung des Kindes
> - Verhalten des Kindes (Gesichtsausdruck, Weinen, Haltung)
> - Physiologische Meßgrößen (Blutdruck, Puls, Atemfrequenz, O_2-Sättigung)
> - Befragung der Eltern
> - Verwendung von Schmerzskalen und Schmerzscores
> - Mögliche Ursachen von Schmerzen

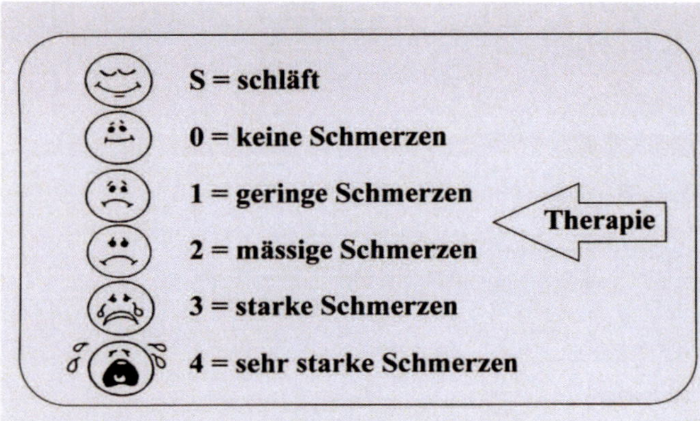

Abb. 1 ▲ Protokollierung von Schmerzen anhand einer 5 Punkte umfassenden Skala wie sie am Kinderspital Luzern verwendet wird [7]

Abb. 2 ▲ Multimodale oder „balancierte Analgesie" [7]

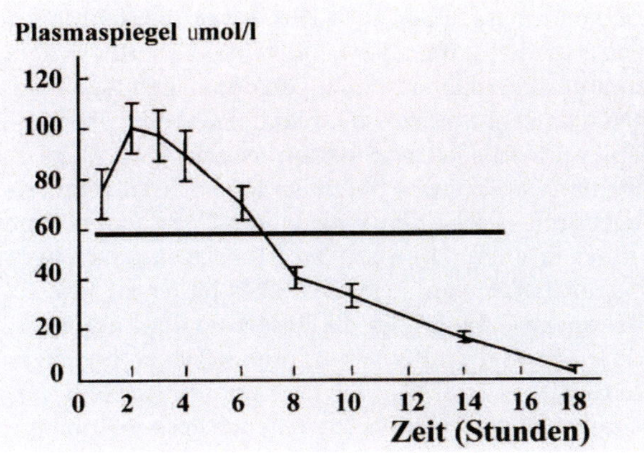

Abb. 3 ▲ Plasmaspiegel nach der rektalen Verabreichung
von 40 mg/kg Paracetamol [1]

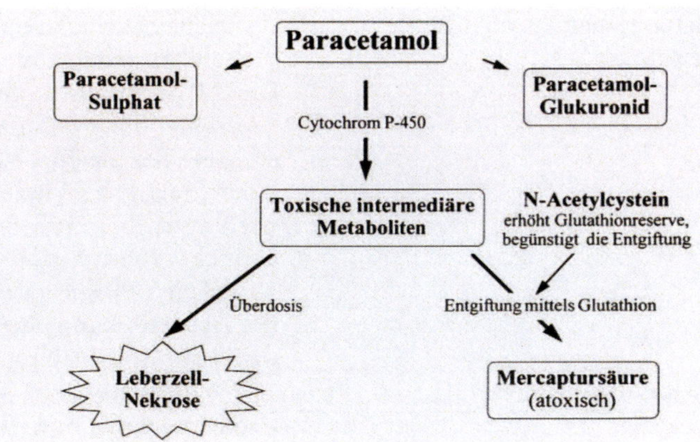

Abb.4 ▲ Die Toxizität von Paracetamol bei Überdosierung

Multimodale Analgesie oder „balancierte Analgesie"

▶ **Kombinationen verschiedener Medikamente**

Auch bei Kindern sind ▶ **Kombinationen verschiedener Techniken oder Medikamente** zu verwenden (Abb. 2), um eine optimale Analgesie bei wenig Nebenwirkungen zu erreichen [8]. Es handelt sich dabei nicht um ein lediglich theoretisches Konzept; seine Wirksamkeit wurde in klinischen Studien gezeigt: So bewirkt die Kombination einer Kaudalanästhesie oder Ilioinguinalblockade mit Diclofenac respektive Ketorolac eine bessere und vor allem länger anhaltende Schmerzkontrolle als das Regionalverfahren allein.

Verabreichungswege

„Kinder wollen keine Spritzen".

Kinder haben große Ängste vor Nadeln und Spritzen: „Kinder wollen keine Spritzen". Ein Analgesiekonzept bei Kindern darf nicht auf subkutanen oder intramuskulären Injektionen beruhen. Schmerzmedikamente müssen intravenös, per os oder rektal verabreicht werden können. Bei der intravenösen Gabe ist es zudem vorteilhaft, nicht direkt in die Zuspritzpforte an der Kanüle, sondern fern vom Kind in einen Dreiwegehahn zu injizieren, um es nicht zu ängstigen.

Paracetamol, Metamizol und nichtsteroidale Antirheumatika (NSAR)

Paracetamol

Paracetamol spielt seit Jahrzehnten eine große Rolle in der Kindermedizin. Es bewirkt Analgesie und Fiebersenkung durch einen vorwiegend zentralen Wirkmechanismus und ist in klinischer Dosierung praktisch ohne Nebenwirkungen.

Tabelle 3
Dosierungsempfehlungen für Paracetamol (z.B. Dafalgan®, Tylenol®, Ben-u-ron®). Diese Dosierungen weichen z.T. erheblich von den Firmenempfehlungen ab

Maximale Tagesdosis		100 mg/kg/d
Rektal	Ladedosis	35-45 mg/kg
	Weitere Dosen	15-20 mg/kg
Oral		10-20 mg/kg
Intravenös		30-40 mg/kg
(Propacetamol, Pro-Dafalgan®)		langsam i.v. oder als Kurzinfusion

45

▶ Dosierungsempfehlungen für Paracetamol

Neue pharmakokinetische Erkenntnisse haben zu ▶ **Dosierungsempfehlungen** (Tabelle 3) geführt, die erheblich von den früher verwendeten Dosen abweichen. Diese Dosierungsempfehlungen unterscheiden sich auch von den heutzutage noch gemachten Firmenempfehlungen. Paracetamol wird bei rektaler Gabe langsam resorbiert; der maximale Plasmaspiegel wird nach 2-3 Stunden erreicht (Abb. 3). Es ist daher richtig, bei kürzeren Eingriffen Paracetamol bereits präoperativ zu verabreichen. Auch bei Früh- und Neugeborenen scheinen Einzeldosen Paracetamol eine ähnliche Pharmakokinetik wie bei größeren Kindern zu haben. Die analgetisch wirksamen Plasmaspiegel sind unbekannt, wahrscheinlich aber höher als Spiegel, die Fiebersenkung bewirken. Bei oraler Gabe erfolgt die Resorption rascher; es ist daher sinnvoll, kleinere Einzeldosen häufiger, z.B. alle 3-4 Stunden zu verabreichen.

▶ Propacetamol

▶ **Propacetamol** (Pro-Dafalgan®) 30-40 mg/kg kann langsam intravenös verabreicht werden und wird im Körper sehr rasch zur halben Menge Paracetamol metabolisiert; der Wirkungseintritt erfolgt langsam, obgleich sehr rasch hohe Plasmaspiegel erreicht werden. Propacetamol ist hilfreich, wenn eine orale oder rektale Paracetamolgabe nicht möglich sind. Propacetamol ist nicht in allen Ländern im Handel, auch nicht in Deutschland, ist im Vergleich zu oralem oder rektalem Paracetamol teuer und kann selten zu anaphylaktoiden Reaktionen führen, die möglicherweise nicht auf der Substanz selbst, sondern auf dem Lösungsvermittler beruhen.

Geringe therapeutische Breite von Paracetamol.

Paracetamol „bei Bedarf" ohne Angabe der maximalen Tagesdosis ist ein Kunstfehler!

Trotz fehlender Nebenwirkungen in klinischer Dosierung ist die therapeutische Breite von Paracetamol gering. Bei einer Überdosis entstehen toxische Abbauprodukte (Abb. 4), die zur Leberzellnekrose führen. Bei frühem Einschreiten kann die Gabe von N-Acetylcystein, später nur die Lebertransplantation das Leben des Kindes retten. Die Verordnung von Paracetamol „bei Bedarf" ohne Angabe der maximalen Tagesdosis ist ein Kunstfehler! Tagesdosen bis 100 mg/kg/Tag gelten als sicher; mindestens bei kurzdauernder Verabreichung an sonst gesunde Kinder jenseits des Neugeborenenalters. Bei Dosen ab 150 mg/kg ist Toxizität zu erwarten. Weitgehend unbekannt ist jedoch, wie es sich bei wiederholten Gaben oder Langzeitverabreichung von Paracetamol, bei vorbestehender Leberschädigung oder bei Früh- und Neugeborenen verhält.

Metamizol

Metamizol (Novalgin®) bewirkt Analgesie und Fiebersenkung durch einen zentralen Wirkungsmechanismus. Selten können hämatologische Nebenwirkungen wie eine Agranulozytose auftreten. Trotzdem hat Metamizol (Tabelle 4) bei schweren Schmerzzuständen eine Berechtigung, da Opioid-Nebenwirkungen wie Nausea, Erbrechen und Gastroparese fehlen.

Tabelle 4	
Dosierungsempfehlungen für Metamizol (Novalgin®) [10]	
Metamizol Einzeldosis	10 mg/kg langsam i.v.
Metamizol Infusion	30-75 mg/kg/d

Nichtsteroidale Antirheumatika (NSAR)

Nichtsteroidale Antirheumatika (z.B. Diclofenac, Ibuprofen; Tabelle 5) bewirken eine gute Analgesie, die oft länger anhält, als aufgrund pharmakokinetischer Daten zu vermuten ist. NSAR ▶ **hemmen die Cyclooxygenase** und so die Prostaglandinsynthese, die Wirkung erfolgt überwiegend peripher. Nichtsteroidale Antirheumatika scheinen wirksamer als Paracetamol zu sein.

▶ Hemmung der Cyclooxygenase

▶ Thrombozytenfunktion

NSAR hemmen nicht nur im Wundgebiet die Prostaglandinsynthese und beeinträchtigen so auch die ▶ **Thrombozytenfunktion**. Die Verminderung des renalen Prostazyklins nimmt der Niere den Schutz bei Zuständen massiver Vasokonstriktion wie z.B. bei Hypovolämie oder Herzinsuffizienz. NSAR sind von großem Nutzen im klinischen Alltag und werden vielfach als primäres Analgetikum eingesetzt (Tabelle 6). Obwohl bei kurzzeitiger Verabreichung kaum relevante Nebenwirkungen auftreten, erfordert ihr Einsatz stets eine sorgfältige ▶ **Risikoabwägung** [9]. Es scheint angezeigt, bei Eingriffen mit erhöhtem Blutungsrisiko präoperativ keine NSAR zu verabreichen (Tabelle 7). Bei Neugeborenen und Kindern unter einem Jahr ist die Gabe von NSAR zur Schmerztherapie wenig üblich.

▶ Risikoabwägung

Es scheint klug, bei Eingriffen mit erhöhtem Risiko diffuser Blutung präoperativ keine NSAR zu verabreichen.

Tabelle 5
Vor- und Nachteile von nichtsteroidalen Antirheumatika (NSAR)

Vorteile:
- Gute und andauernde Analgesie
- Weniger Nausea und Erbrechen als Opiate
- Keine Atemdepression
- Entzündungshemmend

Nachteile:
- Hemmung der Thrombozytenfunktion
- Gefährdung der Nierenfunktion durch Verminderung der Prostacyclinproduktion
- Gastrointestinale Komplikationen (selten bei kurzdauernder perioperativer Gabe)
- Ungenügende Wirksamkeit als alleinige Medikation bei schweren Schmerzzuständen

▶ **Acetylsalicylsäure**

▶ **Acetylsalicylsäure** sollte zur Schmerztherapie bei Kindern nicht mehr verwendet werden. Die Kombination von Paracetamol und NSAR ist bei Kindern wissenschaftlich nicht untersucht, obwohl sie in der Praxis weit verbreitet ist.

Opioide

Grundsätzliches zum Einsatz von Opioiden

Opioide werden Kindern oft fälschlicherweise vorenthalten.

Fälschlicherweise werden Opioide Kindern vielfach vorenthalten. Starke postoperative Schmerzen sind aber bei Kindern ohne ihre Verwendung kaum zu beherrschen; so benötigen z.B. fast alle Kinder nach Tonsillektomie wenigstens eine Dosis eines Opioids. Hauptproblem bei Kindern ist die Bestimmung der richtigen Dosis, da Opioide ▶ **bedarfsgerecht**, dem Schmerz angepaßt, verabreicht werden müssen. Die Einschätzung, ob ein Kind Schmerzen hat oder sonst unglücklich ist, kann im klinischen Alltag schwierig sein. Gemischte Agonisten/Antagonisten (z.B. Nalbuphin) (Tabelle 8) oder schwache Agonisten (z.B. Tramadol) haben daher bei Kindern einen höheren Stellenwert als bei Erwachsenen, da sie weniger als reine µ-Agonisten zu Atemdepression führen, wenn man sich irrt und fälschlicherweise einem Kind ohne Schmerzen Opioide verabreicht.

▶ **Bedarfsgerechte Dosierung**

▶ **Pharmakokinetik**

Die ▶ **Pharmakokinetik** ist bei Morphin am besten untersucht: Morphin hat eine kleinere Clearance und eine längere Halbwertszeit bei Neugeborenen und kleinen Säuglingen. Ähnliche Plasmaspiegel wie im späteren Lebensalter scheinen eine Atemdepression zu bewirken. Wesentlich ist, daß die Pharmakokinetik bei Neugeborenen und kranken Säuglingen sehr variabel sein kann. Sorgfältige Dosierung und adäquate ▶ **Überwachung** sind unerläßlich, wenn kleinen Kindern Opioide verabreicht werden; diese beinhaltet in erster Linie eine engmaschige Beurteilung von Sedationsgrad und Atmung, eine kontinuierliche Pulsoxymetrie ist hilfreich.

▶ **Überwachung**

Tabelle 6
Dosierung der nichtsteroidalen Antirheumatika

Diclofenac (z.B. Voltaren®)[a]	1-2 mg/kg rektal (maximal 3 mg/kg/d)	Am besten untersucht
Ibuprofen (z.B. Brufen®)[b]	10 mg/kg per os (maximal 40 mg/kg/d)	
Ketorolac (Tora-dol®)	0,5-1 mg/kg i.v.	In Deutschland nicht im Handel

[a] *Diclofenac 12,5 mg soll in Deutschland nicht an Kinder < 1 Jahr, Diclofenac 25 mg nicht an Kinder < 6 Jahre verabreicht werden*
[b] *Ibuprofen 200 mg soll in Deutschland nicht an Kinder < 6 Jahren verabreicht werden*

Tabelle 7
Risikoabwägung beim Einsatz von nichtsteroidalen Antirheumatika (NSAR)

Kontraindikation:
- Hämorrhagische Diathese
- Vorbestehendes Nierenleiden

Vorsicht erforderlich:
- Chirurgie mit erhöhtem Risiko diffuser Blutung
- Tonsillektomie
- Spaltenchirurgie
- große Wundflächen (plastische Chirurgie, Adhäsiolysen, Verbrennungen)
- Zustände mit der Gefahr einer verminderten Nierendurchblutung
- Hypovolämie, Schock
- Herzinsuffizienz

Tabelle 8
Vor- und Nachteile von Nalbuphin (Nubain®)

Vorteile:
- Große therapeutische Breite
- untersteht nicht dem Betäubungsmittelgesetz, eine rasche unkomplizierte Verabreichung ist daher möglich
- Sedation (bei Kindern meistens erwünscht)

Nachteile:
- Ungenügende Wirkungsintensität bei schweren Schmerzen („ceiling effect")
- Nausea und Erbrechen
- Sedation

Tabelle 9
Dosierung von Opioiden

Medikament	Einzeldosis i.v.	Dauerinfusion
Morphin	50-100 µg/kg	10-30 µg/kg/h [a]
Piritramid	50-200 µg/kg	20-50 µg/kg/h [a]
Pethidin	0,5-1 mg/kg	
Nalbuphin	100-200 µg/kg	40-100 µg/kg/h [b]
Tramadol	1-2 mg/kg (Kurzinfusion)	0,25 mg/h

[a] 0,5 mg/kg werden in 50 ml verdünnt; 1-5 ml/h = 10-50 µg/kg/h
[b] 1,0 mg/kg werden in 50 ml verdünnt; 2-5 ml/h = 40-100 µg/kg/h

Wahl des Medikaments

▶ **Ortsübliche Bräuche**

Die Wahl des Opioids ist auch von den ▶ **ortsüblichen Bräuchen** abhängig. Morphin wird weltweit am meisten verwendet und ist am besten untersucht. Pethidin wird heute weniger verwendet. Piritramid, ein Opioid mit möglicherweise günstigem Nebenwirkungsprofil, ist in Deutschland sehr gebräuchlich, in den meisten anderen Ländern aber praktisch unbekannt.

Gemischte Agonisten/Antagonisten (z.B. Nalbuphin) oder schwache Agonisten (z.B. Tramadol) haben eine größere therapeutische Breite, aber den Nachteil ungenügender Wirkungsintensität vor allem bei größeren Kindern mit schweren Schmerzzuständen. Hier sind reine µ-Agonisten wie Morphin, Pethidin oder Piritramid erforderlich.

▶ **Codein**

▶ **Codein**, das im Körper langsam zu Morphin metabolisiert wird, wird oft in Kombination mit Paracetamol per os oder rektal verabreicht. Eine intravenöse Gabe ist nicht möglich.

Eine Hintergrundinfusion zusätzlich zur Bolusgabe scheint bei Kindern vorteilhaft zu sein.

Verabreichungsweg und Dosierung

▶ **Stets intravenös**

Intramuskuläre oder subkutane Injektionen sind für Kinder nicht akzeptabel; Opioide werden ▶ **stets intravenös** als Bolus oder Dauerinfusion verabreicht (Tabelle 9). Eine subkutan gelegte 26G Plastikkanüle kann bei Verwendung kleiner Volumina ausnahmsweise eine Alternative sein. Im späteren postoperativen Verlauf ist auch eine orale Medikation (z.B. mit Tramadol 1-2 mg/kg) möglich.

▶ **„Patient controlled analgesia" PCA**

Die ▶ **patientenkontrollierte Analgesie (PCA)** ist bei Kindern ab 6-8 Jahren das beste Verfahren, um Opioide bedarfsgerecht zu dosieren (Tabelle 10). Eine zusätzliche Hintergrundinfusion scheint bei Kindern vorteilhaft zu sein, während sie beim Erwachsenen wegen vermehrter Nebenwirkungen von den meisten Autoren abgelehnt wird.

Dieselben Pumpensysteme und Programmierungen werden bei Säuglingen und Kleinkindern eingesetzt, wobei hier die Bolusanforderung durch die Schwester (▶ **„nurse controlled analgesia", NCA**) oder gar durch die Eltern („parent controlled analgesia") erfolgt. Dieses Vorgehen ist relativ verbreitet, obgleich seine Sicherheit und Effizienz wissenschaftlich nicht belegt sind.

▶ **„Nurse controlled analgesia" NCA**

Eine Atemdepression ist prinzipiell bei jeder Opioidtherapie möglich, trotzdem werden bedarfsgerechte intravenöse Einzeldosen und reine PCA meist auf der Normalstation ohne spezielle Zusatzüberwachung durchgeführt. Bei der kontinuierlichen Infusion von reinen µ-Agonisten (Morphin, Piritramid) bei Säuglingen sowie bei der PCA oder NCA mit Hintergrundinfusion ist vermehrte Vorsicht geboten. Häufige klinische Kontrollen oder besser eine kontinuierliche Überwachung von Atmung und/oder Sauerstoffsättigung scheinen mindestens in der ersten postoperativen Nacht angezeigt.

Bei der kontinuierlichen Opioidinfusion sowie bei der PCA oder NCA mit Hintergrundinfusion ist vermehrte Vorsicht geboten.

Nausea und Erbrechen sowie die Gastroparese mit der Unmöglichkeit, die Kinder oral zu ernähren, stellen im klinischen Alltag allerdings viel häufigere Probleme einer Opioidtherapie dar, als die doch selten klinisch relevante Atemdepression.

Tabelle 10
PCA mit Morphin

Bolus	15 µg/kg
Lock-out	5-7 Minuten
4h-Limite	Keine oder 0,25 mg/kg
Hintergrundinfusion[a]	Keine oder 10 µg/kg/h

[a] Im Gegensatz zum Erwachsenen wird bei Kindern in den ersten 24h häufiger eine Hintergrundinfusion verwendet

Lokalanästhetika

Stellenwert und Risiko

Bei Kindern werden Operationen selten unter Regionalanästhesie allein durchgeführt, denn Regionalanästhesie als Ersatz der Narkose ist oft nicht kindgerecht; für die Mehrzahl der Kinder gilt: „Kinder wollen keine Spritzen" und „Kinder wollen schlafen" [7]. In Narkose durchgeführte Nervenblockaden oder Wundinfiltrationen spielen aber eine große Rolle für die postoperative Schmerztherapie, sie ermöglichen Schmerzfreiheit weitgehend ohne Nebenwirkungen.

Die Verwendung von Lokalanästhetika bei narkotisierten Kindern muß jedoch besonders vorsichtig erfolgen, da Warnzeichen wie Schmerzen bei intraneuraler Injektion oder Krämpfe bei intravasaler Injektion durch die begleitende Allgemeinanästhesie unterdrückt werden (▶ „keine Alarme"). Bei entsprechender Vorsicht sind die Risiken aber klein; aus Frankreich wurde bei über 24000 Regionalanästhesien kein einziger Fall einer bleibenden Schädigung berichtet [6]. Periphere Nervenblockaden sowie die single-shot Kaudalanästhesie verdienen eine weite Verbreitung.

Pharmakokinetik und Höchstdosen

Bupivacain ist wegen seiner langen Wirkungsdauer das Mittel der Wahl. Eine sorgfältige Injektionstechnik sowie das Beachten der Höchstdosen [2] helfen, Nebenwirkungen zu vermeiden (Tabelle 11).

Bupivacain hat bei kleinen Kindern ein größeres Verteilungsvolumen und eine längere Halbwertszeit. Besondere Vorsicht und die Verwendung reduzierter Dosen sind bei Neugeborenen und kleinen Säuglingen geboten; sie haben eine geringere Proteinbindung und damit eine grössere freie ungebundene Bupivacainfraktion, die für toxische Nebenwirkungen verantwortlich ist. Vereinzelte Kinderanästhesisten raten sogar, Bupivacain in den ersten 3 Lebensmonaten nicht zu verwenden; eine Haltung, die sich aber wissenschaftlich nicht begründen läßt.

Tabelle 11
Empfohlene Höchstdosen der Lokalanästhetika

Einzeldosis	2,5 mg/kg Bupivacain
	7 mg/kg Lidocain
	7-10 mg/kg Prilocain [a]
Langzeitverabreichung	0,25 mg/kg/h Bupivacain [b]

[a] Prilocain soll bei Säuglingen wegen dem Risiko vermehrter Methämoglobinbildung nicht verwendet werden. Die Applikation von kleinen Mengen EMLA® ist jedoch möglich.
[b] Einige Autoren glauben, daß nach dem Säuglingsalter Dosen bis 0,5 mg/kg/h sicher seien; bei dieser Dosierung wurde aber über sehr hohe Plasmaspiegel berichtet

Andere Lokalanästhetika spielen für die postoperative Schmerztherapie kaum eine Rolle; die Erfahrungen mit Ropivacain sind bei Kindern z.Z. noch gering.

Periphere Blockaden

Ein weites Spektrum von Techniken ist möglich, besonders sind Wundinfiltration, Penisblock sowie die Ilioinguinalblockade zu erwähnen.

Eine ► **Wundinfiltration** mit Bupivacain 0,25-0,5% unter Beachtung der Maximaldosis ist bei vielen Eingriffen möglich und es gibt kaum Gründe, sie einem Kind vorzuenthalten. Bei der Tonsillektomie allerdings hat sie keinen relevanten Einfluß auf den postoperativen Schmerz und lohnt daher die Kosten und das Risiko (hochvaskularisiertes Gebiet mit rascher Resorption!) aus Gründen der Schmerzbehandlung nicht. Die Injektion von adrenalinhaltigen Lösungen vermindert jedoch den Blutverlust.

Das bloße Ausspülen der Wunde mit Bupivacain 0,25% wird in der Literatur beschrieben, scheint aber im klinischen Alltag nicht sehr wirksam zu sein.

Der ► **Penisblock** (Abb. 5) ist bei Zirkumzisionen und Hypospadieoperationen das Verfahren der Wahl. Dabei werden 2 x 0,1 ml/kg (maximal 2 x 4 ml) Bupivacain 0,5% ohne Adrenalin paramedian in den subpubischen Raum injiziert [4], um den N. dorsalis penis zu blockieren. Mit dem Penisblock wird eine 6-24 Stunden anhaltende Analgesie erreicht und viele Kinder benötigen z.B. nach einer Zirkumzision keine weitere Schmerzmedikation mehr. Analgesielücken im Frenulumbereich werden gelegentlich berichtet. Verschiedene Modifikationen der Technik sind möglich; die Injektion in den subpubischen Raum mittels 2 paramedianer Injektionen scheint jedoch am günstigsten, da hier eine Gefäß- oder Nervenläsion praktisch ausgeschlossen ist und die Injektionen zudem das Operationsgebiet nicht beeinträchtigen.

Als Alternativen werden die subkutane Penisringblockade, aber auch die topische Schmerzbehandlung mittels EMLA® oder Lidocainspray respektive Lidocainsalbe beschrieben; sie scheinen jedoch weniger zuverlässig zu sein.

Die ► **Ilioinguinalblockade** wird zur Schmerzbehandlung bei Inzisionen im Leistenbereich wie z.B. bei Hernienplastik oder Orchidopexie eingesetzt. Die Blockade der Nn. ilioinguinalis und iliohypogastricus erfolgt medial und etwas kranial der Spina iliaca anterior superior. Bupivacain 0,25-0,5% wird subfaszial unter die Externusaponeurose (2/3 des Volumens) und subkutan (1/3 des Volumens) injiziert. Das Injektionsvolumen wird mit 0,1-0,5 ml/kg sehr unterschiedlich angegeben, oft wird zusätzlich eine Wundinfiltration durchgeführt. Die Ilioinguinalblockade kann mit identischem Erfolg sowohl vor der Operation durch den Anästhesisten, aber auch während der Operation vom oberen Wundwinkel aus durch den Chirurgen erfolgen.

Nebenwirkungen sind möglich, denn die Resorption der Lokalanästhetika aus der Abdominalwand erfolgt rasch und es resultieren vor allem bei kleinen Kindern hohe Plasmaspiegel. Es ist daher angezeigt, bei Säuglingen die Ilioinguinalblockade nur einseitig durchzuführen und 1,25 mg/kg Bupivacain nicht zu überschreiten. Für beidseitige Eingriffe ist hier die Kaudalanästhesie besser geeignet. Ferner kann es, auch bei korrekter Technik, zu einer Blockade des N. femoralis kommen. Eine Perforation der Abdominalwand mit Punktion von Darmschlingen wird ebenso beschrieben.

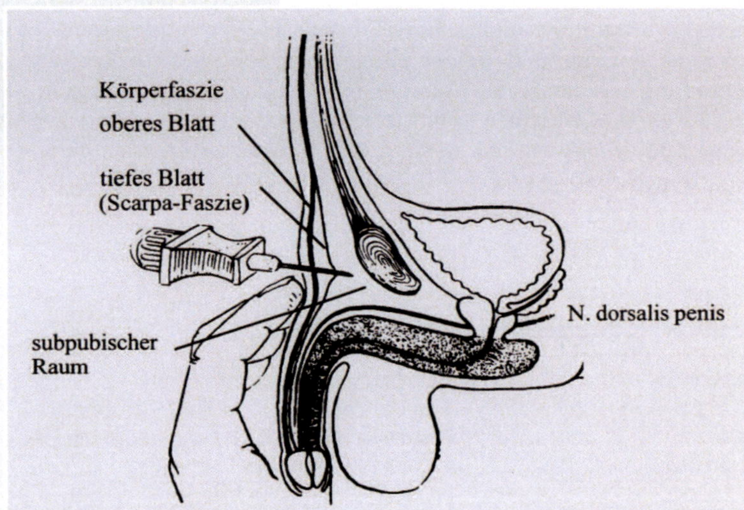

Abb. 5 ▲ **Penisblock nach Dalens [4]. Es werden zwei paramediane Injektionen von je 0,1 ml/kg Bupivacain 0,5% in den subpubischen Raum gemacht**

Zentrale Blockaden

▶ **Kaudalanästhesie**

▶ **Risiken der Punktion**

Kaudale Kathetertechniken sowie die lumbale oder thorakale Epiduralanästhesie bedürfen bei Kindern einer sorgfältigen Risikoabwägung.

▶ **Dosierung**

▶ **Zusätze**

▶ **Kaudale Katheter**

▶ **Lumbale Katheter**

▶ **Thorakale Katheter**

Die ▶ **Kaudalanästhesie** wird zur Schmerzbehandlung bei Eingriffen unterhalb des Nabels viel eingesetzt: Der weite und gut palpable Hiatus sacralis macht den kaudalen Zugang beim Kind technisch einfach; das lockere epidurale Fettgewebe erlaubt bei entsprechendem Volumen eine konstante Ausbreitung der Anästhesie bis in die mittleren thorakalen Segmente.

Die ▶ Risiken der Punktion im Bereich des Hiatus sacralis sind gering, da sie auf Höhe von S4/S5 erfolgt, fern von neuralen Strukturen. Trotz millionenfacher Verwendung sind bis heute bei der single-shot Kaudalanästhesie keine bleibenden neurologischen Schäden, z.B. bei epiduraler Blutung oder epiduralem Abszess, beschrieben worden. Die Hauptgefahr ist eine versehentliche intravasale Injektion; eine adrenalinhaltige Testdosis, oder wahrscheinlich besser ein Adrenalinzusatz in der gesamten Dosis, sind daher zu empfehlen. Selten kommt eine unabsichtliche intrathekale Injektion mit hoher Spinalanästhesie vor; diese geht jedoch bei Kindern unter 6 Jahren mit hämodynamischer Stabilität einher und benötigt außer vorübergehender Atemhilfe keine Therapie.

Die ▶ Dosierung (0,5-1,25 ml/kg) ist abhängig vom Ort des Eingriffs (Tabelle 12). Vielfach wird Bupivacain 0,25% verwendet, Bupivacain 0,125% reicht aber aus, um postoperative Analgesie zu gewährleisten und führt nicht zu einer die Kinder störenden motorischen Blockade.

Die Verwendung von ▶ Zusätzen verlängert die Zeit der Schmerzfreiheit (Tabelle 13) [3]. Adrenalin- und Clonidinzusatz sind definitiv von Vorteil und weit verbreitet, obwohl Clonidin in Deutschland nicht für die epidurale Anwendung zugelassen ist. Ein Morphinzusatz gewährt lang anhaltende Analgesie, geht aber mit Nebenwirkungen einher: Nausea und Erbrechen, Pruritus (häufiger als bei erwachsenen, nicht schwangeren Patienten), Harnretention und Atemdepression. Da schon mit kleinen Dosen wie 40 µg/kg schwerwiegende Atemdepressionen beschrieben sind, ist eine postoperative Überwachung während 12-24 Stunden erforderlich. Diese soll Sedationsgrad und O_2-Sättigung umfassen, die Überwachung der Atemfrequenz allein genügt nicht.

▶ Kaudale Katheter werden gelegentlich zur Schmerztherapie postoperativ belassen. Diese Technik bedarf jedoch einer sorgfältigen Risikoabwägung und ist selten indiziert. Trotz ihrer geringen Verbreitung sind Komplikationen wie epidurale Abszesse und Katheterbrüche beschrieben worden. Die Nähe zum Anus sowie die geringe Distanz Haut - Epiduralraum mahnen zur Vorsicht. ▶ Lumbale Katheter sind aus dieser Sicht vorzuziehen. Bei Säuglingen und Kleinkindern wird gelegentlich versucht, bei der sog. kaudothorakalen Anästhesie Katheter vom Hiatus sacralis bis in den thorakalen Bereich vorzuschieben; dazu ist jedoch grobes Material erforderlich, dicke oder mit Stahldraht armierte Katheter. Dieses Vorgehen widerspricht der Grundregel, Katheter nicht unnötig weit in den Epiduralraum vorzuschieben, um Fehllagen, Schlingen oder Knoten zu vermeiden. Diese Technik soll daher Einzelfällen vorbehalten bleiben. ▶ Thorakale Katheter ermöglichen eine optimale Plazierung der Katheterspitze im Zentrum der von der Operation betroffenen Dermatome. Wegen der Risiken der thorakalen Punktion beim narkotisierten Kind ist diese jedoch nur bei ausgedehnter thorakoabdominaler Chirurgie und schwerwiegender Grunderkrankung indiziert. Voraussetzung ist zudem ein Anästhesist mit großer Erfahrung in dieser Technik.

Der Wert epiduraler Kathetertechniken wird bei Kleinkindern auch dadurch eingeschränkt, daß sie zwar eine perfekte Analgesie im Wundgebiet ermöglichen, die zahlreichen Nebenbeschwerden von Kindern – Ruhigstellung durch Verbände, ungewohnte Umgebung, Angst vor pflegerischen Maßnahmen – nicht beeinflussen. Die Sedation als Nebenwirkung einer systemischen Opioidtherapie ist daher oft erwünscht.

Tabelle 12

Dosierung für die Kaudalanästhesie mit Bupivacain 0,125% m. A.

Damm und äußeres Genitale	0,5-0,75 ml/kg
Untere Extremität	1,0 ml/kg
Abdominale Inzision (Hernienplastik, Orchidopexie)	1,25 ml/kg

Tabelle 13
Zusätze bei der Kaudalanästhesie

Adrenalin	2,5-5 µg/ml	• Etabliert
		• Hilfreich, um intravasale Nadellagen rechtzeitig zu erkennen
		• Verlängert die Wirkungsdauer von Bupivacain
Clonidin[a]	2 µg/ml	• Verlängert die Wirkungsdauer von Bupivacain
		• Dosen von 1-5 µg/kg sind in der Literatur beschrieben
		• Bei Verwendung hoher Dosen kommen Sedation sowie leichte Blutdrucksenkung und Bradykardie vor
Morphin	50 µg/kg	• Etabliert
		• Lang anhaltende, nicht segmental beschränkte Analgesie (auch bei Thoraxeingriffen verwendbar)
		• Die postoperative Überwachung von Sedationsgrad und O_2-Sättigung ist erforderlich
Buprenorphin	4 µg/kg	• Stellenwert noch unklar
		• Sehr langdauernde Analgesie ist beschrieben
Pethidin		• Nicht etabliert
Tramadol		• Keine relevante Wirkungsverlängerung, jedoch vermehrt Nebenwirkungen
Fentanyl		
Sufentanil		
Midazolam		• Lediglich von wissenschaftlichem Interesse, für den klinischen Einsatz noch nicht geeignet
Neostigmin		
Ketamin		

[a] *In Deutschland nicht für die epidurale Anwendung zugelassen.*

Schlußfolgerungen

Für jedes Kind soll ein klares Konzept für die postoperative Schmerztherapie bestehen. Die bevorzugten Methoden und Medikamente sind vielfach unterschiedlich von Klinik zu Klinik und unterliegen auch einem gewissen Wandel mit der Zeit.

Für viele Eingriffe bestehen aber bereits heute gut funktionierende Konzepte zur Schmerztherapie (Tabelle 14). Anästhesisten sollen ihren ganzen Einsatz darauf verwenden, Schmerzen zu lindern und Leiden der kleinen Patienten zu vermeiden.

Eine erfolgreiche Schmerztherapie ist fast immer möglich, man muß sie nur durchführen.

Tabelle 14
Beispiele für Konzepte der Schmerztherapie bei verschiedenen Eingriffen

Hernienplastik Leisten Orchidopexie	NSAR + Kaudalanästhesie, Wundinfiltration oder Ilioinguinalblockade
Ligatur der V. spermatica	NSAR + Wundinfiltration
Appendektomie	Paracetamol + Opioide + evtl. Wundinfiltration
Hernienplastik Nabel	NSAR + Wundinfiltration
Zirkumzision	NSAR + Penisblock
Hypospadie	NSAR + Kaudalanästhesie; im späteren Verlauf evtl. Opioide als Bolus oder Infusion
Urologische Eingriffe an Ureter und Blase	Paracetamol + Kaudalanästhesie + Opioide als Infusion (PCA ab 8-10 Jahren)
Pyloromyotomie	Paracetamol + Wundinfiltration
Tonsillektomie	Paracetamol + Opioide als Bolus + evtl. 1 Dosis Steroide
Adenotomie	Paracetamol

Fragen zur Erfolgskontrolle

1. Weshalb sollen postoperative Schmerzen bei Kindern behandelt werden?

Es ist in erster Linie eine Frage der Menschlichkeit, Schmerzen möglichst zu vermeiden und optimal zu behandeln. Eine ungenügende perioperative Schmerztherapie kann aber wahrscheinlich auch den postoperativen Heilungsverlauf verzögern und das Auftreten von Komplikationen begünstigen

2. Was ist unter multimodaler oder balancierter Analgesie zu verstehen?

Durch die Kombination verschiedener Techniken oder Medikamente soll versucht werden, eine optimale Analgesie bei möglichst wenig Nebenwirkungen zu erreichen.

3. Wie lauten die Dosierungsempfehlungen für Paracetamol?

Bei rektaler Gabe können initial als Ladedosis 35-45 mg/kg verabreicht werden, die nachfolgenden Dosen sind mit 15-20 mg/kg kleiner zu halten. Es ist wichtig, die tägliche Dosis (maximal 100 mg/kg/d) zu begrenzen.

4. Welches sind die klinisch relevanten Nebenwirkungen von NSAR?

NSAR hemmen die Cyclooxygenase und beeinträchtigen so die Thrombozytenfunktion. Sie sind bei Eingriffen mit erhöhtem Risiko von diffusen Blutungen mit Vorsicht einzusetzen. Die gastrointestinalen Nebenwirkungen spielen bei einer Kurzzeitverabreichung keine Rolle.

5. Welches sind die empfohlenen Höchstdosen von Bupivacain bei Kindern?

Bei einer Einzelinjektion sollen 2,5 mg/kg und bei kontinuierlicher Gabe 0,25 mg/kg/h nicht überschritten werden.

6. Welches sind die typischen Nebenwirkungen von kaudal verabreichtem Morphin?

Die Nebenwirkungen von rückenmarksnah verabreichtem Morphin sind Nausea, Harnretention, Pruritus und Atemdepression.

Literatur

1. Anderson BJ, Woolard GA, Holford NHG (1995) **Pharmacokinetics of rectal paracetamol after major surgery in children.** Paediatric Anaesthesia 5:237-242
2. Berde CB (1992) **Convulsions associated with pediatric regional anesthesia.** Anesth Analg 75:164-166
3. Cook B, Doyle E (1996) **The use of additives to local anaesthetic solutions for caudal epidural blockade, review article.** Paediatric Anaesthesia 6:353-359
4. Dalens B, Vanneuville G, Dechelotte P (1989) **Penile block via the subpubic space in 100 children.** Anesth Analg 69:41-45
5. Deshpande JK, Tobias JD (1996) **The pediatric pain handbook.** Mosby, St. Louis
6. Giaufré E, Dalens B, Gombert A (1996) **Epidemiology and morbidity of regional anesthesia in children: a one-year prospective survey of the French-language society of pediatric anesthesiologists.** Anesth Analg 83:904-912
7. Jöhr M (1998) **Kinderanästhesie, 4. Auflage.** Gustav Fischer Verlag, Lübeck
8. Kehlet H, Dahl JB (1993) **The value of „multimodal" or „balanced analgesia" in postoperative pain treatment.** Anesth Analg 77:1048-1056
9. Romsing J, Walther-Larsen S (1997) **Peri-operative use of nonsteroidal anti-inflammatory drugs in children: analgesic efficacy and bleeding, review article.** Anaesthesia 52:673-683
10. Sittl R, Griessinger N, Huber H, Risack D (1993). **Postoperative Schmerztherapie bei Kindern.** Anästh Intensivmed 34:313-320
11. Taddio A, Katz J, Ilersich AL, Koren G (1997) **Effect of neonatal circumcision on pain response during subsequent routine vaccination.** Lancet 349:599-603
12. Yaster M, Krane EJ, Kaplan RF, Coté CJ, Lappe DG (1997) **Pediatric pain management and sedation handbook.** Mosby, St. Louis

aus: Der Anaesthesist 11/98, S. 946–955

M.F.I. Vollenweider-Scherpenhuyzen • Klinik Hirslanden, Zürich
F.X. Vollenweider • Psychiatrische Universitätsklinik Zürich

Der Drogennotfall

▶ **Risikogruppen**

▶ **Drogenkonsumenten**

▶ **Bodypacker (Drogenkurier)**

▶ **Nachweis: Abdomenleeraufnahme**
▶ **Chirurgische Entfernung**

▶ **Konservative Therapie**

▶ **Bodystuffer (Drogenverkäufer)**

▶ **Mischintoxikationen: bis zu 50%**

▶ **Halluzinogene**

Drogennotfälle treten hauptsächlich bei ▶ drei Personengruppen auf, bei Drogenkonsumenten, bei Bodypakern (Drogenkurieren) und bei Bodystuffern (Drogenverkäufern auf der Flucht vor der Polizei). Bei den chronischen oder seltener auch den erstmaligen ▶ Drogenkonsumenten kann die Umgebung Hinweise auf die Anamnese geben. Zudem machen frische Einstichstellen und Narben auf eine Drogenanamnese aufmerksam.

▶ Drogenkuriere schmuggeln vor allem Kokain und Heroin in Kondomen oder ähnlichen Materialien verpackt im Magendarmtrakt. Heroin wird meist aus afrikanischen und asiatischen Ländern, Kokain aus Südamerika illegal eingeführt. Bodypaker tragen häufig ein Hundertfaches einer tödlichen Dosis in sich. Deshalb sollte bei jedem Patienten, der sich ohne entsprechende medizinische Vorgeschichte in einem Ausnahmezustand befindet, immer auch an eine Drogenintoxikationen gedacht werden [7, 15]. Die Kondompäckchen von meist 1,5 mal 3 bis 4 cm lassen sich durch eine ▶ Abdomenleeraufnahme einfach nachweisen. Eine ▶ chirurgische Entfernung der Päckchen ist bei radiologischen Zeichen einer drohenden Ruptur, Intoxikationserscheinungen und Ileussymptomatik angezeigt [8]. Eine drohende Ruptur liegt vor, wenn die Päckchen von einem deutlichen Lufthalo umgeben sind, welcher auf eine Undichtigkeit einer der meist mehreren Schichten der Verpackung hinweist. Eine ▶ konservative Therapie mittels milder Laxantien darf nur bei fehlenden Intoxikationszeichen und unter strenger klinischer Kontrolle durchgeführt werden. Ein positives Drogenscreening in Blut oder Urin allein sind nicht als Hinweis auf eine Ruptur zu betrachten, da die Drogenkuriere entweder selber Konsumenten oder das Verpackungsmaterial kontaminiert sein können [15]. Die gefundenen Drogen sind in den meisten Ländern der Polizei zu übergeben, wobei nicht überall die Identität des Patienten genannt werden muß. Als dritte Personengruppe seien noch die sogenannten ▶ Bodystuffer erwähnt, welche auf der Flucht vor der Polizei ihre meist in Cellophan verpackten Drogen schlucken, damit sie nicht bei ihnen gefunden werden. Cellophan weist eine schlechte Reißfestigkeit und eine geringe Dichtigkeit auf, wodurch es schnell zu einer beträchtlichen Resorption der Drogen im Magendarmtrakt kommen kann [7]. In der nachfolgenden Übersicht werden die Intoxikationserscheinungen der Psychostimulantien Kokain, Amphetamin und MDMA (3,4-Methylendioxymethamphetamin, Ecstasy) sowie des Heroins als Vertreter der Opiate beschrieben und deren Therapie diskutiert. Die Intoxikationen mit Psychostimulantien weisen aufgrund ihres teilweise überlappenden Wirkspektrums ähnliche klinische Bilder auf. Der Unterschied liegt einerseits in der Häufigkeit einzelner Intoxikationserscheinungen, andererseits in gewissen spezifischen Nebenwirkungen. Kokain zeichnet sich durch eine zusätzlich negativ inotrope Wirkung auf das Myokard aus [1]; MDMA durch seine starke Serotoninwirkung, die nicht unwesentlich für das Zustandekommen der gefürchteten Hyperthermien ist. In bis zu 50% der Drogennotfälle liegen ▶ Mischintoxikationen vor. Diese sind teilweise beabsichtigt, können aber auch durch Unreinheit der verkauften Substanzen aufgrund von Verschnitt und unsauberer Labortechnik auftreten. Auf die ▶ Halluzinogene wird absichtlich nicht eingegangen, da sie sehr selten relevante somatische Nebenwirkungen verursachen und höchstens zu psychiatrischen Interventionen führen, wenn sie hochdosiert eingenommen werden.

Dr. med. M.F.I. Vollenweider-Scherpenhuyzen • Klinik Hirslanden, Arbeitsgemeinschaft Anästhesiologie, Witellikerstrasse 40, CH-8029 Zürich

Kokain

Kokain wird aus den Blättern des Kokastrauches, Erythroxylon coca, gewonnen und ist als Alkaloid schwach basisch. Das Rohalkaloid wird mit HCl zu ▶ **Kokainhydrochlorid** umgeformt, wodurch es wasserlöslich wird und oral, nasal und intravenös zugeführt werden kann. Die hydrochlorierte Form ist jedoch hitzelabil. Durch Versetzen mit einer alkalischen Lösung (meist Backpulver) kann eine hitzestabile Base zurückgewonnen werden und als ▶ „**crack**" geraucht werden. Als ▶ „**freebase**" wird die freie Base des Rohalkaloids bezeichnet, die ebenfalls hitzestabil ist, jedoch chemisch sehr viel schwieriger zu gewinnen ist [8]. Die Wirkung tritt nach intravenöser Verabreichung oder Rauchen innerhalb von Minuten, nach Schnupfen oder Schlucken innerhalb von 30 bis 60 Minuten ein. Die ▶ **Halbwertszeit** der psychischen Wirkung beträgt nur etwa eine Stunde, diejenige der somatischen Nebenwirkungen jedoch 5 bis 6 Stunden. Die zwei Hauptmetabolite von Kokain, Benzylecgonin und Methylecgoninester können bis zu 48 Stunden nach Einnahme im ▶ **Urin** nachgewiesen werden [8, 11]. Die psychische Wirkung einer Einzeldosis zeichnet sich durch Wohlbefinden, Euphorie, gesteigerte Vigilanz, überhöhtes Selbstvertrauen bis zu Selbstüberschätzung, aber auch durch eine verminderte Impulskontrolle mit teilweise erhöhter Aggressivität aus, die von einer Depression gefolgt werden. Als Nebenwirkungen treten in erster Linie Kopfschmerzen, Hypertonie und Tachykardie sowie weite Pupillen auf [8].

Kokainintoxikationen sind nicht selten, weil Kokain repetitiv eingenommen schnell zu einer Gewöhnung führt und zum Erreichen der gewünschten psychischen Wirkung immer höhere Dosen an Kokain eingenommen werden. Die Schwelle für akute somatische Nebenwirkungen allerdings bleibt weitgehend unverändert, was dazu führt, daß sich die notwendige Wirkdosis immer mehr der toxischen Dosis annähert. Ein weiteres Risiko liegt in der unbekannten Zusammensetzung und Reinheit der als Kokain eingenommenen Substanz. Die Kokainintoxikation zeichnet sich durch die ▶ **Trias** weite Pupillen mit kardiovaskulären und neurologischen Störungen, wie Agitiertheit aus [7, 8]. Bei Crack-Rauchern kommen noch schwarzes Sputum und Thoraxschmerzen wegen einer Tracheairritation hinzu. Beim Verdacht auf eine perorale Intoxikation ist sofort mit einer Magenspülung und der Gabe von Aktivkohle (Ultracarbon®) zu beginnen, um eine weitere Kokainresorption zu limitieren [8].

Kardiovaskuläre Intoxikationserscheinungen

Kokain hat eine zweifache Wirkung auf das Herzkreislaufsystem. Kokain bewirkt über eine Wiederaufnahmehemmung von Noradrenalin, Serotonin und Dopamin eine extreme ▶ **Steigerung des Sympathikotonus**. Gleichzeitig wirkt es über eine Blockade der Natriumkanäle als ▶ **Antiarrhythmikum der Klasse I** auch negativ inotrop, was es von allen anderen Psychostimulantien unterscheidet [3, 12, 16].

Der erhöhte Sympathikotonus manifestiert sich in einer exzessiven Hypertonie, einer Tachykardie und Koronarspasmen [3, 7]. Die arterielle Hypertonie kann im Einzelfall zu intrazerebralen Blutungen oder einer Aortendissektion führen [3, 9]. Meist führt der Vasospasmus aber nur zu einer passageren Minderdurchblutung von Nieren, Rückenmark, Magendarmtrakt und Phalangen, die sich spontan erholt und deshalb häufig keiner weiteren Therapie bedarf. Es sind allerdings auch Fälle von Darmischämien [7] und Nierenversagen [8] mit anschließender Dialysepflicht beschrieben worden. Tachykardie und Hypertonie verursachen einen enorm gesteigerten Sauerstoff (O_2)-Bedarf des Myokards. Wegen der kokaininduzierten Koronarspasmen ist das myokardiale O_2-Angebot limitiert mit der Folge Ungleichgewichts zwischen O_2-Angebot und O_2-Bedarf [12]. Einen weiteren Faktor in der Entstehung von Myorkardischämien und -infarkten stellt die unter Kokain beobachtete erhöhte Thrombozytenaggregation dar [3, 8, 12]. Eine besondere Schwierigkeit in der Diagnostik der kokaininduzierten Myokardischämien und –infarkte bieten die bei chronischem Kokainkonsum häufig ▶ **vorbestehenden Veränderungen in EKG und Echokardiographie**. Am häufigsten werden ST-Streckenerhöhungen als Ausdruck der linksventrikulären Hypertrophie und Wandmotilitätsstörungen als Folge rezidivierender Ischämien beobachtet. Die Diagnose eines Myokardinfarktes kann in diesen Fällen nur aufgrund des Enzymverlaufs gestellt werden [3].

Tabelle 1
Kokainintoxikation

Organsystem	Symptome	Therapie
Herz-Kreislauf	Hypertonie	α-Blocker, Ca-Antagonisten
	Tachykardie	ß-Blocker
	Rhythmusstörungen	Verapamil, pH- und Elektrolytkorrektur
	Myocardischämien	Nitrate
Lunge	Lungenödem	Diuretika (Respirator)
ZNS	Angst, Agitiertheit, paranoide Psychose	Diazepam
	Epilepsien	Diazepam, Barbiturate
Skelettmuskulatur	Rhabdomyolyse	Diuretika und Kristalloide Urin alkalinisieren
Thermoregulation	Hyperthermie	Physikalische Kühlung

Neben der massiven Erhöhung der Katecholamine stellen myokardiale Ischämien mit häufig disseminierten Infarktbezirken einen der wichtigsten Ursachen für die unter Kokain gefürchteten ▶ **Arrhythmien** dar. Unter Kokain treten insbesondere Reentry-Tachykardien, supraventrikuläre Arrhythmien und AV-Dissoziationen auf [3, 12].

Durch seine blockierende Wirkung auf Natriumkanäle wirkt Kokain lokalanästhetisch und antiarrhythmisch [3, 12, 16]. Als Antiarrhythmikum der Klasse I kann Kokain somit bei einer Intoxikation selbst arrhythmogen wirken. Dies zeigt sich durch ein Auftreten von breiten Kammerkomplexen (QRS-Komplexe von über 120 msec), Blockbildern und ventrikulären Rhythmusstörungen. Letztere reichen von gehäuft auftretenden ventrikulären Extrasystolen bis zu Kammertachykardien und Kammerflimmern [12, 16]. Wie alle Lokalanästhetika ist auch Kokain negativ inotrop. Diese Eigenschaft kann durch eine direkte toxische Wirkung auf das Myokard und die oben beschriebenen Ischämien noch zusätzlich verstärkt werden. Die ▶ **negative Inotropie** überwiegt in jedem Falle die durch den erhöhten Sympathikotonus bewirkte positive Inotropie [12]. Es sind Fälle von extremer Verminderung des Herzminutenvolumens und ventrikulären Ejektionsfraktionen bis zu 15% beschrieben worden, welche sich ohne Residuen erholt haben [16].

Die vasokonstriktionsbedingte, wie auch die durch Verminderung des Herzminutenvolumens verursachte Hypoperfusion sämtlicher Organe führt bei gleichzeitig erhöhtem zellulären Metabolismus zu einer massiven ▶ **Laktatazidose**. Diese ausgeprägte Azidose mit pH-Werten bis zu 6,3, Basenüberschüssen von bis zu -32 mmol/L und Anionenlücken von bis zu 20 mmol/L wiederum begünstigt ihrerseits die Entstehung von Herzrhythmusstörungen durch Elektrolytverschiebungen (z.B. Hyperkaliämien) [7].

Neben diesen klassischen Intoxikationserscheinungen können bei chronischem Kokainkonsum auch Notfallsituationen infolge einer Endokarditis oder ▶ **dilatativen Kardiomyopathie** auftreten [3]. Bei Kokainkonsumenten sollen bakterielle Endokarditiden noch häufiger vorkommen als bei Heroinkonsumenten, da die Substanz vor der Injektion nicht gekocht wird. Die kokaininduzierte dilatative Kardiomyopathie ist vergleichbar mit derjenigen, wie sie beim Phäochromozytom beobachtet wird und ist somit Folge der lange anhaltenden Katecholaminüberstimulation [12, 16].

Therapie der kardiovaskulären Intoxikationserscheinungen

Die Kokainintoxikation erfordert ein rasches und aggressives Vorgehen. Als erstes soll der Patient mit Pulsoxymetrie, EKG und nicht invasiver Blutdruckmessung monitorisiert werden. Je nach Zustand des Patienten sind invasivere Verfahren wie arte-

---

▶ **Arrhythmien**

▶ **Negative Inotropie**

▶ **Laktatazidose**

▶ **Dilatative Kardiomyopathie**

Sofortmaßnahmen sind:
• Sauerstoffgabe
• Überwachung mit Pulsoxymetrie, EKG, NIBP
• evtl. Sedation

rielle Blutdruckmessung mit wiederholten Blutgasanalysen und Rechtsherzkatheterisierung im weiteren Verlauf angezeigt. Daneben ist häufig die Gabe von Sauerstoff und eine gewisse Sedation mittels Benzodiazepinen notwendig. Beim Vorliegen von breiten Kammerkomplexen und Rhythmusstörungen ist umgehend mit der Gabe von ▶ **Natriumbicarbonat** 1-2 mAeq/kg KG zu beginnen. Dabei hilft das Bicarbonat den pH und die damit verbundenen Elektrolytverschiebungen zu korrigieren und vermehrt Kokain an Proteine zu binden. Zudem geht man von einer gewissen antagonistischen Wirkung des Natriums auf die kokaininduzierte Blockade der Natriumkanäle aus [7, 16]. Eine weiterreichende Behandlung der Rhythmusstörungen ist am ehesten mit ▶ **Verapamil** einzuleiten, dessen Wirkung zwar erst im Tierexperiment nachgewiesen ist, aber dennoch von den meisten Autoren als zumindest nicht falsch angesehen wird. Die Dosierung erfolgt in Schritten von 2,5 mg i.v., wobei die negativ inotrope Wirkung genau beobachtet werden muß. Vor der Gabe von Lidocain muß wegen der Möglichkeit Epilepsien auszulösen gewarnt werden. Betablocker sollen ähnlich wie beim Phäochromozytom sehr zurückhaltend eingesetzt werden, da sie zu einer überschießenden Alphawirkung der durch Kokain freigesetzten Katecholamine führen und damit die arrhythmogenen Koronarspasmen zusätzlich unterhalten können [8, 16].

Eine Senkung des Blutdrucks wird mit dem ▶ **α-Blocker Phentolamin** (1–20 mcg/kg x Min) erreicht. Beim Vorliegen von Myokardischämien sollen zusätzlich Nitrate (1–2 mcg/kg x Min) oder Kalziumantagonisten (wie zum Beispiel Diltiazem 0,3 mg/kg) sowie Aspirin (100 mg) verabreicht werden [3, 16]. Die Behandlung eines Myokardinfarktes soll in üblicher Weise durchgeführt werden. Die Indikation zur Thrombolyse ist wegen der Gefahr gleichzeitig bestehender Hirnblutungen oder eines mykotischen Aneurysmas sehr restriktiv zu stellen [3].

Pulmonale Intoxikationserscheinungen

Kokain kann durch Schädigung der Alveolarmembranen, Veränderungen der mikrovaskulären Permeabilität oder durch ein akutes Linksherzversagen zu einem perakuten Lungenödem führen [8]. Dieses bildet sich normalerweise innerhalb der nächsten 72 Stunden zurück. Die Therapie besteht in der Gabe von ▶ **Diuretika**, wobei manchmal eine vorübergehende Respiratorbehandlung notwendig ist. Crackraucher klagen häufig über produktiven Husten mit schwarzem Auswurf und Thoraxschmerzen. Im weiteren Verlauf ist mit dem Auftreten einer interstitiellen Pneumonitis oder einer Pleuritis zu rechnen, welche fibrotische Veränderungen zurücklassen können [1].

Hyperthermie

Kokain kann seltener als andere Psychostimulantien eine Hyperthermie verursachen [7, 8]. Diese ist in einigen Fällen von einer ▶ **Rhabdomyolyse** mit Nierenschädigung und Hyperkaliämie begleitet. Als Ursache werden sowohl eine dopaminvermittelte Störung der Thermoregulation als auch eine direkte Wirkung auf die Skelettmuskulatur diskutiert. Sowohl der katecholamininduzierte als auch der durch Epilepsien (siehe unten) noch zusätzlich gesteigerte Metabolismus kann bei gleichzeitig eingeschränkter Wärmeabgabe aufgrund der enormen Vasokonstriktion die Hyperthermieneigung noch zusätzlich unterstützen. Beim Verdacht auf eine Kokainintoxikation ist deshalb die Körperkerntemperatur wiederholt zu messen. Die Therapie besteht in der ▶ **physikalischen Kühlung** [8].

Neurologische und psychiatrische Intoxikationserscheinungen

Bei den psychiatrischen Komplikationen stehen neben der Angst, Agitiertheit und paranoiden Psychose für den Notfallmediziner vor allem die Depression mit stark ▶ **erhöhter Suizidalität** im Vordergrund [9]. Daraus resultierende Suizidversuche können die Patienten primär als Unfallopfer imponieren lassen. Bei den neurologischen Intoxikationserscheinungen handelt es sich um Kopfschmerzen, ▶ **Epilepsien**, fokale Symptome und Bewußtseinsverlust. Die Kopfschmerzen können erstes Symptom einer zerebralen Blutung sein, die als Folge der Hypertonie auch ohne vorbe-

▶ Bewußtseinsverlust

stehende AV-Malformation auftreten können [8, 9]. Die Epilepsien sind ausschließlich generalisiert, tonisch klonisch und meist selbstlimitierend. Das Auftreten eines Status epilepticus bedeutet jedoch höchste Alarmstufe, da dieser oft einem deletären Verlauf mit kardialer Dekompensation, Rhabdomyolyse und Hyperthermie vorausgeht. Der ▶ **Bewußtseinsverlust** kann passager im Sinne einer Synkope verlaufen oder als Koma imponieren. Im letzeren Fall liegen häufig zusätzlich fokale Symptome als Folge eines hämorrhagischen oder thromboembolischen Insultes vor [9]. Bei der Beurteilung der Bewußtlosigkeit ist immer daran zu denken, daß Kokain selbst in tiefer Dosierung zu lichtstarren weiten Pupillen führen kann. Eine eigentliche toxische Enzephalopathie ist bei Kokain sehr viel seltener als bei Amphetamin anzutreffen.

▶ Diazepam

Als Therapie der Wahl ist ▶ **Diazepam** anzusehen, das neben seiner antiepileptischen auch eine beruhigende Wirkung aufweist [8]. Durch Dämpfung des zentralen Sympathikus kann mit einer gewissen Erniedrigung von Blutdruck und Herzfrequenz gerechnet werden. Haldol und Chlorpromazin sollen hingegen wegen der Erniedrigung der Epilepsieschwelle, der arrhythmogenen Wirkung und der Gefahr, eine Hyperthermie auszulösen, nicht gegeben werden [16]. Ein Status epilepticus muß unter Umständen durch eine Barbituratintubationsnarkose durchbrochen werden [9].

Amphetamin

Als Amphetamine werden eine Vielzahl chemisch ähnlicher Substanzen bezeichnet, deren wichtigste Vertreter d-Amphetamin und d-Methamphetamin sind. Ursprünglich wurden diese Substanzen als verbesserte Variante des schleimhautabschwellenden Ephedrins entwickelt. Die begleitende erhöhte Wachheit, beschleunigtes Denken, erhöhtes Selbstvertrauen und innere Zufriedenheit machten es aber bald zu einem beliebten Aufputschmittel bei Soldaten und Fernfahrern [1].

Als somatische Nebenwirkungen treten in erster Linie eine Erhöhung von Blutdruck und Herzfrequenz auf [5]. Als Freizeitdroge wurden die Amphetamine von Kokain und MDMA („Ecstasy") abgelöst, wodurch Intoxikationen seltener wurden. Amphetamin ist eine hydrochlorierte schwache Base, welche peroral, intravenös oder subcutan verabreicht wird. Methamphetamin und die freie Base des Amphetamins („speed") werden auch geraucht. Die psychische Wirkung hält weitaus länger an als die von Kokain, nämlich 5 bis 6 Stunden und umfaßt erhöhte Wachsamkeit, Euphorie, verstärktes Selbstvertrauen, erhöhte mentale und physische Aktivität sowie Anorexie [5]. Die ▶ **Halbwertszeit** von 7 bis 30 Stunden ist wesentlich vom Urin-pH abhängig und kann deswegen durch Urinansäuerung mittels 1–5 g Vitamin C/24 h p.o. oder i.v. verkürzt werden. Methamphetamin wird zu Amphetamin metabolisiert und kann wie dieses im ▶ **Urin** während 2-4 Tagen nach Einnahme nachgewiesen werden [11]. Die Wirkung entfaltet Amphetamin über Katecholamine, welche einerseits durch erhöhte Ausschüttung und verminderte Wiederaufnahme andererseits durch Hemmung der Monoaminooxidase (MAO) präsynaptisch angehäuft werden.

▶ Halbwertszeit

▶ Urinnachweis

Intoxikationserscheinungen

Beim Amphetamin stehen die neurologisch-psychiatrischen Intoxikationserscheinungen im Vordergrund. Die sogenannte ▶ **Amphetaminpsychose**, welche meist erst nach wiederholtem Gebrauch auftritt, zeichnet sich durch Agitiertheit, Verwirrtheit, Halluzinationen und insbesondere Paranoia aus und basiert vermutlich auf einer übermäßigen Dopaminausschüttung [5]. ▶ **Zerebrale Blutungen** sind beschrieben und durch eine Kombination von erhöhtem arteriellem Blutdruck, toxischer zerebraler Vaskulitis und seltener vorbestehenden Gefäßmißbildungen verursacht. Epilepsien sind selten [1].

Daneben weist Amphetamin weitere somatische Intoxikationserscheinungen auf im Sinne eines ▶ **erhöhten Sympathikotonus** mit Hypertonie und Tachykardie, welche als Palpitationen wahrgenommen werden [5]. ▶ **Herzrhythmusstörungen** beruhen eher auf durch Koronarspasmen ausgelöste Myokardischämien als auf einer direkt toxischen Wirkung. Aufgrund des erhöhten Metabolismus kann es zu ▶ **Hyperthermien** kommen. Es wird auch eine direkte Amphetaminwirkung auf die

▶ Amphetaminpsychose

▶ Zerebrale Blutungen

▶ Erhöhter Sympathikotonus
▶ Herzrhythmusstörungen

▶ Hyperthermie

Tabelle 2
Amphetaminintoxikation

Organsystem	Symptome	Therapie
Herz-Kreislauf	Hypertonie	α-Blocker
	Tachykardie	ß-Blocker
	Rhythmusstörungen	Lidocain, Verapamil, ß-Blocker
Lunge	Kaum betroffen	
ZNS	Agitiertheit, paranoide Psychose	Benzodiazepine: Diazepam
	Insult (zerebrale Blutung)	Symptomatisch
Skelettmuskulatur	Rhabdomyolyse	Diuretika und Urin ansäuern
Thermoregulation	Hyperthermie	Physikalische Kühlung

Skelettmuskulatur postuliert, wie sie bei der malignen Hyperthermie bekannt ist. Fälle von Hyperthermie mit Rhabdomyolyse, disseminiert intravasaler Gerinnung und Nierenversagen sind beschrieben [1], aber wegen des zur Zeit weniger häufigen Gebrauchs selten. Es wird deshalb auf die entsprechende Klinik nach MDMA verwiesen.

Therapie

Da kein direktes Antidot zur Verfügung steht, ist die Therapie rein symptomatisch. Meist genügt eine leichte Sedation mit einem Benzodiazepin. Die arterielle Hypertonie spricht gut auf Phentolamin an [5]. Die renale Elimination läßt sich durch Urinansäuerung mittels Vitamin C (1–5 g) beschleunigen. Von einer Urinansäuerung wird aber im Falle einer Myoglobinurie wegen der Gefahr der Nierentubulusschädigung durch Präzipitatbildung abgeraten. Die Therapie der übrigen Intoxikationserscheinungen ist vergleichbar mit derjenigen nach MDMA.

MDMA – Ecstasy

MDMA (3,4-Methylendioxymethamphetamin, Ecstasy, XTC, Adam) ist eine der Hauptexponenten der als Designerdrogen bekannt gewordenen Amphetaminderivate. MDMA bewirkt durch Serotoninfreisetzung und als Serotoninwiederaufnahmehemmer eine ▶ **exzessive Zunahme des extrazellulären Serotonins**, die innerhalb von 24 Stunden von einem Serotoninabfall gefolgt wird. Zudem weist MDMA eine leichte dopaminerge Wirkung auf. Der Sympathikus wird vermutlich in erster Linie über eine zentrale antagonistische Alpha2-Wirkung aktiviert [13, 14].

MDMA wird in aller Regel in Tablettenform geschluckt. Die psychische Wirkung von 100 mg MDMA setzt 20 bis 60 Minuten nach Tabletteneinnahme ein und klingt nach 1 bis 2 Stunden wieder ab. Die somatischen und psychischen Nebenwirkungen halten hingegen 5 bis 6 Stunden an. Die ▶ **psychische Wirkung** ist durch ein gesteigertes Wohlbefinden mit erhöhter Kommunikationsbereitschaft, dem Gefühl tiefer Zufriedenheit und Entspanntheit bei gleichzeitig gesteigertem psychomotorischen Antrieb, erhöhtem Selbstvertrauen, verminderter Angst und Impulskontrolle gekennzeichnet. Somatische Nebenwirkungen treten als milde Hypertonie und Tachykardie sowie Trismus und Bruxismus, welcher sich in unmotivierten Kaubewegungen äußert, in Erscheinung [6, 13, 14]. Hyperthermien wurden nur im Zusammenhang mit erhöhter Umgebungstemperatur und meist wiederholter MDMA-Einnahme beobachtet. MDMA kann bis zu 48 Stunden nach Einnahme im ▶ **Urin** nachgewiesen werden.

MDMA-Intoxikationen treten vor allem bei Jugendlichen auf, die im Rahmen von Tanzveranstaltungen, sogenannten „raves", Ecstasy konsumieren [6, 13]. MDMA

▶ **Exzessive Zunahme des extrazellulären Serotonins**

▶ **Psychische Wirkung**

▶ **Urinnachweis**

Tabelle 3

MDMA-Intoxikation

Organsystem	Symptome	Therapie
Herz-Kreislauf	Hypertonie	α-Blocker, Ca-Antagonisten, (Clonidin)
	Tachykardie	ß-Blocker
Lunge	Kaum betroffen	
ZNS	Agitiertheit, Panickattacken, Psychose	Benzodiazepine
	Epilepsie	Diazepam, (Barbituratnarkose)
Skelettmuskulatur	Rhabdomyolyse	Diuretika und Kristalloide Urin alkalinisieren
Thermoregulation	Hyperthermie	Sedation, (Relaxation) Physikalische Kühlung, (Dantrolen)

▶ **Synkopen**

wird zur Erzielung einer längerdauernden psychischen Wirkung oft repetitiv eingenommen, was zu einer Kumulation der Nebenwirkungen führen kann [13]. Im Verhältnis zu seiner enormen Verbreitung sind Intoxikationen selten. Wenn sie allerdings auftreten, sind sie schwerwiegend [13]. Eine MDMA-Intoxikation ist gekennzeichnet durch ▶ **Synkopen** aufgrund kardialer Überlastung bei gleichzeitiger Hypovolämie. Gefürchtet sind die teilweise dramatischen Hyperthermien, welche von Epilepsien, disseminiert intravasaler Gerinnung und Nierenversagen begleitet sein können [6]. Obwohl diese infausten Verläufe sich nicht eigentlich von denjenigen unter Amphetamin unterscheiden, kam es dennoch erst mit Ecstasy zu einer solchen öffentlich beachteten Häufung. Dies mag einerseits mit der größeren Verbreitung, andererseits mit der ausgesprochen serotonergen Wirkung von MDMA zusammenhängen. Die Hyperthermie mit all ihren Zusatzmanifestationen wird verstärkt durch die hohe Umgebungstemperatur bei gleichzeitig ungenügender Flüssigkeitszufuhr, was für die angesprochenen „raves" typisch ist [6, 14].

Hyperthermie und Rhabdomyolyse

▶ **Serotonin: pyretisch**
▶ **Gesteigerter Metabolismus**

Die MDMA-induzierte Hyperthermie mit Kerntemperaturen von 40 bis 43° C basiert auf verschiedenen Mechanismen. Erstens wirken ▶ **Serotonin** und in einem schwächeren Maße auch Dopamin selbst pyretisch [6]. Zweitens wird der ▶ **Metabolismus** durch zentrale Steigerung des Sympathikus angeregt. Als drittes wird eine direkte Wirkung auf die Skelettmuskulatur, wie sie bei der Amphetamin-induzierten Hyperthermie bekannt ist, diskutiert. Die Therapie besteht neben der Gabe von Sauerstoff und der Sedation in der Kühlung mittels Kühldecken, kalten Infusionen und Magenspülungen. In einigen Fällen muß der Patient zudem relaxiert und beatmet werden. Obwohl nur ein einziger Halothan- und Koffeinkontraktionstest in der Literatur beschrieben ist und dieser zudem negativ ausfiel, wird von verschiedenen Autoren neben der physikalischen Kühlung auch der Einsatz von Dantrolen in üblicher Dosierung empfohlen [2].

Infauste Verläufe zeichnen sich durch das gleichzeitige Auftreten von Hyperthermie, Rhabdomyolyse mit Nierenversagen und disseminiert intravasaler Gerinnung aus.

Gefährliche Hyperthermien treten meist zusammen mit Epilepsien oder anderen zentralnervösen Störungen, Rhabdomyolyse, disseminiert intravasaler Gerinnung und Nierenversagen auf [6, 13, 17]. Die Kombination von Rhabdomyolyse und Gerinnungsstörung ist besonders schwerwiegend, da intramuskuläre Blutungen die Entstehung eines Kompartimentsyndroms fördern und damit die Rhabdomyolyse weiter unterhalten. Die Rhabdomyolyse wiederum führt über eine Myoglobinämie zu Nierenschäden und über eine Hyperkaliämie zu Herzrhythmusstörungen [2].

Kardiovaskuläre Intoxikationserscheinungen

▶ **Blutdruck- und Herzfrequenzanstieg**

MDMA bewirkt einen dosisabhängigen ▶ **Blutdruck- und Herzfrequenzanstieg** [6, 13]. Fokale Myokardnekrosen durch übermäßige Katecholaminwirkung dürften für die beobachteten ▶ **Herzrhythmusstörungen** verantwortlich sein. Lidocain soll wegen der Gefahr der Epilepsien nur mit Vorsicht eingesetzt werden. Die arterielle Hypertension spricht gut auf die Gabe von Phentolamin an, welches gegebenenfalls durch einen Betablocker zu ergänzen ist [6]. Obwohl noch keine Publikationen dazu vorliegen, darf angenommen werden, daß Clonidin einen positiven Effekt auf den erhöhten Sympathikotonus ausübt, da MDMA antagonistisch auf den zentralen Alpha2-Rezeptor wirkt.

Neurologische und psychiatrische Intoxikationserscheinungen

Von den zentralnervösen Komplikationen sind ▶ **Epilepsien** am häufigsten [13, 13]. Sie können das erste Symptom einer Ecstasyintoxikation mit nachfolgend infaustem Verlauf darstellen. Epilepsien sollen insbesondere bei gleichzeitiger Hyperthermie aggressiv mit Diazepam oder Barbituraten therapiert und der Patient intensiv überwacht und, falls erforderlich, intubiert werden [6].

Eine arterielle Hypertonie in Kombination mit einer Gerinnungsstörung kann zu ▶ **zerebralen Blutungen** mit fokalen oder größeren cortikalen Ausfällen im Sinne einer Dezerebration führen [13, 14]. Hyponatriämien, welche als Folge von unkontrollierter Zufuhr von freiem Wasser und erhöhter Vasopressinfreisetzung auftreten können, führen zu zerebralen Ödemen mit entsprechender Symptomatik. Eine Computertomographie kann in diesen Fällen Klarheit verschaffen [6].

Als psychiatrische Komplikationen treten Panikattacken, paranoide Psychosen und Depressionen auf, welche teilweise die eigentliche Drogenwirkung um Tage überdauern können, in der Folge jedoch meist spontan remittieren [13].

Varia

Die unter Ecstasy beobachtete ▶ **Niereninsuffizienz** dürfte in erster Linie Resultat der Myoglobinurie als Folge der Rhabdomyolyse sein [6, 13]. Die in der Literatur beschriebenen Elektrolytverschiebungen sind meist renal bedingt. Als weitere Ursachen werden Wasserintoxikationen und die Rhabdomyolyse selbst diskutiert. Die Therapie mit Kristalloiden und forcierter Diurese hat sich an die kardiale Situation anzupassen. Beim Vorliegen einer Myoglobinämie ist der Urin zu alkalisieren [6].

Ob es sich bei der nach MDMA beobachteten Hepatitis um ein eigenes Krankheitsbild handelt oder ob auch sie Folge der Trias Hyperthermie, Rhabdomyolyse und disseminiert intravasaler Gerinnung ist, spielt in der nachfolgenden Therapie eine untergeordnete Rolle [13].

Heroin

Durch Veresterung von Morphin erhält man Heroin, das sich durch einen schnelleren Wirkungseintritt auszeichnet. Heroin wird rasch zu 6-MAM (6-Mono-Acetylmorphin) und weiter zu Morphin abgebaut [4]. Die ▶ **Halbwertszeit** von Heroin beträgt 3 bis 20 Minuten, diejenige von Morphin 3 bis 6 Stunden. Die Hauptmetaboliten lassen sich bis zu 40 Stunden nach Einnahme im ▶ **Urin** nachweisen [11].

Heroinintoxikationen treten vor allem bei chronisch Heroinabhängigen, seltener bei Bodypackern auf. Die Ursache für unbeabsichtigte Überdosierung liegt meist in der sehr unterschiedlichen Reinheit der als Heroin eingenommenen Substanzen. Die psychische Wirkung zeichnet sich durch verminderte Empfindung innerer und äußerer Stimuli, Entspanntheit und verminderte Angst aus, die bei intravenöser Applikation noch von einer als „Kick" bezeichneten kurzfristigen Euphorie mit einem Gefühl der Wärme eingeleitet wird. Heroin führt rasch zu einer physischen und psychischen Abhängigkeit.

Das Absetzen oder Antagonisieren von Heroin mittels Naloxon in höheren Dosierungen führt zu ▶ **Entzugserscheinungen**. Diese treten etwa 8 bis 12 Stunden nach der letzten Dosis, respektive Minuten nach Antagonisieren auf und zeichnen sich durch tränende Augen, Nasentropfen, innere Unruhe, Schwitzen und Schlaflosigkeit aus. Nach weiteren 36 bis 60 Stunden gipfeln diese Entzugserscheinungen in Hypertonie, Tachykardie, Schüttelfrösten und Magenkrämpfen sowie Diarrhoe.

Tabelle 4
Heroinintoxikation

Organsystem	Symptome	Therapie
Herz-Kreislauf	Vermindertes Herzminutenvolumen	Katecholamine
Lunge	Lungenödem	Diuretika (Respirator)
ZNS	Bewußtseinseinschränkung bis Koma Hypoventilation	Naloxon Sauerstoffgabe
Skelettmuskulatur	Rhabdomyolyse	Diuretika und Kristalloide
Thermoregulation	Kaum betroffen	

Bewußtseinseinschränkung und Hypoventilation

▶ **Trias der Heroinintoxikation:**
• **Bewußtseinstrübung**
• **Hypoventilation**
• **Stecknadelkopfgroße Pupillen**

▶ **Zyanose**
▶ **Bradykardie, Hypotension**

▶ **Naloxon**

Mischintoxikationen sind bei Heroinkonsummenten häufig und betreffen Alkohol und Benzodiazepine, seltener Kokain.

▶ **Mischintoxikation**

Die Heroinintoxikation ist gekennzeichnet durch die ▶ **Trias** eingeschränktes Bewußtsein bis Bewußtlosigkeit, oberflächlichen Hypoventilation und stecknadelkopfgroße Pupillen. Es gilt zu beachten, daß die sogenannte Heroinintoxikation in beinahe der Hälfte der Fälle von gleichzeitigem Gebrauch anderer zentralnervös dämpfender Drogen wie Alkohol und Benzodiazepinen, seltener auch von Kokain begleitet ist [4, 10]. Als Zeichen der respiratorischen Hypoxie treten ▶ **Zyanose**, ▶ **Bradykardie** und ▶ **Hypotension** auf. Da Heroin im Gegensatz zu den oben beschriebenen Psychostimulantien mit Naloxon antagonisiert werden kann, ist die Behandlung in den meisten Fällen einfach durchführbar. Initial werden 0,2 bis 0,4 mg Naloxon i.v. verabreicht. Es gilt jedoch zu beachten, daß die Halbwertszeit von Naloxon nur 70 Minuten beträgt und damit wesentlich kürzer ist als diejenige von Heroin.

Der Patient sollte deswegen nach Möglichkeit über mindestens zwei Stunden beobachtet werden und die Naloxongabe, falls erforderlich, wiederholt werden. Bei unkooperativen, fluchtgefährdeten Patienten läßt sich die Gefahr des erneuten Auftretens von Intoxikationserscheinungen notfalls durch eine intramuskuläre Applikation entschärfen, da dadurch die Wirkdauer wesentlich erhöht wird [10]. ▶ **Naloxon** soll nach Möglichkeit in kleinen Dosen bis zum Erreichen einer suffizienten Atmung und Wiedererlangen des Bewußtseins gegeben werden, damit keine Entzugssymptomatik ausgelöst wird. Wenn eine solche dennoch eintritt, kann sie mit Clonidin behandelt werden. Falls der Patient nach Therapie mit Naloxon das Bewußtsein nicht wiedererlangt, ist an eine zusätzliche Alkohol- oder Benzodiazepinintoxikation zu denken. Bei Vorliegen eines Lungenödems oder von Herzrhythmusstörungen kann es sich um eine ▶ **Mischintoxikation** mit Kokain und Heroin handeln.

Rhabdomyolyse

In einigen Fällen treten neben der Atemdepression und der Bewußtlosigkeit auch Folgeschäden der anhaltenden Hypoxie sowie Lagerungsschäden auf. Die Entstehung solcher Folgeerkrankungen wird durch die analgetische Wirkung des Heroin zusätzlich gefördert. Am schwerwiegendsten ist eine Rhabdomyolyse in Kombination mit Nervenschädigungen [10]. Die nachfolgende Myoglobinämie führt zu fokalen Nekrosen in den ohnehin schon hypoxisch vorgeschädigten Organen, vor allem Herz und Nieren. Kardial führt dies neben einem verminderten Herzminutenvolumen zu Rhythmusstörungen, welche in üblicher Art und Weise zu behandeln sind. Renal kommt es zu einer Niereninsuffizienz bis hin zum Nierenversagen mit Spätfolgen [10]. Die Therapie der Myoglobinurie kann sich äußerst schwierig gestalten, da die Kristalloidtherapie mit forcierter Diurese kardial häufig schlecht toleriert wird.

▶ **Lungenödem**

Bei reinen Heroinintoxikationen wird ein ▶ Lungenödem vor allem bei tödlichen Verläufen gesehen und ist meist Folge der hypoxischen Lungenkapillar- und Myokardschädigung, seltener eines direkten toxischen Geschehens sei es durch Heroin selbst oder durch Verunreinigungen [4]. Meist ist neben der Diuretikatherapie eine vorübergehende Respiratorbehandlung von 1–2 Tagen angezeigt. Der komatöse Zustand birgt die Gefahr einer ▶ Aspirationspneumonie in sich, an die bei längerdauernder respiratorischer Insuffizienz zu denken ist [10].

▶ **Aspirationspneumonie**

Kardiale Notfälle

Neben der hypoxischen Schädigung des Myokards treten Notfallsituationen vor allem im Rahmen von Infekten im Sinne einer Endokarditis auf. Solche Infekte werden meist nach chronischem Heroinkonsum beobachtet und sind stark von einer sauberen Spritzentechnik und der sozialen Situation der Süchtigen abhängig.

Fragen zur Erfolgskontrolle

1. Worin besteht die Therapie der Ecstasy-induzierten Hyperthermie?

1. Sedation, Sauerstoffgabe, physikalische Kühlung, eventuell Muskelrelaxation und adjuvante Gabe von Dantrolen.

2. Weshalb kann Kokain Myokardischämien verursachen?

2. Kokain führt zu erhöhtem myokardialen O_2-Verbrauch durch Tachykardie und erhöhten Afterload, zu katecholamininduzierten Koronarspasmen und zu erhöhter Thrombozytenaggregation.

3. Wie sind kokaininduzierte Herzrhythmusstörungen zu behandeln?

3. Korrektur der Azidose und Elektrolytverschiebungen. Gabe von Kalziumantagonisten, wie Verapamil und eventuell Betablocker, wobei gleichzeitig Alphablocker appliziert werden sollten. Adjuvant: Nitrate, Sauerstoff und Sedation.

4. Worin besteht die Therapie des opiatinduzierten Komas?

4. Sauerstoff, Naloxon 0,2 bis 0,4 mg-weise. Im weiteren Verlauf eventuell Therapie des Entzugs mit Clonidin.

5. Wie kommt es unter Heroin zu einer respiratorischen Insuffizienz?

5. Zentrale Atemdepression, Hypoxische Lungenkapillarschädigung und Aspiration(spneumonie).

Literatur

1. Albertson TE, Walby WF, Derlet RW (1995) **Stimulant-induced pulmonary toxicity.** Chest 108:1140-1149
2. Callaway CW, Clark RF (1994) **Hyperthermia in psychostimulant overdose.** Ann Emerg Med 24:68-76
3. Chakko S, Myerburg RJ (1995) **Cardiac complications of cocaine abuse.** Clin Cardiol 18:67-72
4. Darke S, Zador D (1996) **Fatal heroin „overdose": a review.** Addiction 91:1765-1772
5. Derlet RW, Rice P, Horowitz BZ, Lord RV (1989) **Amphetamine toxicity: experience with 127 cases.** J Emerg Med 7:157-161
6. Dinse H (1997) **Ecstasy (MDMA)-Intoxikation, ein Überblick.** Anaesthesist 46:697-703
7. Hassan TB, Pickett JA, Durham S, Barker P (1996) **Diagnostic indicators in the early recognition of severe cocaine intoxication.** J Accid Emerg Med 13:261-263
8. Loper KA (1989) **Clinical toxicology of cocaine.** Med Toxicol Adverse Drug Exp 4:174-185
9. Lowenstein DH, Massa StM, Rowbotham MC, Collins HE, McKinney HE, Simon RP (1987) **Acute neurologic and psychiatric complications associated with cocaine abuse.** Am J Med 83:841-846
10. Quadri F, Russi E (1985) **Somatische Komplikationen des Opiatabusus.** Schweiz med Wschr 115:226-234
11. Roche Diagnostics Division Schweiz (1996) **Wissenswertes über Suchtmittel.** 3:1
12. Rump AFE, Theisohn M, Klaus W (1995) **The pathophysiology of cocaine cardiotoxicity.** Forensic Sci Int 71:103-115
13. Thomasius R, Schmolke M, Kraus D (1997) **MDMA („Ecstasy")-Konsum-ein Überblick zu psychiatrischen und medizinischen Folgen.** Fortschr Neurol Psychiat 65:49-61
14. Vollenweider FX, Liechti M, Gamma A, Huber Th, Gamma AG, Huber T (1998) **Psychological and cardiovascular effects and short-term sequelae of MDMA („Ecstasy") in MDMA-naive healthy volunteers.** Neuropsychopharmacology 19:241-251
15. Wetli CV, Rao A, Rao VJ (1997) **Fatal heroin body packing.** Am J Forensic Med Pathol 18:312-318
16. Williams RW, Kavanagh KM, Teo KK (1996) **Pathophysiology and treatment of cocaine toxicity: implications for the heart and cardiovascular system.** Can J Cardiol 12:1295-1301
17. Williams H, Dratcu L, Taylor R, Roberts M, Oyefeso A (1998) **„Saturday night fever": ecstasy related problems in a Londen accident and emergency department.** J Accid Emerg Med 15:322-326

aus: Der Anaesthesist 12/98, S. 1011–1020

Donat R. Spahn • Institut für Anästhesiologie • Urs Schanz • Departement Innere Medizin, Abt. für Hämatologie • Thomas Pasch • Institut für Anästhesiologie, Universitätsspital Zürich

Perioperative Transfusionskriterien

Transfusionskriterien sollen helfen, Bluttransfusionen sinnvoll einzusetzen. Sie sollen unnötige Bluttransfusionen verhindern, aber auch auf Situationen und Zustände aufmerksam machen, wo nach heutigem Wissen eine Bluttransfusion vorteilhaft erscheint. Die Bedeutung von Transfusionskriterien liegt darin, daß finanzielle Erwägungen, die möglichen Nebenwirkungen von Bluttransfusionen, aber auch die Risiken eines Verzichts auf eine Bluttransfusionen einen umsichtigen Einsatz dieser therapeutischen Maßnahme erfordern. Aus diesen Gründen ist bereits eine beträchtliche Anzahl von Empfehlungen und Guidelines zu diesem Thema veröffentlicht worden [1-5]. Ziel dieses Artikels ist es, diese Empfehlungen vorzustellen und zu analysieren, um schließlich zu einer aktuellen Synthese zu gelangen. Transfusionskriterien sollen nicht nur beschreiben, in welcher Situation eine Bluttransfusion angezeigt ist, sondern auch, welche Art von Erythrozytenkonzentraten gewählt werden soll: Buffy-coat frei, leukozytendepletiert oder bestrahlt. Dieser Artikel beschränkt sich auf die akute Anämie in der perioperativen oder peripartalen Phase, hämatologisch-onkologische Aspekte werden nur am Rande diskutiert. Bereits einführend soll festgehalten werden, daß ▶ Transfusionskriterien Empfehlungen darstellen, die keinen Weisungscharakter haben. Sie können aber helfen, das in der Bundesrepublik Deutschland neue Transfusionsgesetz hinsichtlich Indikation und Erfolgskontrolle auszulegen. Unter besonderen Bedingungen und in Einzelfällen ist ein vom Regelfall abweichendes Verhalten vorgesehen.

▶ **Transfusionskriterien**

In Einzelfällen kann von den empfohlenen Transfusionskriterien abgewichen werden.

Grundsätzlich basieren Überlegungen, welche zu Transfusionskriterien führen, auf zwei Annahmen [1]. Erstens: Chirurgische Patienten erleiden Komplikationen aufgrund einer verminderten Sauerstoff (O_2)-Transportkapazität bei einer verminderten Hämoglobinkonzentration; zweitens: Bluttransfusionen verhindern diese Komplikationen, indem sie die O_2-Transportkapazität erhöhen. Diese Annahmen erscheinen intuitiv einfühlsam, sind aber wissenschaftlich höchstens ansatzweise belegt. Umgekehrt gibt es experimentelle [6] und klinische Arbeiten [7, 8], die eine gewisse Ineffektivität von Bluttransfusionen belegen. Insbesondere länger als 15 Tage gelagerte Erythrozytenkonzentrate scheinen ungeeignet, die globale oder lokale O_2-Versorgung beim kritischkranken Patienten zu verbessern [7].

Die Frage nach einer Bluttransfusion stellt sich in der perioperativen Phase im allgemeinen während oder nach Blutverlusten. Damit ergeben sich zwei Aspekte in der Behandlung: Einerseits die Behandlung der Hypovolämie und andererseits die Korrektur einer zu tiefen Hämoglobinkonzentration. Zur Behandlung der ▶ Hypovolämie dient vorrangig die Infusion von Kristalloiden und Kolloiden, da eine normovoläme akute Anämie von der Mehrzahl aller Patienten gut toleriert wird. Die Kombination von Hypovolämie und ausgeprägter akuter Anämie hingegen stellt einen außerordentlich gefährlichen Zustand dar, den es zu vermeiden gilt. In den folgenden Überlegungen zu Transfusionskriterien soll immer eine Normovolämie vorausgesetzt werden, auch wenn dies nicht an allen Stellen explizit vermerkt ist.

▶ **Hypovolämie**

Es muß sowohl eine Hypovolämie behandelt als auch eine zu tiefe Hämoglobinkonzentration korrigiert werden.

Prof. Dr. D.R. Spahn • Institut für Anästhesiologie, Universitätsspital, Rämistraße 100, CH-8091 Zürich

Bisherige Empfehlungen

Transfusionskriterien sind von mehreren Gruppierungen erarbeitet und veröffentlicht worden [1-5]. Die in den verschiedenen Arbeiten beschriebenen Transfusionskriterien sind einander insofern relativ ähnlich, als sie sich aus einer minimalen Hämoglobinkonzentration und Zeichen einer beeinträchtigten O_2-Versorgung herleiten.

Die 1988 und 1992 veröffentlichten Transfusionskriterien enthalten eine Hämoglobinkonzentration von 7 g/dL als Schwelle, unter der bei den meisten Patienten eine Bluttransfusion angezeigt wäre [2, 3]. Die 1996 und 1998 veröffentlichten Arbeiten geben eine ▶ **minimale Hämoglobinkonzentration von 6 g/dL** an [1, 5]. Gemeinsam ist allen Veröffentlichungen, daß bei einer Hämoglobinkonzentration von über 10 g/dL eine Transfusion von Erythrozytenpräparaten nur in Ausnahmefällen indiziert ist. Innerhalb des Bereichs zwischen 6-7 g/dL und 10 g/dL wird eine Bluttransfusion bei Patienten mit dem Risiko einer myokardialen oder zerebralen Ischämie empfohlen [1, 3] oder, noch allgemeiner, bei Patienten, die aufgrund ihrer Begleiterkrankung ein erhöhtes Risiko einer Organischämie aufweisen [5] (Tabelle 1).

Auswirkungen einer zu tiefen Hämoglobinkonzentration

Neben der aktuellen Hämoglobinkonzentration als solcher sollen also besonders im Hämoglobinbereich von 6 bis 10 g/dL auf die durch eine allzu stark verminderte Hämoglobinkonzentration ausgelösten klinischen Zeichen geachtet werden. Als Auswirkungen einer allzu tiefen Hämoglobinkonzentration mit beeinträchtigter O_2-Versorgung gelten dabei ▶ **myokardiale oder zerebrale Ischämien**, veränderte Vitalparameter wie Tendenz zu Tachykardie und Hypotension trotz Normovolämie und Optimierung der Narkosetiefe und, wenn ein Pulmonaliskatheter liegt, gemäß einer Veröffentlichung des *College of American Pathologists* eine O_2-Extraktion von über 50%, ein gemischt-venöser O_2-Partialdruck (PvO_2) von weniger als 25 mmHg (3.3 kPa) und ein im Vergleich mit der Ausgangssituation um mehr als 50% gesunkener O_2-Verbrauch [5]. Auch ein starker Blutdruckabfall und ein beträchtlicher Anstieg der Herzfrequenz bei zwischenzeitlich stärkeren Blutverlusten geben Hinweise auf eine Hypovolämie oder, wenn eine solche ausgeschlossen ist, auf eine für den individuellen Patienten zu tiefe Hämoglobinkonzentration.

Die Feststellung, daß eine Hämoglobinkonzentration von unter 6 oder 7 g/dL bei den meisten Patienten eine Bluttransfusion nötig macht, impliziert, daß eine Bluttransfusion rein aufgrund der erniedrigten Hämoglobinkonzentration verabreicht werden darf, ohne daß weitere Begründungen im Sinne klinischer Zeichen einer beeinträchtigten O_2-Versorgung notwendig wären. In allen bisherigen Veröffentlichungen wird aber expressis verbis betont, daß trotz Unterschreiten der unteren Hämoglobinkonzentration (6 oder 7 g/dL) nicht in jedem Fall eine Bluttransfusion verabreicht werden soll, sofern keine klinischen Zeichen einer beeinträchtigten O_2-Versorgung vorliegen. Dies ist von ausserordentlicher Bedeutung, da es viele Patienten gibt, bei denen eine Hämoglobinkonzentration von 6 g/dL gefahrlos unterschritten werden kann. Voraussetzung ist allerdings eine permanente Überwachung durch einen erfahrenen Anästhesisten.

In einer verantwortungsbewußten Entscheidungsfindung für oder gegen eine Bluttransfusion spielen demzufolge bei einer Hämoglobinkonzentration von <10 g/dL veränderte Vitalparameter und Zeichen einer beeinträchtigten O_2-Versorgung eine entscheidende Rolle. Damit erlangt das Monitoring potentieller Manifestationen einer beeinträchtigten O_2-Versorgung des Körpers oder einzelner Organe eine entscheidende Bedeutung.

Gesamtorganismus

Die O_2-Versorgung kann global für den gesamten Organismus oder lokal für ein einzelnes Organ beeinträchtigt sein. Vitalparameter, welche nach Ausschluß einer Hypovolämie und Optimierung der Anästhesie die Qualität der globalen O_2-Versorgung widerspiegeln, sind die ▶ **Stabilität der Hämodynamik**, charakterisiert durch einen adäquaten Blutdruck und Herzfrequenz sowie das Fehlen von ausgeprägten Blutdruckabfällen oder Tachykardien bei stärkeren Blutverlusten. Bei Patienten mit

Pulmonaliskatheter wurde in einer Veröffentlichung des *College of American Pathologists* auch eine O_2-Extraktion von über 50%, ein gemischt-venöser O_2-Partialdruck (PvO_2) von weniger als 25 mmHg (3.3 kPa) und ein im Vergleich mit der Ausgangssituation um mehr als 50% gesunkener O_2-Verbrauch als Parameter beschrieben, welche eine globale O_2-Mangelversorgung anzeigen [5].

► **Transfusionskriterium: O_2-Extraktion > 50%**

In verschiedenen Arbeiten wurde gezeigt, daß eine ► **O_2-Extraktion von über 50%** eine weitgehende Ausschöpfung der Kompensationsmechanismen bedeutet [9-13]. Somit kann diejenige Hämoglobinkonzentration, bei welcher eine auf über 50% erhöhte O_2-Extraktion gemessen wurde, als kritisch für einen individuellen Patienten angesehen werden. In dieser Situation ist ohne Zweifel eine Bluttransfusion angezeigt.

In Empfehlungen des *College of American Pathologists* wird ein PvO_2 < 25 mmHg (3.3 kPa) als eine Transfusionsindikation genannt [5]. Dieser Wert erscheint allerdings zu tief. Es wird indirekt auf die Arbeit von Moss und Mitarbeiter [10] verwiesen, in der ein PvO_2 < 25 mmHg erst nach dem hämodynamischen Kollaps erreicht wurde. Deshalb erscheint ein ► **PvO_2 < 32 mmHg** ein besser begründetes und sichereres Transfusionskriterium [11]. In der Studie von Trouwborst und Mitarbeiter wurden Schweine progressiv normovoläm hämodiluiert, und der O_2-Verbrauch begann im Mittel bei einem PvO_2 von 32 mmHg zu sinken.

► **Transfusionskriterium: PvO_2 < 32 mmHg**

Wie eingangs erwähnt, können eine erhöhte O_2-Extraktionsrate und ein erniedrigter PvO_2 nur bei Patienten, die mit einem Pulmonaliskatheter monitorisiert sind, als Transfusionskriterien verwendet werden.

Auch ein im Vergleich mit der Ausgangssituation um mehr als 50% gesunkener O_2-Verbrauch [5] stellt eine eindeutige Transfusionsindikation dar. Dieser Zahlenwert erscheint ebenfalls zu hoch, da wiederum indirekt auf die Arbeit von Moss und Mitarbeitern [10] Bezug genommen wird, in der der O_2-Verbrauch aber erst nach dem hämodynamischen Kollaps vermindert war. Deshalb eignet sich ein Abfall der O_2-Verbrauchs, zumindest in dieser Größenordnung, in der klinischen Medizin nicht als Transfusionskriterium, sondern jeder relevante Abfall des O_2-Verbrauchs sollte den Verdacht erwecken, daß die O_2-Versorgung des Organismus ungenügend ist, sei dies aufgrund eines tiefen Herzminutenvolumens oder aufgrund einer allzu tiefen Hämoglobinkonzentration. Allerdings sinkt der O_2-Verbrauch bei der normovolämen Hämodilution erst bei sehr tiefen Hämoglobinkonzentrationen [12]. Diese sind niedriger als die Schwelle für den Anstieg der O_2-Extraktionsrate oder den Abfall des PvO_2 [11]. Zusätzlich sind die vielseitige Beeinflussung des O_2-Verbrauchs eines anästhesierten Patienten und die meßtechnischen Probleme bei der Bestimmung des O_2-Verbrauchs zu beachten. Die Anästhesietiefe, der Grad der Muskelrelaxation und die Körpertemperatur beeinflussen alle den O_2-Verbrauch. Ein Abfall des O_2-Verbrauchs kann also nur dann als hinweisend auf eine möglicherweise zu tiefe Hämoglobinkonzentration gewertet werden, wenn er nicht anderweitig erklärbar ist. Will man einen ► **Abfall des O_2-Verbrauchs** überhaupt als Transfusionskriterium heranziehen, müsste jeder nicht anderweitig erklärbare Abfall in der Größenordnung von 10% genügen (Tabelle 1).

► **Transfusionskriterium: Abfall des O_2-Verbrauchs > 10%**

Einzelne Organe

Neben Vitalparametern, welche Hinweise auf ein global ungenügende O_2-Versorgung liefern können (Tabelle 1), soll auch das Gleichgewicht von O_2-Angebot und O_2-Verbrauch von verschiedenen Organen überwacht werden. Myokardiale und zerebrale Ischämien zu vermeiden, ist dabei von vorrangiger Bedeutung.

► **Myokardiale Ischämie**

Eine ► **myokardiale Ischämie** kann mittels 5-Ableitungs-EKG mit kontinuierlicher Überwachung der ST-Strecke in Ableitung II und V5 oder in seltenen Fällen mittels tranösophagealer Echokardiographie erfaßt werden. Eine neu aufgetretene ► **ST-Strecken-Senkung um mehr als 0,1 mV** oder eine neue ► **ST-Strecken-Hebung um mehr als 0,2 mV** über eine Dauer von mindestens 1 Minute gelten dabei als Ischämiezeichen. Während fortgeschrittener normovolämer Hämodilution treten vorwiegend ST-Strecken-Senkungen auf, was auf subendokardiale Ischämien hindeutet. Diese lassen sich im allgemeinen durch eine Anhebung der Hämoglobinkonzentration um 1–2 g/dL zuverlässig behandeln [14]. Die kontinuierliche ST-Strecken-Überwachung der Ableitungen II und V5 ist die klinisch wichtigste Methode, um

► **ST-Strecken-Senkung um mehr als 0,1 mV**
► **ST-Strecken-Hebung um mehr als 0,2 mV**

Tabelle 1
Allgemeine Transfusionskriterien bei normovolämen Patienten (modif. nach [1-3, 5])

Hämoglobinkonzentration < 6 g/dL *
  * Ohne hämodynamische Instabilität und ohne Zeichen einer beeinträchtigten O_2-Versorgung
kann auf eine Bluttransfusion verzichtet werden.

Hämoglobinkonzentration 6–10 g/dL mit Zeichen einer beeinträchtigten O_2-Versorgung
  A) Gesamtorganismus
           Ausgeprägte Tachycardie und Hypotension bei Blutverlust
           O_2-Extraktion > 50%
           PvO_2 < 32 mmHg (4.3 kPa)
           VO_2-Abfall (nicht anderweitig erklärlich, >10%)

  B) Einzelne Organe
           Mykardiale Ischämie (Neue ST-Senkung > 0,1 mV, neue ST-Hebung > 0,2 mV, neue Wand-
           bewegungsstörung im TEE)
           Zustand nach schwerem Schädelhirntrauma
           Zerebrale Ischämie

Hämoglobinkonzentration >10 g/dL: Indikation zur Bluttransfusion kaum gegeben

Bei Fieber und Sepsis oder bei schwer beeinträchtigter Lungenfunktion können diese Grenzwerte
individuell auch höher angesetzt werden.

PvO_2 = gemischt-venöser O_2-Partialdruck, VO_2= O_2-Verbrauch, TEE = Transösophageale Echokardiographie

Myokardischämien festzustellen [15]. Allerdings lassen sich mit diesen 2 Ableitungen nicht alle mittels einer kompletten 12-Kanalregistrierung feststellbarer Myokardischämien nachweisen. London und Mitarbeiter berichteten 1988, daß mit den Ableitungen II und V5 80% der mittels 12-Kanal-EKG erfaßbaren Myokardischämien nachzuweisen waren [16]. Mit neueren Monitoren, die eine automatische ST-Strecken-Analyse ermöglichen, lassen sich eine Sensitivität von bis zu 78% und eine Spezifität von bis zu 89% erzielen, wenn das Holter-EKG als Vergleichsstandard verwendet wird [17].

Neben dem EKG wird auch die ▶ **transösophageale Echokardiographie** zur intraoperativen Überwachung der Herzfunktion und zum myokardialen Ischämiemonitoring eingesetzt. Ob sie dem EKG wirklich überlegen ist in bezug auf die Früherkennung von Myokardischämien bei tiefen Hämoglobinwerten, ist bisher unklar. In einer kürzlich veröffentlichten Studie wurde festgestellt, daß im Rahmen der Herzchirurgie Myokardischämien mittels transösophagealer Echokardiographie und EKG beinahe simultan festgestellt wurden [18]. Die gleichzeitige und kontinuierliche Überwachung der EKG-Ableitungen II und V5 stellt also die wichtigste Methode zur Entdeckung von Myokardischämien dar.

Die Überwachung der O_2-Versorgung des Hirns und der Splanchnikusorgane ist gegenüber derjenigen des Herzens bedeutend schwieriger. Grundsätzlich kann die zerebrale O_2-Versorgung mittels jugularvenöser Oxymetrie und der Berechnung von arterio-jugular-venösen O_2- und Lactat-Differenzen, mittels evozierter Potentiale und (nicht-invasiven) Sättigungsmessungen beurteilt werden. Diese Methoden sind aber alle in ihrer klinischen Anwendbarkeit deutlich eingeschränkt und eignen sich nicht für ein Routine-Monitoring der zerebralen O_2-Versorgung. Es gilt allerdings zu beachten, daß auch die zerebrale O_2-Versorgung über einen weiten Hämoglobinbereich aufrechterhalten ist, auch beim Vorliegen von krankhaften Carotisveränderungen oder bei experimentell induzierten zerebralen Läsionen oder Hirnödem. Wegen der mangelnden Überwachungsmöglichkeit im Einzelfall und der Unmöglichkeit, regionale O_2-Mangelversorgungen sicher zu erfassen, empfiehlt sich allerdings bei Patienten mit vorbestehender zerebralen oder zerebrovaskulären Erkrankungen oder nach schwerem Schädelhirntrauma, eine leicht höhere Hämoglobinkonzentration als sonst als Transfusionskriterium zu wählen.

▶**Transösophageale Echokardiographie**

Die kontinuierliche Überwachung der EKG-Ableitungen II und V5 stellt die wichtigste Methode zur Entdeckung von Myokardischämien dar. Die Überwachung der O_2-Versorgung des Hirns und der Splanchnikusorgane ist schwieriger.

Auch die Splanchnikusorgane sind bezüglich ihrer Toleranz für tiefe Hämoglobinwerte schwierig zu überwachen. Die Magenmukosa-Tonometrie ist geeignet, Zustände verminderter Splanchnikusdurchblutung qualitativ zu erkennen. Bei der normovolämen akuten Anämie ist die Splanchnikusdurchblutung allerdings erhöht und die Magenmukosa-Tonometrie demzufolge klinisch nicht geeignet, die kritische Hämoglobinkonzentration bei einem individuellen Patienten zu monitorisieren. Beeinträchtigungen von Splanchnikusorganen aufgrund einer akuten normovolämen Anämie sind allerdings kaum zu erwarten [19], und ein spezielles Monitoring dieser Organe während Phasen einer erniedrigten Hämoglobinkonzentration ist deshalb im allgemeinen nicht erforderlich.

Der Einfluß eines beeinträchtigten Gasaustausches auf die akute Anämietoleranz ist kaum untersucht, außer daß während normovolämer Hämodilution bei unveränderter Beatmung der arterielle O_2-Partialdruck (PaO_2) beim Menschen signifikant ansteigt [20, 21]. Trotzdem scheint es gerechtfertigt, bei schwer eingeschränktem Gasaustasch mit tiefen PaO_2-Werten leicht höhere Hämoglobinkonzentrationen als sonst als Transfusionskriterium zu wählen, ebenso wie bei Zuständen eines erhöhten O_2-Verbrauchs. Diese Empfehlung erscheint intuitiv richtig, ist aber keineswegs mit Untersuchungsdaten belegt.

Art der Erythrozythenkonzentrate

Buffy-coat-freie Erythrozytenkonzentrate (mit oder ohne additive Lösung)

▶ **Buffy-coat-freie Erythrozytenkonzentrate** sind heute das Standardpräparat in weiten Teilen Europas. Sie enthalten weniger als 1,2 x 10^9 Leukozyten. Während herkömmlicherweise buffy-coat-freie Erythrozytenkonzentrate nach Zentrifugieren und Entfernung des buffy-coats in 40–70 ml autologem Plasma resuspendiert werden, werden buffy-coat-freie Erythrozytenkonzentrate in additiver Lösung mit 80-100 ml einer solchen Lösung versehen. Additive Lösungen enthalten nebst NaCl, Glucose und Adenin meistens Mannitol. Durch eine Verbesserung des Energiehaushalts und der Membranstabilität wird eine längere Lagerfähigkeit erzielt.

Leukozytendepletierte Erythrozytenkonzentrate

▶ **Leukozytendepletierte Erythrozytenkonzentrate** enthalten weniger als 5 x 10^6 Leukozyten. Die Indikationen für leukozytendepletierte Erythrozytenkonzentrate sind in Tabelle 2 zusammengefaßt. Trotz einer eindrücklichen Reduktion an postoperativen Infektionen nach Tumoroperationen bei Verwendung von leukozytendepletierten Erythrozytenkonzentraten an Stelle von buffy-coat-freien Erythrozytenkonzentraten wie zum Beispiel in einer Untersuchung von Jensen und Mitarbeitern [22], gilt eine Tumoroperation heute (noch) nicht als allgemein akzeptierte Indikation für leukozytendepletierte Erythrozytenkonzentrate [5, 23]. Auch der Einsatz von leukozytendepletierten Erythrozytenkonzentraten bei ▶ **HIV-positiven Patienten** wird nicht allgemein als indiziert erachtet [5, 23], obwohl es Hinweise in der Literatur gibt, daß der weitere Verlauf einer HIV-Erkrankung durch eine nicht leukozytendepletierte Erythrozytentransfusion kompromittiert wird [23]. Die Transfusion von nicht sicher Cytomegalievirus (CMV)-seronegativen, nicht leukozytendepletierten Erythrozytenkonzentraten kann bei CMV-seronegativen Schwangeren eine CMV-Infektion verursachen. Der Foetus kann ebenfalls infiziert werden, was zu schweren Missbildungen führen kann. Aus diesem Grund wird empfohlen, Schwangeren mit unbekanntem oder negativem CMV-Serostatus entweder CMV-seronegative oder leukozytendepletierte Erythrozytenkonzentrate zu transfundieren [5, 23] (Tabelle 2).

In einer kürzlich veröffentlichten Arbeit wurden die Mortalität und die Inzidenz von postoperativen Infektionen nach Transfusion von buffy-coat-freien und leukozytendepletierten Erythrozytentransfusion bei ▶ **herzchirurgischen Eingriffen** bei über 900 Patienten prospektiv randomisiert untersucht [24]. Patienten, welche leukozytendepletierte Erythrozytenkonzentrate erhielten, hatten eine signifikant tiefere Mortalität (3.5% vs. 7.8%) und eine geringere Inzidenz von postoperativen Infekten, insbesondere, wenn mehr als 3 Erythrozytenkonzentrate transfundiert wur-

---

Marginalien (linke Spalte):

▶ **Buffy-coat-freie Erythrozytenkonzentrate**

▶ **Leukozytendepletierte Erythrozytenkonzentrate**

Durch die Verwendung von leukozytendepletierten Erythrozytenkonzentraten konnten die postoperativen Infektionen reduziert werden.

▶ **HIV-positive Patienten**

Schwangeren mit unbekanntem oder negativem CMV-Serostatus sollten entweder CMV-seronegative oder leukozytendepletierte Erythrozytenkonzentrate transfundiert werden.

▶ **Herzchirurgische Eingriffe**

Tabelle 2

Indikationen für leukozytendepletierte Erythrozytenkonzentrate (modif.nach [5, 23])

- Autologe und allogene Knochenmarks- und Stammzellempfänger
- Aplastische und hypoplastische Anämien
- Transfusionsbedürftige chronische Anämien
- Myelodysplastische Syndrome
- Leukämien
- Wiederholte schwere nicht-hämolytische Transfusionsreaktionen
- Alternative zu CMV-seronegativen Erythrozytenkonzentraten bei CMV-seronegativen Patienten mit:
  - Schwer eingeschränkter zellulärer Immunabwehr
  - HIV-Infektion
  - Vor und nach Organtransplantation
  - Schwangerschaft *
- Intrauterine Transfusion
- Neugeborene und Kleinkinder, jünger als 12 Monate

** Oder bei unbekanntem CMV-Serostatus*

den (22.5% vs. 31.4%). Trotz diesem günstigeren postoperativen Verlauf gilt ein herzchirurgischer Eingriff heute (noch) nicht als Indikation für leukozytendepletierte Erythrozytenkonzentrate (Tabelle 2). Eine generelle Umstellung auf leukozytendepletierte Erythrozytenkonzentrate wird allerdings zur Zeit in verschiedenen europäischen Ländern erwogen und ist bereits für 1999 in England und der Schweiz beschlossen.

Bestrahlte Erythrozytenkonzentrate

Erythrozytenkonzentrate werden mit 25-30 Gy bestrahlt. In der Regel werden dazu leukozytendepletierte Erythrozytenkonzentrate verwendet. Die Indikationen für bestrahlte Erythrozytenkonzentrate sind in Tabelle 3 zusammengefaßt. Autologe und allogene Knochenmarks- und Stammzellempfänger sowie die intrauterine Transfusion stellen eine Indikation sowohl für leukozytendepletierte als auch für bestrahlte Erythrozytenkonzentrate dar. Für diese Fälle sind daher bestrahlte leukozytendepletierte Erythrozytenkonzentrate unumgänglich (was nicht als entweder-oder zu verstehen ist).

Spezialsituationen

Neugeborene

Neugeborene in einer Intensivstation erhalten in einem hohen Prozentsatz Bluttransfusionen. Häufig sind diagnostische Blutentnahmen eine wichtige Ursache für die Transfusionsbedürftigkeit [5]. Zur Einschränkung der Bluttransfusionen sind deshalb Maßnahmen zur Begrenzung der diagnostischen Blutentnahmen von grosser Bedeutung.

Neugeborene weisen mit 80-85 ml/kg in bezug auf ihr Körpergewicht ein höheres Blutvolumen auf als Erwachsene (65-70 ml/kg), obwohl das absolute Blutvolumen gegenüber einem Erwachsenen viel geringer ist. Auch bei vermeintlich geringen Blutverlusten ist deshalb größer Wert auf die Aufrechterhaltung der Normovolämie zu legen. Die Normalwerte der Hämoglobinkonzentration sind bei Neugeborenen (15-20 g/dL) höher als bei Erwachsenen (12,5-17 g/dL), und auch die Auswirkungen einer individuell zu tiefen Hämoglobinkonzentration weichen von den Symptomen bei Erwachsenen ab. So können ▶ **Episoden von Apnoe** (Atemstillstand >15 s) und Bradykardien (Herzfrequenz <80/min), eine anhaltende ▶ **Tachykardie** (Herzfrequenz > 180/min) respektive ▶ **Tachypnoe** (Atemfrequenz >80/min) oder eine ungenügende Gewichtszunahme Ausdruck einer zu tiefen Hämoglobinkonzentration sein [5].

Bei Neugeborenen in einer Intensivstation sind diagnostische Blutentnahmen eine wichtige Ursache für die Transfusionsbedürftigkeit.

Neugeborene weisen mit 80-85 ml/kg in Bezug auf ihr Körpergewicht ein höheres Blutvolumen auf als Erwachsene (65-70 ml/kg).

Bei Neugeborenen weichen die Symptome einer zu tiefen Hämoglobinkonzentration von denen bei Erwachsenen ab.

▶ **Episoden von Apnoe**
▶ **Tachykardie , Tachypnoe**

Tabelle 3
Indikationen für bestrahlte Erythrozytenkonzentrate (modifiziert nach [5])

- Autologe und allogene Knochenmarks- und Stammzellempfänger
- Intrauterine Transfusion
- Neugeborene < 1'200 g
- Schwere kombinierte oder zelluläre Immundefektsyndrome (z.B. Wiscott-Aldrich, Di George)
- Gerichtete Blutspenden von Blutsverwandten
- Patienten unter oder nach Therapie mit Purinanalogen (z.B. Fludarabin)
- M. Hodkin unter Chemotherapie und gleichzeitiger grossvolumiger Bestrahlung
- Empfänger von Organtransplantaten mit ausgeprägter Immunsuppression (v.a. nach totaler Lymphknotenbestrahlung)

Die Transfusionskriterien sind in Tabelle 4 zusammengefaßt. Das Prinzip ist demjenigen der Erwachsenen ähnlich. Auch hier bestehen die Transfusionskriterien aus einer Kombination von Hämoglobinkonzentrationen und klinischen Symptomen, welche auf eine möglicherweise beeinträchtigte O_2-Versorgung hinweisen.

Kinder und Jugendliche

Kinder und Jugendliche tolerieren in der Regel extrem tiefe Hämoglobinkonzentrationen.

Kinder und Jugendliche ohne schwere Begleiterkrankungen tolerieren im allgemeinen extrem tiefe Hämoglobinkonzentrationen ohne jegliche Probleme, vorausgesetzt, daß die Normovolämie gewahrt bleibt [12]. Grundsätzlich gelten bei Kindern und Jugendlichen ähnliche Transfusionskriterien wie bei Erwachsenen, es ist aber zu erwarten, daß die Zeichen einer ungenügenden O_2-Versorgung erst bei sehr tiefen Hämoglobinkonzentrationen erreicht werden und daß deshalb häufig auch bei Unterschreiten einer Hämoglobinkonzentration von 6 g/dL keine echte Transfusionsindikation besteht.

Häufig besteht bei Unterschreiten einer Hämoglobinkonzentration von 6 g/dL keine echte Transfusionsindikation.

Ältere Patienten

Auch Patienten in fortgeschrittem Alter (>65 Jahre) tolerieren eine normovoläme akute Anämie erstaunlich gut [12, 20, 21]. Grundsätzlich sollen deshalb auch bei älteren Patienten dieselben Transfusionskriterien wie bei jüngeren Erwachsenen ange-

Tabelle 4
Transfusionskriterien bei Neugeborenen (modifiziert nach [5])

- Hämoglobinkonzentration < 7 g/dL
- Hämoglobinkonzentration < 8 g/dL und einer der folgenden Zustände:
  1. Episoden von Apnoe oder Bradykardie (>10 Episoden pro 24 h oder >2 Episoden, welche eine Maskenbeatmung erfordern)
  2. Anhaltende Tachykardie (Hf < 180/min) oder Tachypnoe (Af < 80/min)
  3. Ungenügende Gewichtszunahme über mehrere Tage (< 10 g/d trotz 420 kJ/kg x d)
  4. Mildes RDS (FiO2 < 0.35, IMV mit Paw < 6 cm H2O)
  5. Schädelhirntrauma mit Neurointensivtherapie

- Hämoglobinkonzentration <10 g/dL und moderates RDS (FiO_2 > 0,35, IMV mit Paw von 6-8 cm H2O)
- Hämoglobinkonzentration <12 g/dL und schweres RDS (FiO_2 > 0,50, IMV mit Paw > 8 cm H2O)

Bei Fieber und Sepsis können diese Grenzwerte individuell auch höher angesetzt werden.

Hf = Herzfrequenz, Af = Atemfrequenz, RDS = respiratory distress syndrome, FiO_2 = inspiratorische O_2-Fraktion, IMV = intermittent mandatory ventilation, Paw = Atemwegsdruck

wendet werden. Bei einzelnen Patienten könnten zwar Zeichen einer ungenügenden O_2-Versorgung bereits bei einer höheren Hämoglobinkonzentration erreicht werden als bei jüngeren Patienten, es muss allerdings betont werden, daß das Alter weder die individuelle Reaktion auf eine akute normovoläme Hämodilution [20] noch die Reaktion auf eine Bluttransfusion [8] signifikant beeinflusst.

Schwangere

Da das Plasmavolumen während der Schwangerschaft stärker ansteigt als die Erythrozytenmaße, entwickelt sich eine physiologische Hämodilution, und erst eine Hämoglobinkonzentration <10 g/dL wird als Schwangerschaftsanämie bezeichnet. Spezielle Transfusionsrichtlinien sind deshalb für Schwangere nicht erforderlich. Wie bereits erwähnt, ist zu berücksichtigen, daß bei CMV-seronegativen Schwangeren oder Schwangeren, deren CMV-Serostatus unbekannt ist, CMV-seronegative respektive leukozytendepletierte Erythrozytenkonzentrate angezeigt sind [5, 23].

Intra- vs. postoperative Phase

Grundsätzlich gelten die erörterten ► **Transfusionskriterien** intra- und postoperativ. Im allgemeinen ist aber zu erwarten, daß die Zeichen einer beeinträchtigten O_2-Versorgung postoperativ bei einer höheren Hämoglobinkonzentration auftreten als intraoperativ. Dies kann auf einen höheren O_2-Verbrauch, eine möglicherweise beeinträchtigte Oxygenierung und eine weniger streng kontrollierte Hämodynamik mit Phasen von Tachykardie und Hypotension zurückgeführt werden.

Ebenso gilt es zu beachten, ob ein Patient postoperativ auf einer Überwachungsstation oder einer Normalstation liegt. Ein kontinuierliches Monitoring auf einer Überwachungsstation erlaubt es auch dort minimale Hämoglobinkonzentrationen zu tolerieren, solange keine Zeichen einer beeinträchtigten O_2-Versorgung bestehen. Auf einer Normalstation, wo in der Regel keine kontinuierliche Überwachung der Vitalparameter möglich ist, können je nach lokaler apparativer, organisatorischer und personeller Situation eher höhere Hämoglobinkonzentrationen angezeigt sein. Dies geht von der Annahme aus, daß eine höhere Hämoglobinkonzentration einen Sicherheitsgewinn oder einen sonstigen Vorteil für den Patienten darstellen würde, was allerdings in keiner Untersuchung nachgewiesen worden wäre. Im Gegenteil, die einzige bisher publizierte prospektive randomisierte Studie, welche eine postoperative Behandlungsstrategie mit Hämoglobinzielkonzentrationen von 7–9 g/dL mit einer solchen von 10–12 g/dL verglichen hat, wies keine Unterschiede bezüglich postoperativer Morbidität oder Mortalität nach [25].

Logistische Betrachtungsweise

Neben den beschriebenen medizinischen Transfusionskriterien spielen noch weitere Faktoren eine wichtige Rolle in der Entscheidungsfindung für oder gegen eine Bluttransfusion wie die **Erfahrung des Anästhesisten und des Chirurgen**, die Vorhersagbarkeit des Blutverlusts, die Stärke der momentanen respektive der erwarteten Blutung sowie logistische Voraussetzungen wie der Zeitbedarf einer Hämoglobinkonzentrationsbestimmung oder die Lieferzeit für ein Erythrozytenkonzentrat.

Zusammenfassung

Bei einer Hämoglobinkonzentration von <6 g/dL ist eine Bluttransfusion grundsätzlich gerechtfertigt. Ohne Zeichen einer beeinträchtigten O_2-Versorgung (Tabelle 1) darf allerdings auch bei einer Hämoglobinkonzentration von <6 g/dL auf eine Bluttransfusion verzichtet werden. Bei einer Hämoglobinkonzentration zwischen 6 und 10 g/dL ist eine Bluttransfusion dann indiziert, wenn Zeichen einer ungenügenden O2-Versorgung vorliegen (Tabelle 1). Bei einer Hämoglobinkonzentration von >10 g/dL ist in kaum einer klinischen Situation eine Bluttransfusion notwendig. Allerdings ist nicht ausgeschlossen, daß es einzelne Patienten gibt, die bereits bei einer Hämoglobinkonzentration von >10 g/dL Zeichen einer beeinträchtigten O_2-Versorgung aufweisen, so daß auch in diesem Fall eine Bluttransfusion angezeigt sein kann.

Neben der Frage, ob und wann eine Bluttransfusion angezeigt ist, gilt es sich immer auch zu überlegen, welches Blutprodukt ob buffy-coat-freie, leukozytendepletierte oder bestrahlte Erythrozytenkonzentrate verwendet werden sollen.

Neben diesen Transfusionskriterien spielen auch die Oxygenierungsfähigkeit und der O_2-Bedarf des Patienten, die Erfahrung des Anästhesisten und des Chirurgen, die Vorhersagbarkeit des Blutverlusts, die Stärke der momentanen respektive der erwarteten Blutung sowie logistische Voraussetzungen wie der Zeitbedarf einer Hämoglobinkonzentrationsbestimmung oder die Lieferzeit für ein Erythrozytenkonzentrat eine wichtige Rolle in der Entscheidungsfindung für oder gegen eine Bluttransfusion.

Fragen zur Erfolgskontrolle

1. Was sind die 3 Grundprinzipien der perioperativen Transfusionskriterien?

Bei einer Hämoglobinkonzentration > 10 g/dL ist kaum je eine Bluttransfusion angezeigt, 2.) bei einer Hämoglobinkonzentration < 6 g/dL ist meist eine Bluttransfusion angezeigt (eine Bluttransfusion ist aber auch dann nicht obligatorisch, wenn keine Zeichen einer beeinträchtigten O_2-Versorgung vorliegen) und 3.) im Hämoglobinbereich von 6-10 g/dL ist eine Transfusionsindikation gegeben, wenn Zeichen einer beeinträchtigten O_2-Versorgung vorliegen.

2. Was sind die 3 Zeichen einer beeinträchtigten O_2-Versorgung des Gesamtorganismus?

1. Ausgeprägte Tachycardie und Hypotension bei Blutverlust,
2. VO_2-Abfall (nicht anderweitig erklärlich, > 10%) und
3. bei Vorliegen eines Pulmonaliskatheters eine O_2-Extraktion > 50% und ein PvO_2 < 32 mmHg (4.3 kPa).

3. Was sind die 3 Zeichen der myokardialen Ischämie?

1. Neue ST-Stenkungen > 0,1 mV,
2. neue ST-Hebungen > 0,2 mV und
3. neue Wandbewegungsstörungen in der Transösophagealen Echokardiographie

4. Welches Blut soll Schwangeren transfundiert werden?

Schwangere mit negativem CMV-Serostatus oder Schwangere mit unbekanntem CMV-Serostatus sollen als Alternative zu CMV-seronegativen Erythrozytenkonzentraten mit leukozytendepletierten Erythrozytenkonzentraten transfundiert werden.

5. Welches Blut soll Knochenmarks- und Stammzellempfängern transfundiert werden?

Bestrahlte und leukozytendepletierte Erythrozytenkonzentrate.

6. Welches sind die 3 klinischen Zeichen einer beeinträchtigten O_2-Versorgung bei Neugeborenen?

1. Episoden von Apnoe oder Bradykardie,
2. Anhaltende Tachykardie oder Tachypnoe und
3. eine ungenügende Gewichtszunahme über mehrere Tage.

Literatur

1. A Report by the American Society of Anesthesiologists Task Force on Blood Component Therapy (1996) **Practice guidelines for blood component therapy.** Anesthesiology 84:732-47
2. Consensus Conference (1988) **Perioperative red blood cell transfusion.** JAMA 260:2700-3
3. American College of Physicians (1992) **Practice strategies for elective red blood cell transfusion.** Ann Intern Med 116:403-6
4. Stehling L, Luban NL, Anderson KC, Sayers MH, Long A, Attar S, Leitman SF, Gould SA, Kruskall MS, Goodnough LT, et a (1994) **Guidelines for blood utilization review.** Transfusion 34:438-48
5. Simon TL, Alverson DC, AuBuchon J, Cooper ES, DeChristopher PJ, Glenn GC, Gould SA, Harrison CR, Milam JD, Moise KJ, Rodwig FR, Sherman LA, Shulman IA, Stehling L (1998) **Practice parameter for the use of red blood cell transfusions: developed by the Red Blood Cell Administration Practice Guideline Development Task Force of the College of American Pathologists.** Arch Pathol Lab Med 122:130-8
6. Fitzgerald RD, Martin CM, Dietz GE, Doig GS, Potter RF, Sibbald WJ (1997) **Transfusing red blood cells stored in citrate phosphate dextrose adenine-1 for 28 days fails to improve tissue oxygenation in rats.** Crit Care Med 25:726-32
7. Marik PE, Sibbald WJ (1993) **Effect of stored-blood transfusion on oxygen delivery in patients with sepsis.** JAMA 269:3024-9
8. Casutt M, Seifert B, Pasch T, Schmid ER, Turina MI, Spahn DR (1999) **Factors influencing the individual effects of blood transfusion on oxygen delivery and oxygen consumption.** Crit Care Med (in press)

9. Wilkerson DK, Rosen AL, Gould SA, Sehgal LR, Sehgal HL, Moss GS (1987) **Oxygen extraction ratio: a valid indicator of myocardial metabolism in anemia.** J Surg Res 42:629-34

10. Moss GS, DeWoskin R, Rosen AL, Levine H, Palani CK (1976) **Transport of oxygen and carbon dioxide by hemoglobin-saline solution in the red cell-free primate.** Surg Gyn Obst 142:357-62

11. Trouwborst A, Tenbrinck R, van Woerkens EC (1990) **Blood gas analysis of mixed venous blood during normoxic acute isovolemic hemodilution in pigs.** Anesth Analg 70:523-9

12. Spahn DR, Leone BJ, Reves JG, Pasch T (1994) **Cardiovascular and coronary physiology of acute isovolemic hemodilution: a review of nonoxygen-carrying and oxygen-carrying solutions.** Anesth Analg 78:1000-21

13. van Woerkens EC, Trouwborst A, van Lanschot JJ (1992) **Profound hemodilution: what is the critical level of hemodilution at which oxygen delivery-dependent oxygen consumption starts in an anesthetized human?** Anesth Analg 75:818-21

14. Spahn DR, Smith RL, Veronee CD, McRae RL, Hu W, Menius AJ, Lowe JE, Leone BJ (1993) **Acute isovolemic hemodilution and blood transfusion: Effects on regional function and metabolism in myocardium with compromised coronary blood flow.** J Thorac Cardiovasc Surg 105:694-704

15. Kreimeier U, Messmer K (1996) **Hemodilution in clinical surgery: state of the art 1996.** World J Surg 20:1208-17

16. London MJ, Hollenberg M, Wong MG, Levenson L, Tubau JF, Browner W, Mangano DT (1988) **Intraoperative myocardial ischemia: localization by continuous 12-lead electrocardiography.** Anesthesiology 69:232-41

17. Leung JM, Voskanian A, Bellows WH, Pastor D (1998) **Automated electrocardiograph ST segment trending monitors: Accuracy in detecting myocardial ischemia.** Anesth Analg 87:4-10

18. Comunale ME, Body SC, Ley C, Koch C, Roach G, Mathew JP, Herskowitz A, Mangano DT (1998) **The concordance of intraoperative left ventricular wall-motion abnormalities and electrocardiographic S-T segment changes: Association with outcome after coronary revascularization.** Anesthesiology 88:945-954

19. Zollinger A, Hager P, Singer T, Friedl HP, Pasch T, Spahn DR (1997) **Extreme hemodilution due to maßive blood loss in tumor surgery.** Anesthesiology 87:985-7

20. Spahn DR, Schmid ER, Seifert B, Pasch T (1996) **Hemodilution tolerance in patients with coronary artery disease who are receiving chronic beta-adrenergic blocker therapy.** Anesth Analg 82:687-94

21. Spahn DR, Zollinger A, Schlumpf RB, Stöhr S, Seifert B, Schmid ER, Pasch T (1996) **Hemodilution tolerance in elderly patients without known cardiac disease.** Anesth Analg 82:681-6

22. Jensen LS, Kissmeyer Nielsen P, Wolff B, Qvist N (1996) **Randomised comparison of leucocyte-depleted versus buffy-coat-poor blood transfusion and complications after colorectal surgery.** Lancet 348:841-5

23. Napier A, Chapman JF, Forman K, Kelsey P, Knowles SM, Murphy MF, Williamson LM, Wood JK, Kinsey S, Murphy W, Pamphilon D, Warwick R (1998) **Guidelines on the clinical use of leucocyte-depleted blood components.** Transfusion Med 8:59-71

24. van de Watering LMG, Hermans J, Houbiers JGA, van den Borek PJ, Bouter H, Boer F, Harvey MS, Huysmans HA, Brand A (1998) **Beneficial effects of leukocyte depletion of transfused blood on postoperative complications in patients undergoing cardiac surgery : A randomized clinical trial.** Circulation 97:562-568

25. Hebert PC, Wells G, Marshall J, Martin C, Tweeddale M, Pagliarello G, Blajchman M (1995) **Transfusion requirements in critical care. A pilot study.** Canadian Critical Care Trials Group. JAMA 273:1439-44

Anhang

In einer bahnbrechenden Studie haben Hébert und Mitarbeiter den Einfluss verschiedener Transfusionstrigger auf Mortalität und Morbidität von kritisch kranken Patienten untersucht [1]. In dieser prospektiven, randomisierten Studie wurden 838 Patienten mit einem Hämoglobin (Hb) von < 9 g/dL eingeschlossen. Die häufigsten Primärdiagnosen waren respiratorische Erkrankungen (29%), kardiale Erkrankungen (20%) und Trauma (20%). Die Patienten wurden gemäss Studienprotokoll restriktiv (Hb < 7.0 g/dL) oder liberal (Hb < 10 g/dL) transfundiert. Dies führte zu unterschiedlichen Hb-Werten (8.5 ± 0.7 vs. 10.7 ± 0.7 g/dL), zu einer unterschiedlichen Anzahl transfundierter Einheiten Blut (2.6 ± 4.1 vs. 5.6 ± 5.3 Einheiten) und zu einem unterschiedlichen Prozentsatz von Patienten, die während der Studie überhaupt nicht transfundiert wurden (33% vs. 0%). Die 30 Tage Mortalität war in der restriktiven Gruppe (tiefes Hb) 18.7% und in der liberalen Gruppe (hohes Hb) 23.3%. Die Mortalität während der gesamten Hospitalisation war in der restriktiven Gruppe mit 22.2% ebenfalls tiefer als in der liberalen Gruppe mit 28.1%. In 2 Untergruppen war die Verminderung der Mortalität durch eine restriktive Transfusionsstrategie besonders ausgeprägt: Bei Patienten unter 55 Jahren und bei Patienten mit einem APACHE II Score von < 20. Zudem war die Inzidenz von Organversagen in der liberalen Gruppe höher als in der restriktiven wie auch das Auftreten von Herzinfarkt, Lungenödem und ARDS. Interessanterweise wurden ähnliche Resultate kürzlich auch nach Herzchirurgie [2] und bei sehr alten Patienten (mittleres Alter: 80 ± 9 Jahre) [3] beschrieben.

Demzufolge führt auch in der postoperativen Phase eine liberale Transfusionsstrategie mit höheren Hb-Werten *nicht* zu einem verbesserten Outcome. Die zusätzlichen Bluttransfusionen können den Outcome der Patienten sogar *beeinträchtigen*.

Literatur

1. Hebert PC, Wells G, Blajchman MA, Marshall J, Martin C, Pagliarello G, Tweeddale M, Schweitzer I, Yetisir E, and the Transfusion Requirements in Critical Care Investigators for the Canadien Critical Care Trials Group (1999) **A multicenter, randomized, controlled clinical trial of transfusion requirements in critical care.** N Engl J Med 340:409-17
2. Spiess BD, Ley C, Body SC, Siegel LC, Stover EP, Maddi R, M DA, Jain U, Liu F, Herskowitz A, Mangano DT, Levin J (1998) **Hematocrit value on intensive care unit entry influences the frequency of Q-wave myocardial infarction after coronary artery bypass grafting.** J Thorac Cardiovasc Surg 116:460-7
3. Carson JL, Duff A, Berlin JA, Lawrence VA, Poses RM, Huber EC, Ohara DA, Noveck H, Strom BL (1998) **Perioperative blood transfusion and postoperative mortality.** JAMA 279:199-205

aus: Der Anaesthesist 1/99, S. 41–50

Uwe Schwarz • Anästhesie-Abteilung, Universitäts-Kinderklinik Zürich

Intraoperative Flüssigkeitstherapie bei Säuglingen und Kleinkindern

Die Zusammensetzung des Körpers und die Funktion der Organe unterliegen nach der Geburt einem großen Wandel.

Die Anästhesie von Säuglingen und Kleinkindern stellt durch die besonderen Anforderungen an die Anästhesieführung häufig eine Herausforderung für den Anästhesisten dar. Hierbei ist die Flüssigkeitstherapie als integraler Bestandteil des intraoperativen Managements entscheidend wichtig. Kinder können normalerweise große Schwankungen in der Flüssigkeits- und Elektrolytzufuhr ausgleichen. Je kleiner oder kranker sie aber sind, desto exakter muß die Flüssigkeitstherapie dem Kind angepaßt werden. Die Zusammensetzung des Körpers und die Funktion der Organe unterliegen nach der Geburt einem großen Wandel. Das Gesamtkörperwasser reicht von 90% des Körpergewichts beim Frühgeborenen bis zu 55% beim Erwachsenen, das extrazelluläre Volumen nimmt von 60% auf 20% ab. Der Hämoglobingehalt kann sich in den ersten drei Monaten halbieren, bevor er langsam wieder ansteigt. Auch die Nierenfunktion muß sich nach der Geburt erst entwickeln. Dies alles hat zur Folge, daß die Flüssigkeitstherapie dem Alter des Kindes sehr differenziert angepaßt werden muß.

Definitionen

Im Weiteren werden folgende allgemeingültige Definitionen verwendet:
- Frühgeburt: Geburt ≤ 37. SSW
- Neugeborenes: 1.-28. Lebenstag
- Säugling: 1.-12. Monat
- Kleinkind: 1.-6. Lebensjahr

Physiologie

Die Flüssigkeitskompartimente

Die Zusammensetzung des Körpers ändert sich im Verlauf des Lebens erheblich. Sowohl der ▶ **gesamte Anteil des Wassers am Gewicht des Körpers** wie auch die Verteilung der Flüssigkeiten ändern sich [1-3, 6].

▶ **Gesamtkörperwasser**

Gesamtkörperwasser (TBW)

Vom Neugeborenen bis zum Erwachsenen sinkt der prozentuale Gehalt des Körpers an Wasser erheblich.

Das TBW in % des Körpergewichts beträgt:
- Bis 90%   beim Frühgeborenen
- 80%   beim Termingeborenen
- 65%   beim Säugling
- 55-60%   beim Erwachsenen

Dr. med. Uwe Schwarz • Anästhesie-Abteilung, Universitäts-Kinderklinik Zürich
Steinwiesstrasse 75, CH-8031 Zürich

Extrazelluläre Flüssigkeit (ECV)

► **Extrazelluläre Flüssigkeit**

Die Verteilung zwischen intra- und ► **extrazellulärem Volumen** ändert sich ebenfalls beim älter werden. Das ECV wird proportional zum Körpergewicht immer kleiner. Säuglinge haben vor allem einen größeren Anteil an interstitieller Flüssigkeit. Das intravasale Volumen ändert sich weniger.

Das ECV in % des Körpergewichts beträgt:
- Bis 60%   beim Frühgeborenen
- 40%   beim Säugling
- 20%   beim Erwachsenen

► **Verteilungsvolumen**

> - Durch das große ECV haben Säuglinge ein größeres ► **Verteilungsvolumen**. Daher wird bei einem wasserlöslichen Medikament eine größere Initialdosis pro Kilogramm Körpergewicht zum Erreichen eines bestimmten Plasmaspiegels benötigt.

Blutvolumen

► **Blutvolumen**

Wie das Gesamtkörperwasser und das extrazelluläre Volumen nimmt auch das ► **Blutvolumen** ab.

Das Blutvolumen beträgt pro kg Körpergewicht:
- 95 ml   beim Frühgeborenen
- 85 ml   beim Termingeborenen
- 80 ml   beim Säugling und Kleinkind
- 70 ml   beim Erwachsenen

Flüssigkeitsbilanz bei Säuglingen und Kleinkindern

Säuglinge und Kleinkinder haben einen höheren Flüssigkeitsumsatz und -bedarf als Erwachsene.

Säuglinge und Kleinkinder haben gegenüber dem Erwachsenen größere Flüssigkeitsverluste und eine größere metabolische Aktivität. Hieraus ergeben sich ein höherer Flüssigkeitsumsatz und Flüssigkeitsbedarf. Der erhöhte Flüssigkeitsumsatz kommt zustande durch:

► **Insensible Wasserverluste (IWL)**

- Größere ► **insensible Wasserverluste (IWL)** als beim Erwachsenen durch eine größere alveoläre Ventilation, eine größere Körperoberfläche im Verhältnis zum Gewicht und eine speziell beim Frühgeborenen dünne, gut durchblutete Haut. Verstärkt werden diese Verluste bei Fieber, durch Wärmelampen, Phototherapie etc. [6].

► **Urinvolumen**

- Ein gegenüber dem Erwachsenen erhöhtes ► **Urinvolumen** pro Kilogramm Körpergewicht. Die Konzentrationsfähigkeit der Nieren ist beim Neugeborenen begrenzt. Erwachsenenwerte werden erst im Alter von 6 Monaten erreicht. Ein Säugling unter 3 Monaten kann sich deshalb nur ungenügend gegen eine unzureichende Flüssigkeitszufuhr schützen.

► **Stoffwechselrate**

- Eine gegenüber dem Erwachsenen erhöhte ► **Stoffwechselrate**. Ein zwei Monate alter Säugling verbraucht z.B. 500 kJ/kg/Tag, manchmal sogar mehr. Ein Erwachsener verbraucht weniger als die Hälfte. Da der Flüssigkeitsbedarf proportional zum Energiebedarf ist (etwa 100 ml Wasser pro 400 kJ) verbraucht ein Säugling für die erhöhte Stoffwechselrate auch mehr Flüssigkeit als ein Erwachsener [3, 4].

> - Säuglinge benötigen bis 6 ml/kg/h Flüssigkeitszufuhr, Kinder und Erwachsene etwa 1,5-2 ml/kg/h [1, 6].
> - Zu geringe Flüssigkeitszufuhr führt beim Säugling schneller zu einer Dehydrierung.

Nierenfunktion

Frühgeborene

Die Nieren Frühgeborener sind unreif.

Bis zur 34. SSW haben die Nieren Frühgeborener noch nicht die volle Anzahl Nephrone. Die Glomeruli sind in der 34.-35. SSW zwar voll entwickelt, der renal-vaskuläre Widerstand ist aber hoch. Der renale Blutfluß und die glomeruläre Filtrationsrate nehmen nur langsam zu und die Reifung der Tubuli ist verzögert [5]. Folgen sind:

- Bei parenteraler Flüssigkeitszufuhr kommt es schneller zu einer Volumenüberlastung.
- Glukosurie und leichte Proteinurie (bei bis zu 20% der Frühgeborenen) kommen vor [6].
- Die Bikarbonatkonzentration ist beim Frühgeborenen mit 16-20 mmol/l niedriger als beim termingeborenen Säugling oder Kleinkind mit 19-21 mmol/l bzw. 24-28 mmol/l. Außerdem ist die Möglichkeit Säuren auszuscheiden und damit die renale Kompensation einer Azidose vermindert. Auch respiratorisch kommt es zu keiner vollen Kompensation.

- **Das Frühgeborene ist anfälliger auf eine Volumenbelastung mit der Gefahr von Lungenödem und Persistenz eines offenen Ductus arteriosus Botalli.**
- **Frühgeborene haben physiologischerweise einen niedrigeren pH (7,36 ± 0,03) als ältere Kinder.**

Termingeborene in den ersten Lebenstagen

Ein gesunder am Termin geborener Säugling besitzt nach der Geburt eine ähnliche Anzahl Nephrone wie ein Erwachsener. Die Nephrone sind jedoch noch klein und funktionell unreif. Der renale Blutfluß und die ▶ **glomeruläre Filtrationsrate (GFR)** sind wegen des hohen renalen Widerstandes noch klein. Sie betragen nach der Geburt 25-30% der Erwachsenenwerte [6]. Die tubuläre Funktion ist ebenfalls noch unreif. Die Kreatininkonzentration entspricht derjenigen der Mutter (100-130 (μmol/l) [3].

Die niedrige GFR und damit geringe Clearance limitiert die Möglichkeit, eine Volumenbelastung zu korrigieren oder hohe Elektrolyt- oder Medikamentenkonzentrationen, die von der renalen Clearance abhängen, zu eliminieren [6].

Obwohl Neugeborene wegen des größeren Verteilungsvolumens teilweise eine größere Initialdosis eines Medikamentes benötigen, muß das ▶ **Dosierungsintervall** wegen der geringeren GFR gegenüber dem Erwachsenen verlängert werden. Neben der geringen renalen Clearance ist bei Früh- und Neugeborenen bei gewissen Medikamenten natürlich auch die unreife Leberfunktion für eine verlängerte Halbwertszeit verantwortlich.

- **Die Urinproduktion beträgt während der ersten 24 Stunden 0,2-1,0 ml/kg/h.**
- **In den ersten Lebenstagen besteht eine erhöhte Gefahr der Volumenüberlastung.**
- **Die Halbwertszeit von Medikamenten ist in den ersten Lebenstagen verlängert.**
- **Auch Säuglinge mit folgenden Krankheiten haben eine Verminderung der GFR und renalen Clearance [6]:**
  - **Zustand nach Hypoxie**
  - **Zustand nach Hypothermie**
  - **Kongestivem Herzfehler**
  - **Respiratory distress-Syndrom**
  - **Hyperbilirubinämie**

Termingeborene nach der ersten Lebenswoche

Nach einigen Tagen kommt es zu einem Abfall des renal-vaskulären Widerstandes [4]. Die GFR steigt rasch an. Sie erreicht nach etwa 14 Tagen 50% und nach einem Jahr 100% der Erwachsenenwerte [6]. Mit dem Abfallen des renal-vaskulären Widerstandes und der Zunahme der GFR nimmt die Urinmenge zu.

Die hohe Urinmenge und der hohe Anabolismus bei geringer Muskelmasse im Verhältnis zum Gewicht führen dazu, daß die ▶ **Kreatininkonzentration** nach der ersten Lebenswoche mit etwa 40 μmol/l niedriger als beim Erwachsenen liegt.

Die ▶ **tubuläre Funktion** ist beim Neugeborenen weniger reif als die glomeruläre Funktion. Sie erreicht ihre maximale Funktion erst mit 2-3 Jahren [6]. Die Möglichkeit des Säuglings das glomeruläre Filtrat durch Sekretion oder Rückresorption zu verändern ist deshalb beschränkt.

▶ Glomeruläre Filtrationsrate (GFR)

Renaler Blutfluß und glomeruläre Filtrationsrate sind nach der Geburt klein.

▶ Dosierungsintervall

Nach den ersten Lebenstagen kommt es zu einem Abfall des renal-vaskulären Widerstandes. Die GFR steigt rasch an.

▶ Kreatininkonzentration

▶ Tubuläre Funktion

Dies hat einige Folgen:

- Trotz einer milden Hyponatriämie scheiden Neugeborene weiter Salz aus. Die Unfähigkeit zur tubulären Natriumrückresorption kann besonders bei dehydrierten Säuglingen zu Hypoosmolarität und damit zu Lethargie, Krämpfen und Koma führen [6].
- Glukosurie und Proteinurie können vorkommen.
- Die Nierenschwelle für Bikarbonat und entsprechend die Serumkonzentration (19-21 mmol/l) liegen niedriger als beim Erwachsenen [3, 6].

> - **Am Ende der ersten Lebenswoche beträgt die Urinmenge 2-5 ml/kg/h [3].**
> - **Neugeborene nach der ersten Lebenswoche sind „Salzverlierer".**
> - **Zu hohe Glukosezufuhr muß vermieden werden. Sie kann zur Glukosurie und über eine osmotische Diurese zu schwerer Dehydrierung führen.**

Hämoglobinkonzentration

Die Sauerstoffsättigung und der Sauerstoffpartialdruck in der Nabelvene sind beim Feten mit 72% bzw. 4,2 kPa im Vergleich zu arteriellen Werten beim Erwachsenen (99-100% bzw. 9,5-13,5 kPa) sehr niedrig [5]. Intrauterin wird deshalb ein hoher Hämoglobingehalt benötigt um das Sauerstoffangebot an die Peripherie zu gewährleisten. Die Hämoglobinkonzentration des Neugeborenen ist deshalb noch hoch. Während der ersten Lebenswochen sinkt der Hämoglobingehalt und steigt erst nach etwa dem 3. Monat wieder an. Ursächlich sind an diesem physiologischen Hämoglobinrückgang beteiligt:

- Leicht verkürzte Erythrozytenüberlebenszeit
- Anfänglich verminderte Erythropoese
- Rasche Gewichtszunahme des Kindes mit entsprechender Vermehrung des Blutvolumens

> - **Hämoglobinkonzentration beim Neugeborenen ca. 200 g/l (160-240 g/l) (Hämatokrit = Hkt 60%).**
> - **Mit drei Monaten Hämoglobin häufig kaum über 100 g/l (Hkt 30%).**
> - **Bei Frühgeborenen fällt die Hämoglobinkonzentration rascher ab und erreicht tiefere Werte.**

Bei der Geburt liegen 60-90% des Hämoglobins als ▶ **fetales Hämoglobin** vor. Dieses hat eine höhere Affinität zum Sauerstoff als das Hämoglobin Erwachsener [4]. Erst ab dem 6. Lebensmonat kommt es durch einen wieder ansteigenden Hämoglobingehalt und den Ersatz des fetalen Hämoglobins durch adultes Hämoglobin zu einem kontinuierlich besseren Sauerstoffangebot ans Gewebe [4]. Beides, der Anteil an fetalem Hämoglobin und der zeitweise niedrige totale Hämoglobingehalt führen zu einem limitierten Sauerstoffangebot ans Gewebe beim Neugeborenen und Säugling. Da Neugeborene und Säuglinge aber einen hohen Sauerstoffverbrauch im Verhältnis zum Körpergewicht haben, ergibt sich eine sehr geringe Hypoxietoleranz.

> - **Neugeborene und Säuglinge haben eine besonders geringe Hypoxietoleranz.**

Proteinkonzentration

Die Proteinkonzentration nimmt mit dem Alter zu. Neugeborene und Säuglinge, besonders aber Frühgeborene haben deshalb gegenüber dem Erwachsenen eine Hypoproteinämie. Die Bindungskapazität der Proteine ist zudem bis ins Säuglingsalter reduziert [2]. Dies führt zu veränderter Pharmakokinetik und Pharmakodynamik von Medikamenten. Zusätzlich kann es durch endogene Substanzen über kompetitive Verdrängung zu einer weiteren Störung der Proteinbindung von Medikamenten kommen. Dies ist zum Beispiel bei einer Hyperbilirubinämie der Fall.

Perioperatives Flüssigkeitsmanagement

Nüchternzeiten

Klare Flüssigkeit bis 2 Stunden vor der Anästhesieeinleitung.

Zu Nüchternzeiten im Kindesalter gibt es verschiedene Schemata und Empfehlungen. Die Empfehlungen für die Nüchternzeit für feste Nahrung sind sehr unterschiedlich. Je nach Alter des Kindes reichen sie von 4 Stunden bis 8 Stunden und mehr. Konsistent ist inzwischen hingegen die Meinung, daß „klare Flüssigkeit" in jedem Alter bis 2 Stunden vor der Anästhesieeinleitung angeboten werden kann und soll [1, 4[. Nüchternzeiten von über sechs Stunden sind beim gesunden Kind nicht mehr zu rechtfertigen. Durch zu lange Nüchternzeiten werden die Kinder durstig, das Risiko von Hypoglykämien kann erhöht werden, die Magensaftsekretion steigt.

Flüssigkeitsbedarf

Bei der Berechnung des intraoperativen Flüssigkeitsbedarfs von Kindern müssen folgende Punkte beachtet werden [6, 7]:

- Erhaltungsbedarf
    - Kontinuierlicher Ersatz der „normalen" Verluste
- Präoperatives Defizit
    - Flüssigkeitsdefizit durch präoperative Nüchternzeit
    - Anderweitige präoperative Flüssigkeitsdefizite
- Intraoperativer Korrekturbedarf
    - Extrazellulärer Flüssigkeitsverlust als Resultat der Operation, unter anderdurch Gewebstrauma, Drittraumverluste, Evaporation durch offene Körperhöhlen oder große nicht bedeckte Hautareale.
- Chirurgisch bedingte Blutverluste

Intraoperativer Grundbedarf

Flüssigkeit. Der Grundbedarf an Flüssigkeit errechnet sich intraoperativ aus Erhaltungsbedarf plus dem Ersatz des Defizits aus der präoperativen Nüchternzeit. Das aus der Nüchternzeit errechnete Defizit kann zum Beispiel über 3 Stunden ersetzt werden. Die eine Hälfte über die erste Stunde, in der 2. und 3. Stunde je ein weiteres Viertel.

> - Intraoperativer Grundbedarf = (Nüchternzeit + Operationsdauer)
>   x stündlichem Erhaltungsbedarf [6, 7].

Der Erhaltungsbedarf kann anhand des Körpergewichts mit einem Schema errechnet werden, das die relativ größere Körperoberfläche bei kleinen Kindern berücksichtigt [3]. Geeignet ist hier die ▶„4-2-1-Regel".

▶„4-2-1-Regel"

Berechnung des Erhaltungsbedarfs nach „4-2-1-Regel":
- 4 ml/kg/h   für die ersten 10 kg
- 2 ml/kg/h   für jedes kg über 10 kg
- 1 ml/kg/h   für jedes kg über 20 kg

Diese Regel gilt nicht für:
- Neugeborene in den ersten 2-3 Lebenstagen (Erhaltungsbedarf 2-3 ml/kg/h).
- Untergewichtige Neugeborene in den ersten Lebenswochen (Erhaltungsbedarf 5-7 ml/kg/h).
- Frühgeborene (bei sehr kleinen Frühgeborenen Erhaltungsbedarf bis über 8 ml/kg/h).

Glukose wird intraoperativ nicht generell benötigt.

Glukose. Glukose wird intraoperativ nicht generell benötigt [1, 4]. In folgenden Fällen soll Glukose intraoperativ aber zugeführt werden:
- Bei Frühgeborenen
- Bei untergewichtigen Neugeborenen
- Bei Säuglingen diabetischer Mütter

• Bei Kindern mit Diabetes
• Bei Kindern mit präoperativ parenteraler Ernährung

Die Deckung des intraoperativen Grundbedarfs erfolgt in diesen Fällen mit einer isotonen, leicht glukosehaltigen Salzlösung. Wichtig ist auf jeden Fall, daß der Glukosespiegel intraoperativ regelmäßig kontrolliert wird [1].

Zu hohe Glukosezufuhr kann hingegen in jedem Fall gefährlich sein. Sie führt zu Hyperglykämie und damit zu osmotischer Diurese. Bei Hyperglykämie ist außerdem die Asphyxietoleranz vermindert und bei Frühgeborenen kann es über eine osmotische Zelldehydrierung zu intraventrikulären Blutungen kommen [1, 4]. Hier ist festzuhalten, daß ein Glukosezusatz von fünf und mehr Prozent intraoperativ immer zu einer Hyperglykämie führt. Optimal sind minimal glukosehaltige (1-2,5%), isotone Salzlösungen, zum Beispiel 2,5% Glukose-Ringer-Lactat-Lösung [8].

Mischinfusionen und reine Glukoseinfusionen haben keinen Platz im perioperativen Flüssigkeitsmanagement bei Kindern. Sie erhöhen den Anteil an freiem Wasser. Gleichzeitig fördert der Operationsstress die Freisetzung von antidiuretischem Hormon (ADH). Die Kombination von freiem Wasser und hohem ADH kann zu schwerer Hyponatriämie und damit zu Hirnödem und fatalen neurologischen Folgen führen.

> • Intraoperativ dürfen immer nur isotone Salzlösungen mit geringem Glukosegehalt (maximal 2,5%) infundiert werden.

Ein bereits vor der präoperativen Nüchternzeit vorhandener Mangel an extrazellulärem Volumen sollte, wenn immer möglich, präoperativ mit glukosefreier, isotoner Salzlösung korrigiert werden.

Intraoperativer Zusatzbedarf

Die Zusatzinfusion muß Verluste durch die Operation selbst decken, d.h. den Blutverlust, Drittraumverluste, Evaporation durch offene Körperhöhlen etc. Die operationsbedingten Verluste müssen glukosefrei mit isotonen Salzlösungen ersetzt werden. Die operationsbedingten Verluste können grob in drei Schweregrade eingeteilt werden [1]:
• Geringes Gewebstrauma: Zusatzbedarf 2 ml/kg/h
• Mittleres Gewebstrauma: Zusatzbedarf 4 ml/kg/h
• Schweres Gewebstrauma: Zusatzbedarf 6 ml/kg/h

Abdominal- und Wirbelsäuleneingriffe sind mit besonders hohen Flüssigkeitsverlusten verbunden. Der zusätzliche Flüssigkeitsbedarf kann hier 6-10 ml/kg/h und mehr betragen [4,7]. Bei ▶ Fieber muß beachtet werden, daß der Flüssigkeitsbedarf pro Grad Celsius etwa um 10% ansteigt.

> • Bei Fieber erhöht sich der Flüssigkeitsbedarfs um 10% pro °C.

Infusionsmanagement

Kleine Eingriffe

Für kurze chirurgische Eingriffe (<1h) ohne wesentliches Gewebstrauma bei sonst gesunden Kindern außerhalb des Neugeborenenalters kann auf eine intraoperative Flüssigkeitszufuhr verzichtet werden. Zu den kleinen Eingriffen gehören unter anderem kleine periphere Operationen, Circumcisionen und Hernienoperationen. Das präoperative Defizit durch die Nüchternzeit und der intraoperative Erhaltungsbedarf müssen bei diesen Eingriffen nicht ersetzt werden. Bei Anwendung der heutigen Anästhesietechniken können die Kinder das Defizit postoperativ problemlos durch Trinken selbst korrigieren. Ein intravenöser Zugang ist aus Sicherheitsgründen allerdings auch für diese Operationen obligat.

> • Kleine Eingriffe brauchen keine intraoperative Flüssigkeitszufuhr.

Mittlere Eingriffe

Bei Eingriffen mit einer Dauer von einer Stunde und länger mit mittlerem Gewebstrauma muß intraoperativ Flüssigkeit zugeführt werden. Dies gilt auch für Eingriffe mit geringem Gewebstrauma aber ausgedehnter Operationszeit wie plastischen Operationen an Extremitäten. Flüssigkeit muß intravenös verabreicht werden:
- Bei länger dauernden oder größeren Eingriffen
- Wenn postoperativ die orale Flüssigkeitsaufnahme verzögert ist.

Der intraoperative Grundbedarf und der Zusatzbedarf können mit einer einzigen Infusionslösung gedeckt werden, z.B. mit einer 2,5% Glukose-Ringer-Lactat-Lösung.

- **Deckung von Grund- und Zusatzbedarf bei mittleren Eingriffen mit einer einzigen Infusionslösung.**

Einfache Regel zur Flüssigkeitssubstitution bei mittleren Eingriffen:
- 20 ml/kg Infusion in der ersten Stunde
- 10 ml/kg Infusion für jede weitere Stunde.

Diese Infusionsmenge ist bei langdauernden Eingriffen mit geringem Gewebstrauma etwas hoch. Im Einzelfall ist abzuwägen, ob der intraoperative Grund- und Zusatzbedarf genau errechnet werden muß.

Große Eingriffe

Bei Eingriffen mit großem Gewebstrauma und dadurch erwarteten großen Flüssigkeitsverschiebungen ist es vorteilhaft, die Deckung des intraoperativen Grundbedarfs vom Zusatzbedarf zu trennen [7]. Der Grundbedarf kann wie oben beschrieben mit einer leicht glukosehaltigen Salzlösung gedeckt werden. Die Blutglukosewerte sollten regelmäßig kontrolliert werden. Der intraoperative Zusatzbedarf wird dann zusätzlich mit glukosefreien, isotonen Lösungen gedeckt.

- **Bei großen Eingriffen Verwenden von mehreren Infusionslösungen.**

Wie beim Erwachsenen können Volumenverluste auch bei Kindern mit Kristalloiden oder Kolloiden behandelt werden. Auch in den Altersklassen der Frühgeborenen bis Kleinkinder ist die Diskussion zwischen den Anhängern der „Kristalloidschule" und der „Kolloidschule" noch nicht abgeschlossen. Bei akuten großen Volumenverlusten empfiehlt sich aber wohl die Verwendung von Kolloiden, da mit diesen große Volumenverluste schneller und nachhaltiger ersetzt werden können.

Volumen- und Blutersatz erfolgen beim gesunden Kind bei kleinen Blutverlusten (bis 30% des Blutvolumens) ohne Erythrozytentransfusion, d. h. der Ersatz erfolgt im Verhältnis zum Blutverlust 1:1 mit Kolloiden oder 3:1 mit Kristalloiden.

▶Volumenexpander

Bei Neugeborenen und Säuglingen werden ▶ **Volumenexpander** wie Gelatine- oder Stärkepräparate wegen der langen Verweildauer im Körper traditionell selten verwendet. Harte Argumente, die eine Verwendung dieser Präparate in diesem Alter verbieten würden, gibt es allerdings nicht. ▶ **5% Humanalbumin** ist wegen der bestehenden physiologischen Hypoproteinämie in dieser Altersgruppe eine Alternative. Erfahrungsgemäß kann ein Säugling zudem einen zusätzlichen Abfall der Proteinkonzentration durch einen großen Eingriff postoperativ nur schwer selbständig wieder korrigieren. Hier kann durch die intraoperative Gabe von Humanalbumin vorgebeugt werden [9].

▶5% Humanalbumin

Bei akutem Volumenmangel rasche Volumengabe von 20 ml/kg.

Bei akutem Volumenmangel hilft eine rasche Volumengabe von 20 ml/kg. Dies entspricht etwa dem prozentualen Volumenmangel, welcher vom Kind im Wachzustand unter Erhaltung eines normalen Blutdrucks kompensiert werden kann (20-30% ECV).

Kontrolle des Infusionsmanagements

Die Infusionstherapie kann am besten durch kontinuierliche Überwachung der kardiovaskulären Parameter sowie der Urinproduktion überprüft werden. Die Urinproduktion kann hierbei als indirektes Maß für die Nierendurchblutung angesehen werden. Bei einer Urinmenge unter 1 ml/kg/h ist das zirkulierende Blutvolumen evtl. ungenügend. Cave erste Lebenstage (s.o.)!

Im Gegensatz zum wachen Patienten ist der ► systolische Blutdruck bei einem anästhesierten Patienten ein guter Parameter für das Abschätzen des Volumenstatus [3]. Die extreme reflektorische Vasokonstriktion, die wachen Kindern hilft einen Volumenverlust bis 25% ohne Blutdruckabfall zu kompensieren ist durch die Wirkung der Anästhetika vermindert oder aufgehoben.

Hinweise auf eine Hypovolämie gibt auch die periphere Zirkulation. Die Peripherie ist kühl, evtl. marmoriert und die Rekapillarisierungszeit verlängert (>2 Sekunden). Ein schlechtes Pulsoximetersignal kann ebenfalls auf eine Hypovolämie hinweisen.

Bei großen Eingriffen wird der arterielle und der zentralvenöse Druck monitorisiert. Neben den gemessenen Druckwerten erlaubt der Verlauf der arteriellen Druckkurve, d. h. die Form der Kurve, zusätzlich Rückschlüsse auf die Myokardkontraktilität, auf den peripheren Widerstand und das Schlagvolumen. Eine große respiratorische Schwankung des systolischen Blutdruckes innerhalb eines Atemzyklus unter positiver Druckbeatmung ist außerdem als Hypovolämiezeichen validiert.

Auf einen Volumenmangel reagieren Kinder deutlich schneller mit einer metabolischen Azidose als Erwachsene. Anhand der Blutgasanalyse kann so der Schweregrad eines Volumenmangels gut abgeschätzt werden [3].

Blutersatz

Abschätzen des Blutverlustes

Während der Operation muß der Blutverlust dauernd abgeschätzt werden. Zur Überwachung des Blutverlustes dienen [6]:
- Kardiovaskuläre Parameter
- Wiegen von Tupfern und Tüchern (vor dem Austrocknen)
- Sauger mit Auffangbehältern, die der Größe des Kindes angepaßt sind

Zeitpunkt der Transfusion (s. a. [10])

Es kann kein fester Hämatokrit angegeben werden, unter welchem eine Bluttransfusion zu erfolgen hat. Die Entscheidung zur Bluttransfusion erfolgt individuell. Sie ist abhängig vom präoperativen Zustand und Hämatokrit des Kindes, der Art des Eingriffs, eventuellen Folgeeingriffen und den postoperativen Überwachungsmöglichkeiten.

Kinder tolerieren einen tiefen Hämatokrit bei Normovolämie sehr gut. Die überall aufgeführte Regel, daß der Hämatokrit nicht unter 30% fallen darf, führt zu unnötigen Transfusionen. Auch die Faustregel, daß Blutverluste über 10% des Blutvolumens nicht ohne Gabe von Erythrozyten ersetzt werden sollen, ist zu ungenau.

Die Menge Blut, die bis zur Transfusion verloren gehen kann, kann zwar errechnet werden, die Berechnungen sind aber sehr umständlich und ungenau. Viel besser ist die häufige Messung von Hämoglobin oder Hämatokrit, wenn möglich „bedside“. Die hierbei benötigte Menge Blut ist bei richtiger Handhabung und den heute zur Verfügung stehenden Geräten zu vernachlässigen und ist auch bei einem Frühgeborenen nie Ursache einer intra- oder postoperativen Transfusion. Ganz anders sieht es hier mit den häufig viel zu umfangreichen prä- und postoperativen diagnostischen Blutentnahmen aus. Sie können den Transfusionsbedarf durchaus entscheidend mitbestimmen.

- **Normalerweise soll der Hämatokrit bei Säuglingen nicht unter 20% fallen (Hb 68 g/l).**
- **Kinder können bis zum Erreichen ihres kritischen Hämatokrits rund ein Drittel ihres Blutvolumens verlieren.**

Transfusion

Hämatokrit

Die zum Erreichen eines gewünschten Hämatokrits benötigte Menge Erythrozytenkonzentrat kann errechnet werden. Für den Alltag ist dies aber reichlich umständlich. In der Regel ist eine Bolusgabe von 10-20 ml Erythrozytenkonzentrat/kg und repetitive Hämatokrit-/Hämoglobinmessungen besser geeignet. Um die Hämoglobinkonzentration um 10 g/l zu erhöhen werden ca. 4 ml Erythrozytenkonzentrat pro kg Körpergewicht benötigt [6].

Hat man sich einmal zur Erythrozytentransfusion entschieden, soll genügend transfundiert werden, solange das Blut aus einer Konserve stammt. So kann verhindert werden, daß bei weiterem Blutverlust zum Beispiel postoperativ eine neue Konserve gebraucht wird. Um eine Konserve bei wiederholt mäßigem Blutbedarf länger nutzen zu können, lassen sich die Konserven teilen. So steht zu einem späteren Zeitpunkt noch Blut zur Transfusion zur Verfügung, ohne das Risiko für den Patienten zu erhöhen.

- 10-20 ml/kg Ec-Konzentrat bei Erreichen des kritischen Hämatokrits.
- Genügend transfundieren, solange Blut aus einer Konserve stammt.
- Blutkonserven teilen lassen.

Kalzium/Kalium

Auch bei Massivtransfusion keine routinemäßige Verabreichung von Kalzium-Glukonat.

Kalzium-Glukonat wird auch bei Massivtransfusionen nicht mehr routinemäßig verabreicht. Bei hoher Transfusionsgeschwindigkeit von Zitratblut kann es aber dennoch, vor allem beim Säugling, zum Absinken des ionisierten Kalziums kommen. Die Leber metabolisiert das Zitrat in diesem Alter nur ungenügend. Falls eine Hypotonie trotz adäquater Volumensubstitution persistiert, oder das ionisierte Kalzium tief ist, kann man 0,1-0,2 ml/kg der 10%igen Kalzium-Glukonat-Lösung verabreichen [4, 6].

Unter rascher Infusion alter Erythrozyten kann es, vor allem bei Neugeborenen und kleinen Säuglingen zur Hyperkaliämie kommen.

Thrombozyten

Eine Plättchenzahl unter 50000/µl soll intraoperativ im Allgemeinen korrigiert werden. Sie erhöht die intraoperative Blutung und die Inzidenz postoperativer Nachblutungen sowie von Hirnblutungen beim Frühgeborenen.

Thrombozyten liegen in zwei Packungsgrößen vor. Als Einzelspende (50-70 ml) oder als 6er Pack (etwa 300 ml). Ein 6er Pack Thrombozyten kann durch Plasmapherese von einem Einzelspender oder durch Poolen von 5-6 Einzelspenden gewonnen werden. 6er Pack Thrombozyten sind immer vorfiltriert, die Einzelspende nicht. Bei immunsuprimierten Patienten muß die Einzelspende deshalb immer noch filtriert werden.

Die Infusion von einer Einheit Plättchenkonzentrat pro 5 kg Körpergewicht (etwa 70 ml) erhöht die Plättchenzahl etwa um 30000-40000/µl [6].

Qualität des Transfusionsblutes

Grundsätzlich wird heute bei der Tranfusion von Blut bei Kindern immer häufiger die Verwendung eines Leukozytenfilters empfohlen. Die Eliminierung der Leukozyten aus dem Transfusionsblut vermindert:
- febrile Transfusionsreaktionen,
- die HLA-Sensibilisierung von polytransfundierten Patienten,
- die Übertragung von gewissen intrazellulären Erregern (z. B. CMV).

CMV-frei muß der Blutersatz sein bei Neugeborenen, Säuglingen, onkologischen und immunsupprimierten Patienten und Patienten vor einer Transplantation. Bestrahlt und damit restlos von aktiven Lymphozyten befreit wird zu transfundierendes Blut immer seltener. Indikationen hierfür sind eine Transplantation in den nächsten ca. sechs Wochen und ein Verdacht auf einen Immundefekt. Für den Blutersatz beim Neugeborenen ist möglichst frisches (am besten unter 100 Stunden altes), CMV-freies Blut zu verwenden.

Das Blut des Neugeborenen enthält Antikörper von der Mutter. In den ersten 14 Tagen sollte deshalb zu transfundierendes Blut mit den Blutgruppenantikörpern der Mutter kompatibel sein. Eine Kreuzprobe zwischen Spenderblut und kindlichem Blut allein kann unter Umständen wegen der tiefen Antikörperkonzentration zu falsch negativen Resultaten führen.

> • In den ersten zwei Lebenswochen Verträglichkeitstest auch mit Mutterblut.

Fragen zur Erfolgskontrolle

1. Wie verhalten sich Neugeborene und kleine Säuglinge bezüglich Salz- und Wasserverlust im Vergleich zum Erwachsenen?

In den ersten Lebenstagen tendieren Neugeborene wegen der noch geringen glomerulären Filtrationsrate zur Wasserretention. Nach etwa einer Woche werden sie dann zu Salz- und Wasserverlierern, weil die tubuläre Funktion sich langsamer entwickelt, als die glomeruläre. Das glomeruläre Filtrat kann zu diesem Zeitpunkt in den Tubuli nur ungenügend durch Sekretion oder Rückresorption von Substanzen modifiziert werden. Salze und Wasser gehen dem Neugeborenen und kleinen Säugling im Vergleich zum Erwachsenen vermehrt verloren.

2. Wie errechnet sich bei Kindern überschlagsmäßig der Erhaltungsbedarf an Flüssigkeit?

Mit der „4-2-1-Regel". 4 ml/kg/h für die ersten 10 kg, 2 ml/kg/h für jedes kg über 10 kg, 1ml/kg/h für jedes kg über 20kg

3. Wieviel Prozent Glukose darf eine Infusion bei Kindern intraoperativ enthalten?

Intraoperativ darf bei Kindern nur minimal Glukose zugeführt werden. Als Infusion muß immer eine isotone Salzlösung gewählt werden. Als Zusatz darf sie nicht mehr als 2,5%, besser weniger Glukose enthalten. Zu hohe Glukosezufuhr führt zu Hyperglykämie. Hyperglykämie erniedrigt wiederum die Asphyxietoleranz, führt zu osmotischer Diurese und kann bei Frühgeborenen intraventrikuläre Blutungen verursachen.

4. Worin liegt intra- und postoperativ die Gefahr von Misch- oder reinen Glukoseinfusionen?

Misch- und reine Glukoseinfusionen erhöhen den Anteil an freiem Wasser. Der Operationsstress fördert die Freisetzung von ADH. Das Zusammentreffen von viel freiem Wasser mit hohem ADH-Spiegel kann zur Wasserintoxikation (Hyponatriämie mit nachfolgendem Hirnödem) führen.

5. Ist der systolische Blutdruck beim Kind intraoperativ ein guter Parameter für den Volumenstatus?

Ja, der Blutdruck ist beim anästhesierten Kind im Gegensatz zum wachen Kind eine gute Möglichkeit den Volumenstatus zu überwachen. Die extreme reflektorische Vasokonstriktion, die wachen Kindern hilft einen Volumenverlust bis 25% ohne Blutdruckabfall zu kompensieren, ist durch die Wirkung der Anästhetika vermindert oder aufgehoben.

Literatur

1. Berry FA (1997) **Fluid and electrolyte therapy in paediatrics.** ASA Annual Refresher Course Lectures (San Diego) 166:1-7
2. Blumer JL (1990) **A practical guide to paediatric intensiv care.** Mosby-Year Book, Inc., St. Louis, pp 30-31, 546
3. Frei F J, Jonmarker C, Werner O (1995) **Kinderanästhesie.** Springer, Berlin Heidelberg New York, pp 69-115
4. Hughes D G, Mather S J, Wolf A R (1996) **Handbook of neonatal anaesthesia.** Saunders, London, pp 111-131
5. Smith R (1990) **Anesthesia for infants and children.** Mosby, St. Louis, pp 78-79, 105-141
6. Steward David J (1994) **Fluid management for the paediatric patient.** Can J Anaesth 41:5/R87-R90
7. Steward David J (1995) **Manual of pediatric anesthesia.** Churchill Livingstone, New York, pp 105-107
8. Dubois MC, Gouyet L, Murat I, Saint-Maurice C (1992) **Lactated Ringer with 1 % dextrose: an appropriate solution for peri-operative fluid therapy in children.** Paediatric Anaesthesia 2:99-104
9. Stoddard PA, Rich P, Sury MR (1996) A comparison of 4,5% human albumin solution and haemaccel in neonates undergoing major surgery. Paediatric Anaesthesia (6)2:103-106
10. Spahn DR, Schanz U, Pasch T (1998) **Perioperative Transfusionsindikationen.** Anaesthesist 47:1011-1020

aus: Der Anaesthesist 2/99, S. 129–137

Heinfried Schmidt, DEAA · Renate Koch
Klinik für Anaesthesiologie, Ruprecht-Karls-Universität Heidelberg

Anästhesie bei geriatrischen Patienten

Pathophysiologische Besonderheiten

Die Bedeutung des alten Patienten für die Medizin wird offensichtlich, betrachtet man die Altersentwicklung der Bevölkerung oder des Patientenkollektivs in der westlichen Welt. Zeitlich verzögert wird diese Problematik auch heutige Entwicklungsländer erfassen.

Altersimmanente Beeinträchtigungen des Organismus, altersassoziierte Erkrankungen sowie Patienten unter Multimedikation skizzieren die Anforderungen an die Anästhesie.

Die Identifizierung kranker alter Patienten sowie die Beurteilung des Schweregrades von vorhandenen Funktionsstörungen sind von entscheidender Bedeutung. Anamnese und klinisches Erscheinungsbild sowie Funktionstests müssen im Bedarfsfall eine präoperative Therapie nach sich ziehen. Anamnese und danach gezielte durchdachte Diagnostik und Belastungstests sind der Routinediagnosik und statischen Untersuchungsverfahren weit überlegen. Bei alten Patienten wichtiger als bei jungen ist das individuelle intraoperative Management unter Berücksichtigung physiologischer, pathologischer und pharmakologischer Besonderheiten. Die Entscheidung zwischen Regional- und Allgemeinanästhesie ist hierbei vom Alter unabhängig.

Altersentwicklung in der Bevölkerung

Altersdefinitionen:
- **älter: 60-74 Jahre**
- **alt: 75-89 Jahre**
- **betagt: >90 Jahre**

▶ **Kalendarisches Alter**
▶ **Biologisches Alter**

▶ **Prognosen der Bevölkerungsentwicklung**

Anläßlich der kontroversen Diskussion bezüglich der Altersgrenze hat die WHO 1963 festgesetzt, daß ein Mensch als alt zu betrachten ist, wenn er das 65. Lebensjahr überschritten hat. Im Weiteren unterscheidet die WHO ältere (60-74jährige) von alten (75-89jährige) und betagten (älter als 90jährige) Menschen. Per definitionem wird das ▶ **kalendarische** vom ▶ **biologischen Alter** unterschieden, wobei beide nicht übereinstimmen müssen.

Hinsichtlich der Altersentwicklung der letzten knapp 100 Jahre, zeichnet sich Folgendes ab:

Während der Anteil der über 65jährigen Menschen im Jahr 1900 noch bei 4,9% lag, haben im Jahr 1996 bereits 16% der Bevölkerung diese Altersgrenze überschritten (Abb. 1). Daß diese Entwicklung noch nicht zum Stillstand gekommen ist, zeigen ▶ **Prognosen der Bevölkerungsentwicklung** für Deutschland. So stieg der Anteil der über 60jährigen von 7,9% (1900) auf 21,4% (1996) und wird bis zum Jahr 2030 36% erreichen (Abb. 2). Während heute weltweit ca. 380 Millionen 65 Jahre oder älter sind, werden es im Jahr 2020 bereits 690 Millionen sein. Dies entspricht einem Zuwachs von 82%.

Die Hauptursache dieser Entwicklung liegt in einer Zunahme der durchschnittlichen Lebenserwartung. 1955 betrug sie bei Geburt weltweit 48 Jahre. Bereits 1975 erreichten die Menschen ein durchschnittliches Lebensalter von 59 Jahren, 1996, elf

PD Dr. Heinfried Schmidt · DEAA, Klinik für Anaesthesiologie, Ruprecht-Karls-Universität Heidelberg, Im Neuenheimer Feld 110, D-69120 Heidelberg

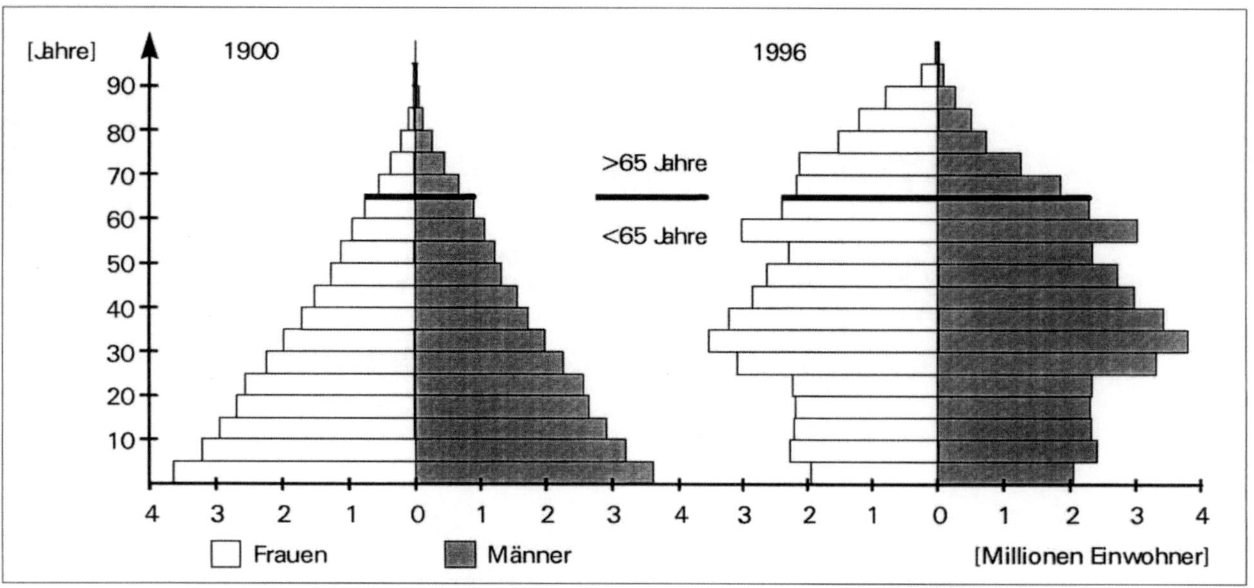

Abb. 1 ▲ Altersverteilung der Bevölkerung in Deutschland der Jahre 1900 und 1996

20 % aller Operationen werden am alten Patienten durchgeführt.

Häufigste operative Eingriffe bei alten Patienten: katarakt-OP, Herniotomie, Cholezystektomie, TUR-Prostata, Hüft-OP

Jahre später, lag sie bei 65 Jahre. Mittlerweile ist sie auf 70 Jahre angestiegen und erreicht in einigen Ländern bereits 80 Jahre. Die WHO schätzt, daß im Jahr 2025 60% aller Todesfälle älter als 65 Jahre sein werden, mehr als 40% sogar älter als 75 Jahre[1].

Die beschriebenen Veränderungen in der Bevölkerungszusammensetzung können nicht ohne Auswirkungen auf das operative Patientenkollektiv bleiben. So müssen sich 50% aller alten Patienten (>65 Jahre) heutzutage in ihrem verbleibenden Leben einer Operation unterziehen. Für die Klinik bedeutet dies, daß 20% aller Operationen am alten Patienten durchgeführt werden.

Eine der häufigsten Operationen bei alten Menschen ist die Kataraktoperation. Einer Analyse aller Kataraktoperationen an der Universitätsklinik Heidelberg vom 16.10.1995 bis zum 16.10.1996 zufolge, nehmen die 61-80Jährigen mit 41% einen fast genauso großen Anteil ein, wie alle, die jünger als 61 Jahre sind. Ihr Anteil liegt bei 44%. Patienten über 80 Jahre sind immerhin noch mit 15% vertreten.

Kataraktoperationen, Herniotomien, Cholezystektomien, transurethrale Prostataresektionen sowie Hüftoperationen stellen die häufigsten Operationen bei geriatrischen Patienten dar.

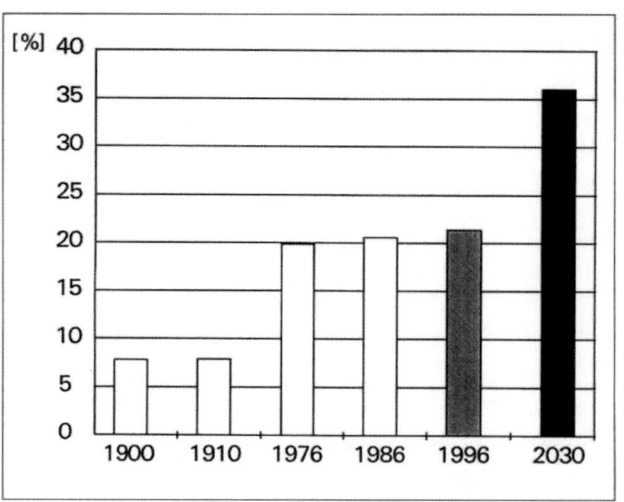

Abb. 2 ▲ Anteil der über 60jährigen an der Bevölkerung in Deutschland

Altersphysiologische Veränderungen

Allgemeinaspekte

Altern ist ein physiologischer Prozeß, der über Veränderungen auf subzellulärer Ebene zu einer Vielzahl von Beeinträchtigungen der Körperfunktionen führt. Eine abnehmende Zellteilungsrate und Proteinsyntheseleistung sind wie der programmierte Zelluntergang physiologische Vorgänge des Alterns. Während eine Reduktion der Reparaturfähigkeit von DNA-Schäden noch widersprüchlich diskutiert wird, ist die Reduktion der Aktivität der Superoxid-Dismutase (SOD), einem der wichtigsten Radikalfänger, belegt. Letztendlich resultieren hieraus Beeinträchtigungen der immunologischen Funktionen, der Gewebselastizität, der Nervenleitgeschwindigkeit, der Sensorik, der Variabilität der Herzfrequenz, Veränderungen im Ansprechverhalten von Betarezeptoren und Vielem mehr. Weiterhin wird eine Zunahme des Fettanteils bei abnehmenden Wassergehalt des Körpers beobachtet[2].

All diese Veränderung wirken sich auf die verschiedenen Organsysteme aus, wobei der direkte Zusammenhang oft nicht vollständig geklärt ist.

Herz

Auf struktureller Ebene sind die altersbedingten Veränderungen am Herzen charakterisiert durch eine Reduktion der Myozytenzahl, die eine kompensatorische Größenzunahme der verbleibenden Myozyten [3] und eine Vermehrung des Bindegewebes zur Folge haben.

Nimmt im Alter die Elastizität ab, so läßt sich die aus der diastolischen Füllung auf das Ventrikelmyokard übertragenen Energie immer weniger nutzen. Die Anforderung an das verbliebene Myokard steigt, was auch in Abwesenheit einer arteriellen Hypertonie zur ▶ ventrikulären Hypertrophie führt [4].

Kommt es weiterhin zu einer Zunahme des peripheren Widerstandes und einer ▶ **Abnahme der elastischen Eigenschaften der Aorta** („Windkesselfunktion"), resultieren hieraus zusätzliche Anforderungen an das Herz.

Die Veränderungen der Kontraktionskinetik sind durch einen ▶ **verzögerten Kontraktionsanstieg**, als auch durch eine ▶ **verzögerte Relaxationszeit** gekennzeichnet, was seine Ursache in einer verzögerten Ausschüttung und Wiederaufnahme von Kalziumionen aus bzw. in das sarkoplasmatische Retikulum hat [5]. Während die Kontraktilität des Myokards im Alter weitgehend erhalten bleibt, weist die Kontraktilitätszunahme durch ß-adrenerge Stimulation im Alter deutliche Defizite auf. So erfolgt die Anpassung der Herzleistung weniger durch ß-adrenerge Stimulation und konsekutiver Steigerung der Inotropie und Chronotropie, als vielmehr über ein erhöhtes Schlagvolumen durch die Zunahme der Vorlast. Das Herz arbeitet somit auf einem erhöhten Frank-Starling-Niveau.

Degenerationen im spezifischen Reizleitungssystem, die durch eine Zunahme von Binde- und Fettgewebe sowie durch eine Abnahme der Schrittmacherzellen im Sinusknoten gekennzeichnet sind, sind Ursache der im Alter zunehmenden ▶ **Rhythmusstörungen.**

Lunge

Bei konstanter Alveolenzahl ist die alternde Lunge v.a. durch eine Abnahme der Alveolenoberfläche um 20-30% aufgrund von ▶ **alveolärer Fenestration und Septendestruktion** bei abnehmender Regenerationsfähigkeit des Flimmerepithels charakterisiert. Zusätzlich führt im Alter eine zunehmende interstitielle Fibrose zu einer ▶ **Reduktion der Diffusionkapazität von O_2 und CO.** Die Diffusionskapazität von CO_2 bleibt dagegen weitgehend unverändert [6].

Die zentrale Steuerung der Atmung erfolgt vorwiegend über den $PaCO_2$, während eine Reduktion des PaO_2 nur in Extrembereichen atemstimulierend wirkt. Bedeutung erlangt dieser Sachverhalt, wenn durch Hyperventilation der Atemantrieb durch CO_2 genommen wurde. Auch die induzierte Atemantwort ist altersabhängig und erfolgt im Alter verzögert und prolongiert. Die ▶ **Verschlechterung der Ventilations-Perfusionskopplung** resultiert in einer Abnahme des PaO_2.

Physikalische Veränderungen der Lunge im Alter schränken die Lungenfunktion weiterhin ein. Die ▶ **Verringerung der Totalkapazität** geht meist mit der Größenabnahme des Patienten einher. Dennoch läßt sich eine ▶ **Abnahme der spezifischen Vitalkapazität** von ca. 5% in 10 Jahren beobachten. Strukturelle Veränderungen nehmen nicht nur Einfluß auf Diffusionkapazitäten, sondern führen über eine Reduktion der Wandstabilität der Alveolen und Bronchiolen zum ▶ **„air trapping"** und somit zur ▶ **Zunahme des Verschlußvolumens** und ▶ **Abnahme der Einsekundenkapazität** [7].

Bei der Atemmuskulatur können Muselfasern vom Typ I, die für die Ruheatmung verantwortlich sind und keinen wesentlichen Veränderungen im Alter unterworfen sind, von schnellen Typ II Fasern unterschieden werden, die vorwiegend als ▶ **Atemhilfsmuskulatur** dienen und mit zunehmendem Alter abnehmen[8].

ZNS

Die altersbedingten Veränderungen des ZNS sind ebenfalls durch ▶ **Untergang organspezifischer Funktionszellen** (50000 Neurone/Tag) und deren Ersatz durch Gewebe niedrigeren Funktionsgrades charakterisiert. So nimmt die Neuronendichte occipital zwischen der 3. und 9. Lebensdekade um 48% ab [9], das Hirngewicht bis zum 80. Lebensjahr nur um 10-30%. Die Abnahme des zerebralen Blutflusses bei gesunden Alten ist nur geringfügig ausgeprägt und als Folge, nicht als Ursache des reduzierten Metabolismus zu sehen. Wesentlich stärker eingeschränkt ist die Regulation der regionalen Durchblutung von Arealen gesteigerter Aktivität [10]. Weiterhin werden bei ca. 50% der alten Menschen EEG-Veränderungen beobachtet.

Auch auf der zellulären Ebene, durch Abnahme von Neurotransmittern, bei reduzierter Syntheseleistung, durch Störungen der synaptischen Verschaltungen und Abnahme der Rezeptordichte wird die Funktion des ZNS beeinflußt. Evident werden diese Veränderungen durch ▶ **Beeinträchtigungen des Gleichgewichtssinns** bei vorwiegender Affektion des Kleinhirns oder durch ▶ **Reduktion des Vibrationssinns** oder der Proprizeption an den Gelenken, wenn die Hinterstränge befallen sind [11]. Während die Wahrnehmung visueller oder optischer Reize durch Degenerationsprozesse an Nerven und Rezeptoren Einschränkungen erfährt, sind Funktionen wie der Gemackssinn kaum und der Geruchssinn eigentlich nie beeinträchtigt. Da afferente Reize einer zusätzlichen zentralen Verarbeitung unterliegen, kann hinsichtlich der Schmerztherapie nicht von einem geringeren Schmerzmittelbedarf per se ausgegangen werden.

In Bezug auf die Intelligenz des alten Patienten wird zwischen der „crystallized", altersunabhängigen Intelligenz und der „fluid", altersabhängigen Intelligenz unterschieden. Als „fluid" und damit altersabhängige Eigenschaften werden z.B. das Reaktionsvermögen und das Anpassungsvermögen, die Flexibilität und Plastizität des Gehirns angesehen. Diese Fähigkeiten können jedoch teilweise durch altersunabhängige Komponenten der Intelligenz, wie Persönlichkeit, Langzeitgedächtnis oder gespeicherte gängige Funktionsabläufe kompensiert werden. Probleme treten auf, wenn akut einsetzende neurologische Defizite ausgeglichen werden müssen [12].

Hierbei steht der Schlaganfall mit einer Inzidenz 150/100000 Einwohnern in Industrienationen an erster Stelle. Hauptursache ist die Carotisstenose, die bei 15-20% der alten Menschen asymptomatisch vorliegt. Bei 8% lassen sich anamnestisch ischämische Symptome eruieren.

Den vaskulär bedingten Erkrankungen stehen die hirnorganischen v.a. in Form der Demenzen gegenüber. Mit zwischen 2 und 5% der 65jährigen und schon 10-12% der 75jährigen stellen sie die häufigsten neurologischen Erkrankungen des alten Patienten dar. Die ▶ **senile Demenz vom Alzheimertyp** nimmt hierbei ca. 60-70% ein, die ▶ **Multiinfarktdemenz** ca 20%.

Pharmakodynamik und Pharmakokinetik

Die Medikation alter Patienten gestaltet sich aus vielerlei Gründen schwierig. Der alte Organismus zeichnet sich nicht nur durch eine Abnahme der Körpermasse aus, dem durch eine ▶ **körpergewichtbezogene Dosierung** Rechnung getragen wird. Weiterhin kommt es zu einer ▶ **Zunahme des Fettanteils** im Mittel um ca. 35% bei ab-

▶ **Verringerung der Totalkapazität**

▶ **Abnahme der spezifischen Vitalkapazität**

▶ **„air trapping"**
▶ **Zunahme des Verschlußvolumens**
▶ **Abnahme der Einsekundenkapazität**

▶ **Abnahme der Atemhilfsmuskulatur**

▶ **Untergang organspezifischer Funktionszellen**
Im Alter unterliegt das ZNS spezifischen Veränderungen.

Abnahme des zerebralen Blutflusses bei gesunden Alten ist nur geringfügig ausgeprägt.

▶ **Beeinträchtigungen des Gleichgewichtssinns**
▶ **Reduktion des Vibrationssinns**

Es gibt eine altersabhängige und eine altersunabhängige Intelligenz.

Häufigste neurologische Erkrankungen im Alter: Apoplex, senile Demenz.

▶ **Senile Demenz vom Alzheimertyp**
▶ **Multiinfarktdemenz**

▶ **Körpergewichtbezogene Dosierung**
▶ **Zunahme des Fettanteils**

nehmender Muskelmasse. Fettlösliche Medikamente wie Thiopental, Diazepam oder Midazolam zeichnen sind deshalb durch eine verzögerte und prolongierte Wirkung aus.

Während die Resorption eines Pharmakons im Alter weitgehend unverändert bleibt, wird eine ▶ **reduzierte Plasmaeiweißbindung** (PEB) und eine ▶ **verminderte Elimination** des Medikaments aufgrund reduzierter hepatischer und renaler Funktion beobachtet. Die reduzierte PEB fußt dabei auf einem reduzierten Plasmaalbumingehalt und einer herabgesetzten Assoziation des Pharmakons an das Albumin. Der Verlauf des Plasmaspiegels eines Pharmakons wird in eine α- und β-Phase unterteilt. Die α-Phase ist beim alten Patienten durch einen raschen Anstieg des Plasmaspiegels bedingt durch eine verzögerte Redistribution vom zentralen Kompartiment zum Wirkort gekennzeichnet. Die Wirkung setzt verzögert ein. Die β-Phase zeigt eine protrahierte Abnahme des Plasmaspiegels und damit der Wirkung, was v.a. auf eine reduzierte Eliminination des Pharmakons zurückzuführen ist [13].

Neben diesen pharmakokinetischen spielen auch noch pharmakodynamische Besonderheiten im Alter eine wichtige Rolle. Sie sind durch Veränderungen der Substanzaffinität zum Rezeptor oder durch Beeinträchtigungen des dem Rezeptor nachgeschalteten Systems gekennzeichnet. Beeinträchtigungen des Benzodiazepin-GABA-Chloridkanal-Rezeptor-Komplexes begründen den verminderten Bedarf von Benzodiazepinen bei alten Patienten (Abb. 3). In Bezug auf die β-Rezeptoren macht die Abnahme der Anzahl der Rezeptoren bei ß-Blockern eine Dosisreduktion um ca. 30-50% notwendig. Im Gegensatz dazu wird bei den ACh-Rezeptoren im Alter eine Hoch-Regulation beobachtet, die trotz verlängerter Halbwertszeit (Abb. 3: Bsp. Vecuronium) häufig keine Reduktion der Dosis zulassen.

Stärker als beim jungen ist beim alten Patienten die individuelle Dosisanpassung notwendig, v.a. in Anbetracht der Tatsache, daß meist eine Dauermedikation vorliegt.

Begleiterkrankungen, postoperative Komplikationen, Morbidität, Mortalität

Anästhesie beim alten Patienten muß auch der Zunahme von Begleiterkrankungen Rechnung tragen. Am häufigsten treten Erkrankungen des Myokards (ca. 35-75%) auf, gefolgt von Erkrankungen des Atmungsorgans, Arrhythmien und der Hypertonie. Ein stattgehabter Schlaganfall kann bei 7,5% der Patienten über 65 Jahre beobachtet werden. Nur knapp 2% der Patienten über 85 Jahre sind ohne Vorerkrankungen.

Diese Vorerkrankungen sind von entscheidender Bedeutung im Hinblick auf die postoperativen Komplikationen und die postoperative Mortalität. Hierbei ste-

▶ **Reduzierte Plasmaeiweißbindung**
▶ **Verminderte hepatische und renale Elimination**

Ursachen altersspezifischer pharmakodynamischer Veränderungen:
• Veränderte Rezeptoraffinität
• Beeinträchtigung des dem Rezeptor nachgeschalteten Systems

Individuelle Anpassung der Dosierung bei alten Patienten!

Begleiterkrankungen und Organfunktionsreserven alter Patienten beeinflussen entscheidend postoperative Komplikationen und postoperative Mortalität.

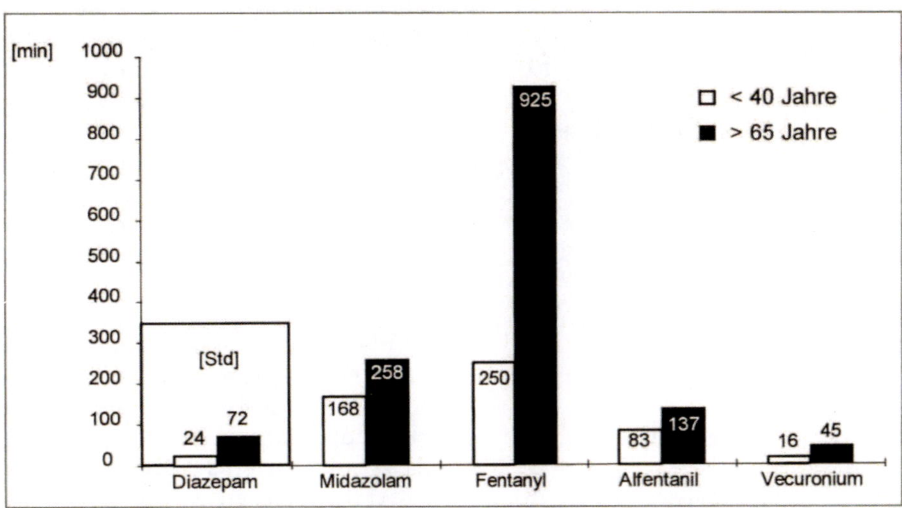

Abb. 3 ▲ **Halbwertszeiten von Benzodiazepinen, Opiaten und Vecuronium in Abhängigkeit vom Alter des Patienten**

hen wiederum die kardialen vor den respiratorischen Komplikationen bzw. Ursachen für die Mortalität. Nicht selten zeichnen sich alte Patienten durch Multimorbidität aus, was die Bedeutung der Erkennung dieser Erkrankungen und deren Auswirkung auf die Funktionsreserven des Organsystems oder des gesamten Organismus weiter in den Vordergrund stellt.

Anästhesie beim alten Menschen

Präoperative Vorbereitung

Zur Erkennung und Einschätzung des Funktionszustandes des Organismus stehen neben der Anamnese verschiedene Routineuntersuchungen und im Bedarfsfall erweiterte Diagnostika zur Verfügung:

Als präoperative Routinediagnostik stellt das ▶ EKG ein kostengünstiges Verfahren dar, dessen Nutzen v.a. darin liegt, asymptomatische Patienten mit myokardialen Ischämien oder älteren Myokardinfarkten aufzuspüren. Während etwa $^1/_4$ der Patienten mit zuvor normalem EKG im Alter Veränderungen zeigen, weisen ebenfalls ca. $^1/_4$ der Patienten mit Symptomen einer kardialen Ischämie ein normales EKG auf. Bei symptomatischen Patienten oder beim Vorliegen von EKG-Veränderungen beim asymptomatischen Patienten sind weitere Untersuchungen i.S.v. Belastungstests zumindest zur Evaluierung des präoperativen Status erforderlich.

Die Effizienz des ▶ Routinelabors kann durch zielgerichtete Untersuchungen gesteigert werden. Weniger als 20% der Ergebnisse von Routinelaboruntersuchungen weichen beim alten Patienten von denen beim jungen ab. Ungerichtete Labortests, d.h. ohne vorherige klinische Untersuchung und ohne Kenntnis der Anamnese sind in weniger als 1% von Nutzen für die präoperative Vorbereitung. Untersuchungen, die gezielt mit einer spezifischen Fragestellung angeordnet werden, zeigen in 30% pathologische Werte und wiederum nur ein Drittel hiervon sind für das perioperative Management von Bedeutung.

Die Häufigkeit von Veränderungen in routinemäßig durchgeführten ▶ Röntgenuntersuchungen des Thorax bei asymptomatischen alten Patienten liegt mit 30% zwar etwa 10mal so hoch im Vergleich zu jungen Patienten, sie stellen jedoch selten einen Informationsgewinn dar, sondern bestätigen meist bereits bekannte Diagnosen. Die Rate der jährlich neu auftretenden Veränderungen in Röntgenaufnahmen des Thorax liegt unter 1%, so daß beim Vorliegen einer früheren Aufnahme und dem Fehlen von klinischen Veränderungen eine Neuaufnahme selten indiziert ist.

Liegen bereits anamnestisch oder klinisch Hinweise auf Funktionseinschränkungen vor oder legen dies Ergebnisse aus oben beschriebenen Routineuntersuchungen nahe, sind weiterführenden Untersuchungen indiziert, mit dem Ziel den exakten Funktionszustand bzw. Funktionsreserven zu ermitteln.

Während die ▶ Echokardiographie verläßliche Aussagen über die ventrikuläre Funktion und den Zustand der Herzklappen liefern kann, läßt eine Dobutamin- od. Dipyridamol-Stressechographie zusätzlich eine Aussage über eine ischämiebedingte Ventrikelwandmotilitätsstörung und somit über die Wahrscheinlichkeit eines peri- oder postoperativen Myokardinfarktes zu [14].

An die präoperative Diagnostik sollte sich im Bedarfsfall eine ▶ Optimierung der bisherigen Medikation, eine gezielte präoperative Medikation (z.B. β-Blocker zum Schutz vor Tachyarrhythmien), eine ▶ PTCA oder die ▶ Anlage eines aorto-koronaren Bypasses zur Verbesserung der myokardialen Perfusion anschließen.

Intraoperatives Monitoring

Dem verbesserten intraoperativen Monitoring wird die Reduktion des perioperativen Reinfarkts beim alten Patienten mit KHK von 10% auf 2% zugeschrieben. Die Erweiterung eines definierten Standardmonitorings erfolgt in Abhängigkeit von der Operation, dem Alter und dem Gesundheitszustand des Patienten. ▶ ST-Segmentstreckenanalyse, arterielle Blutdruckmessung, zentralvenöser Katheter und Pulmonaliskatheter stehen hierbei zur Verfügung.

Bei der arteriellen Blutdruckmessung handelt es sich um eine schnelles, billiges und mittlerweile gängiges Verfahren. Die Wahrscheinlichkeit eines thrombotischen

Verschlusses ist bei alten Patienten nicht erhöht, so daß die Indikation zur arteriellen Blutdruckmessung mit Hinblick auf die Zunahme von Risikofaktoren im Alter häufiger gestellt werden sollte.

Intraoperatives Management

Von untergeordneter Bedeutung sind die atemmechanischen Veränderungen für die Narkose. Sie lassen sich durch eine gezielte Beatmung gut kompensieren, spielen aber in der postoperativen Phase eine wichtige Rolle.

▶ Dosierung von Inhalationsanästhetika

Für die altersentsprechende **▶ Dosierung von Inhalationsanästhetika** existieren Daten, die den MAC ins Verhältnis zum Alter des Patienten setzen. Der Bedarf nimmt hierbei bis zum 80. Lebensjahr um 20-30% ab. Unterschiede zwischen den einzelnen Inhalationsanästhetika (Halothan, Enfluran, Isofluran, Sevofluran, Desfluran) sind meist geringer als die interindividuellen Unterschiede bei alten Patienten [15], die v.a. bei der Verwendung von i.v.-Anästhetika Bedeutung erlangen. So ist

Bei Hypnotika und Opiaten ist eine Dosisreduktion von 40-50% notwendig

bei Hypnotika und Opiaten eine Dosisreduktion von 40-50% notwendig. Während im Falle der Hypnotika v.a. pharmakokinetische Veränderungen (Muskelmasse/Fettgewebe-Verhältnis, Abnahme der Clearance) verantwortlich gemacht werden, spielen bei den Opiaten noch zusätzlich pharmakodynamische Veränderungen eine wichtige Rolle.

▶ Muskelrelaxantien

Bei alten Patienten ist die Dosierung weitgehend unverändert

Eine besondere Rolle spielen die **▶ Muskelrelaxantien.** Durch den Wirkverlust von Acetylcholin am Rezeptor wird an der motorischen Endplatte eine Hochregulation der Rezeptorzahl induziert, so daß bei alten Patienten die Dosierung weitgehend unverändert bleibt oder sogar erhöht werden muß. Dies trifft umso mehr für Muskelrelaxantien zu, deren Elimination weitgehend altersunabhängig über Esterhydrolyse (z.B. Atracurium) erfolgt.

Narkoseverfahren

Entscheidung zwischen Regional- und Allgemeinanästhesie ist altersunabhängig und orientiert sich im wesentlichen an Art der Operation sowie den Begleiterkrankungen des Patienten.

Kontrovers wird die Diskussion über die Wahl des geeigneten Narkoseverfahrens geführt. Hierbei werden der Regionalanästhesie u.a. eine geringere endokrine Streßantwort, weniger thrombembolische Komplikationen, eine geringere kognitive Beeinträchtigung, eine gute postoperative Analgesie sowie die Möglichkeit einer frühen Mobilisation zugesprochen. Dem Vorteil der erhaltenen Atmung steht der einer kontrollierten Beatmung bei der Allgemeinanästhesie entgegen. Weiterhin schränkt die Allgemeinanästhesie die OP-Dauer nicht ein und eröffnet die Möglichkeit der Nachbeatmung. Nicht zuletzt ist der Patient vom OP-Geschehen abgeschirmt.

Neurologische Symptome nach Allgemeinanästhesie wie postoperative Verwirrung oder Sedierung (25%) sowie Störungen des Kurzzeitgedächtnisses (10-20%) können durch die Regionalanästhesie nur vermieden werden, wenn gänzlich auf eine Sedierung verzichtet wird [16, 17]. Weiterhin lassen sich bei der Allgemeinanästhesie durch den Verzicht von Atropin und Scopolamin sowie unter Verwendung neuer kurzwirksamer Medikamente Somnolenz, Verwirrung und Aufwachzeiten verhindern bzw. verkürzen.

Hinsichtlich der Letalität läßt sich, wenn man die wichtigsten Studien der letzten 20 Jahre betrachtet, kein Unterschied zwischen beiden Verfahren nachweisen [18, 19].

Postoperative Betreuung

▶ Verminderte Organfunktionsreserven

Aufgrund der **▶ verminderten Organfunktionsreserven** geriatrischer Patienten sollte die Indikation zur intensivmedizinischen Betreuung (Intensivstation oder intermediate care unit) weiter gestellt werden als bei jüngeren Patienten mit vergleichbaren operativen Eingriffen. Eingeschränkte kardiale Belastbarkeit, grenzgradig kompensierte Niereninsuffizienz und pulmonale Vorerkrankungen sind bei ge-

▶ Engmaschigere postoperative Überwachung zur Prophylaxe kardiorespiratorischer Dekompensationen

riatrischen Patienten häufiger anzutreffen und bedingen eine **▶ engmaschigere postoperative Überwachung zur Prophylaxe kardiorespiratorischer Dekompensationen.** Weiterhin spielt eine effektive postoperative Schmerztherapie bei geriatrischen Patienten eine wichtige Rolle.

Die ▶ **Bedeutung einer suffizienten Schmerztherapie** liegt nicht nur in einer primären Erleichterung des Patienten, sondern verhindert u.a. über eine Reduktion schmerzbedingter Störungen der Ventilation das Risiko pneumonischer Infekte. Schmerzbedingte sympathoadrenerge Stressreaktionen führen weiterhin zu einem Anstieg der postoperativen Morbidität und Mortalität. Perioperative Störungen des Elektrolythaushaltes, eine andauernde periphere Vasokonstriktion, eine myokardiale Belastung sowie eine erhöhte Atemarbeit prädisponieren zu einem postoperativen Organversagen. Insbesondere bei Patienten mit altersbedingt verminderter Organfunktionsreserve können diese Veränderungen postoperativ schnell zur myokardialen Ischämie, einem kardialen Versagen, einem Lungenödem oder einem Nierenversagen führen. Es ist bekannt, daß durch eine effektive Therapie postoperativer Schmerzen mit Unterdrückung von exzessiven neuroendokrinen Stressreaktionen die Morbidität und Mortalität von Hochrisikopatienten vermindert werden kann [20]. Eine suffiziente postoperative Schmerztherapie spielt deshalb für die Prognose geriatrischer Patienten eine bedeutende Rolle.

Das Alter der Patienten hat einen signifikanten Einfluß auf die Intensität der postoperativen Schmerzempfindung aufgrund altersabhängiger neurophysiologischer Veränderungen. Altersassoziierte Veränderungen des Nervensystems beinhalten einen Verlust spezialisierter somatischer Schmerzrezeptoren, eine reduzierte Geschwindigkeit der Übertragung in peripheren Nerven und auch eine Veränderung der zentralen Schmerzverarbeitung. Die Wahrnehmungsschwellen sowohl für Berührungs- als auch für Nadelstichreize erhöhen sich mit zunehmendem Alter. Da jedoch die subjektive Schmerzempfindung auch durch psychologische Faktoren moduliert wird, kann aus diesen neurophysiologischen Veränderungen nicht generell auf einen verminderten Schmerzmittelbedarf beim alten Patienten geschlossen werden. Trotzdem korreliert der Schmerzmittelbedarf invers mit dem Lebensalter der Patienten [21]. Der erniedrigte Opioidbedarf alter Patienten läßt sich durch altersbedingte Veränderungen der Pharmakodynamik im Sinne einer erhöhten Opioidsensitivität bzw. durch altersbedingte Veränderungen der Pharmakokinetik im Sinne einer Akkumulation durch verminderte Metabolisierung und Elimination erklären.

Diese pathophysiologischen Veränderungen bedingen jedoch auch eine erhöhte Gefahr der opiatinduzierten Ateminsuffizienz beim alten Patienten. Die Angst vor gerade dieser Nebenwirkung sowie eine verschlechterte Artikulation postoperativer Schmerzen bei geriatrischen Patienten führt jedoch häufig zu einer Unterdosierung von Opiatanalgetika, wenn sie nur bei Bedarf als Bolusgabe appliziert werden. Als sinnvolles schmerztherapeutisches Verfahren bietet sich deshalb bei geriatrischen Patienten die ▶ **PCA (patient controlled analgesia)** an, bei der gezeigt werden konnte, daß PCA-behandelte ältere Patienten weniger häufig unter postoperativen pulmonalen Komplikationen und Verwirrungszuständen leiden, daß sie besser bei der Physiotherapie kooperieren und auch früher entlassen werden können [22]. Weiterhin konnte gezeigt werden, daß unter PCA-Therapie Perioden exzessiver Schmerzen aber auch Perioden unnötiger Sedierung und Atemdepression sehr unwahrscheinlich sind. Ein weiteres sinnvolles Verfahren zur Therapie postoperativer Schmerzen stellt, insbesondere unter Berücksichtigung funktioneller Aspekte (z.B. Gelenkmobilisation, Perfusionsverbesserung, Darmmotilität), die ▶ **Epiduralanästhesie** dar, deren Aufwand und Risiken bei starken postoperativen Schmerzen sowie ausgedehnten operativen Eingriffen gerechtfertigt erscheint [23].

Ein weiteres besonderes Problem bei alten Patienten stellt die Hypothermie dar. Ein ▶ **verlangsamter Thermoregulationsmechanismus** sowie eine um 1,2°C reduzierte Vasokonstriktionsschwelle [24] stellen den Grund für ein häufigeres und ausgeprägteres Auftreten von Hypothermien bei alten Patienten dar. Da hiermit Gerinnungsstörungen, ein erhöhter O_2-Verbrauch mit Reduktion des PaO_2 und ein konsekutiv erhöhtes Risiko intra- und postoperativer Ischämien verbunden sind, kommt ihrer Bekämpfung eine wichtige Bedeutung zu. Warm-touch, Wärmematten, erwärmte Infusionslösungen und angehobene Raumtemperatur sowie im Bedarfsfall postoperative Nachbeatmung stehen zur Verfügung und sollten genutzt werden.

Fragen zur Erfolgskontrolle

1. Welche Auswirkungen haben die altersspezifischen pathophysiologischen Veränderungen des Herzens auf die kardiale Funktion?

Die altersspezifischen Veränderungen des Herzens verursachen eine kardiale Hypertrophie, einen verzögerten Kontraktionsanstieg sowie eine verzögerte Relaxation des Myokards. Weiterhin ist die Kontraktilitätszunahme nach ß-adrenerger Stimulation reduziert. Die Anpassung der Herzleistung erfolgt somit weniger durch ß-adrenerge Stimulation mit konsekutiver Steigerung der Inotropie und der Chronotropie, sondern vielmehr über ein erhöhtes Schlagvolumen durch Zunahme der Vorlast.

2. Nennen Sie die altersspezifischen Veränderungen der Lunge mit ihren Auswirkungen auf die pulmonale Funktion!

Altersspezifische Veränderungen der Lunge sind: Abnahme der Alveolenoberfläche, zunehmende interstitielle Fibrose, Verringerung der Totalkapazität, Reduktion der Wandstabilität von Alveolen und Bronchiolen sowie Abnahme der Muskelfasern vom Typ II der Atemmuskulatur.
Auswirkungen auf die pulmonale Funktion sind: Reduktion der Diffusionskapazität von O_2 und CO, Verschlechterung der Ventilations-Perfusionskoppelung, Zunahme des Verschlußvolumens und Abnahme der Einsekundenkapazität.

3. Gibt es Besonderheiten hinsichtlich der Intensivpflichtigkeit bei alten Patienten zu beachten?

Eingeschränkte kardiale Belastbarkeit, grenzgradig kompensierte Niereninsuffizienz und pulmonale Vorerkrankungen sind bei geriatrischen Patienten häufiger anzutreffen. Deshalb sollte die Indikation zur postoperativen intensivmedizinischen Betreuung eher als bei jüngeren Patienten mit vergleichbaren operativen Eingriffen gestellt werden.

4. Welche Bedeutung hat eine suffiziente postoperative Schmerztherapie beim alten Patienten?

Bei Patienten mit altersbedingt verminderten Organfunktionsreserven können schmerzbedingte sympathoadrenerge Stressreaktionen postoperativ eher zu einem Organversagen führen. Die Unterdrückung exzessiver neuroendokriner Schmerzreaktionen spielt deshalb für die Prognose geriatrischer Patienten eine wichtige Rolle.

Literatur

1. WHO (1997) World Health Report, „**Fifty facts from the World Health Report**"
2. Borkan GA, Hults DE, Gerzof SG, Robbins AH (1985) **Comparison of body composition in middle-aged and elderly males using computed tomography.** Am J Phys Anthropol. 66(3):289-295
3. Unverferth DV, Baker PB, Am AR, Magorien RD, Fetters J, Leier CV (1986) **Aging of the human myocardium: a histologic study based on endomyocardial biopsy.** Gerontology 32(5): 241-251
4. Folkow B, Svanborg A (1993) **Physiology of cardiovascular aging.** Physiol Rev 73(4): 725-764
5. Wei JY (1992) **Age and the cardiovascular system.** N Engl J Med 327(24): 1735-1739
6. Mauderly JL (1979) **Effect of age on pulmonary structure and function of immatured and adult animals and man.** Fed Proc 38(2): 173-177
7. Krumpe PE, Knudson RJ, Parson G, Reiser K (1985) **The aging respiratory system.** Clin Geriatr Med 1(1): 143-175
8. Tolep K, Kelsen SG (1993) **Effect of aging on the respiratory skeletal muscles.** Clin Chest Med 14(3): 363-378
9. Devaney KO, Johnson HA (1980) **Neuron loss in the aging visual cortex of man.** J Gerontol 35(6): 836-841
10. Meyer JS, Terayama Y, Takashima S (1993) **Cerebral circulation in the elderly.** Cerebrovasc Brain Metab Rev 5(2): 122-146
11. Potvin AR, Syndulko K, Tourtellotte WW, Lemmon JA, Potvin JH (1980) **Human neurologic function and the aging process.** J Am Geriatrc Soc 28(1): 1-9
12. Muravchick S (1997) **Central nervous system.** In: Muravchick S (Hrsg) Geroanesthesia. Principles for Managment of the Elderly Patient. Mosby, St. Louis, Baltimore, Boston, S 78-114
13. Berthoud MC, McLaughlan GA, Broome IJ, Henderson PD, Peacock JE, Reilly CS (1993) **Comparison of infusion rates of three i.v. anaesthetic agents for induction in elderly patients.** Br J Anaesth 70(4): 423-427
14. Poldermans D, Fioretti PM, Boersma E, Thomson IR, Cornel JH, ten-Cate FJ, Arnese M, van-Urk H, Roelandt JR (1994) **Dobutamine-atropine stress echocardiography in elderly patients unable to perform an exercise test. Hemodynamic characteristics, safety and prognostic value.** Arch Intern Med 154(23): 2681-2886
15. McKinney MS, Fee JP, Clarke RS (1993) **Cardiovascular effects of isoflurane and halothane in young and adult patients.** BR J Anaesth 71(5): 696-701
16. Bigler D, Adelhoj B, Petring OU, Pederson NO, Busch P, Kalhke P (1985) **Mental function and morbidity after acute hip surgery during spinal and general anaesthesia.** Annaesthesia 40(7): 672-676
17. Williams-Russo P, Sharrock NE, Mattis S, Szatrowski TP, Charlson ME (1995) **Cognitive effects after epidural vs general anesthesia in older adults.** A randomized trial. JAMA 274: 44-50
18. Davis FM, Woolner DF, Frampton C, Wilkinson A, Grant A, Harrison RT, Roberts MT, Thadaka R (1987) **Prospective, multi-centre trial of mortality following general or spinal anaesthesia for hip fracture surgery in the elderly.** Br J Anaesth 59(9): 1080-1088
19. Sutcliffe AJ, Parker M (1994) **Mortality after spinal and general anaesthesia for surgical fixation of hip fractures.** Anaesthesia 49(3): 237-240
20. Yeager MP, Glass DD, Neff RK, Brinck-Johnsen T (1987) **Epidural anesthesia and analgesia in high-risk surgical patients.** Anesthesiology 66: 729-736
21. Bellville JW, Forrest WH Jr, Miller E, Brown BW Jr (1971) **Influence of age on pain relief from analgetics; a study of postoperative patients.** JAMA 217: 1835-1841
22. Egbert AM, Parks LH, Short LM, Burnett ML (1990) **Randomized trial of postoperative patient-controlled analgesia vs. intramuscular narcotics in frail elderly men.** Ann Int Med 150: 1897-1903
23. Wulf H (1998) **Epidurale Analgesie in der Behandlung postoperativer Schmerzen.** Anaesthesist 47: 501-510
24. Kurz A, Plattner O, Sessler DI, Huemer G, Redl G, Lackner F (1993) **The threshold for thermoregulatory vasoconstriction during nitrus oxide/isofluorane anesthesia is lower in elderly than in young patients.** Anesthesiology. 79(3): 465-469

A. Zollinger · Institut für Anästhesiologie, Universitätsspital Zürich

Anästhesie in der Thoraxchirurgie

Die Thoraxchirurgie beinhaltet die Operationen an der Lunge, der Thoraxwand und am Mediastinum, wobei die Herzchirurgie und die Chirurgie der großen Gefäße ausgeklammert werden. Zu den typischen Besonderheiten gehören die präoperativen Abklärungen, die speziellen pathophysiologischen Veränderungen und technischen Anforderungen im Rahmen von Ein-Lungenventilation und (Seiten-)Lagerung sowie das perioperativ oft kombinierte Auftreten von hämodynamischen und respiratorischen Schwierigkeiten. Entsprechend wichtig sind die intra- und postoperativ einzusetzenden Überwachungsverfahren. Neuere Entwicklungen wie thorakoskopische Operationen, die Lungenvolumen-Reduktions-Chirurgie bei Patienten mit schwerem Lungenemphysem und die uni- oder bilaterale Lungentransplantation stellen besondere Ansprüche an den Anästhesisten. Das erfolgreiche Lösen dieser komplexen Aufgaben setzt umfassende Kenntnisse der kardiopulmonalen Pathophysiologie und der spezifischen Pharmakologie voraus. Der Anästhesist muß zudem über besondere apparative und technische Fertigkeiten verfügen in den Bereichen Atemwegsmanagement inklusive Fiberbronchoskopie, Beatmungsstrategien inklusive Jetventilation, Schmerzbehandlung, vor allem thorakale Epiduralanalgesie, und Anwendung sowie Interpretation der hochtechnisierten Monitoringverfahren, wenn möglich inklusive transösophagealer Echokardiographie. Für besondere Fälle wird auch die Erfahrung mit dem Einsatz der extrakorporalen Zirkulation verlangt. Als unabdingbare Voraussetzung für erfolgreiche, komplikationsarme Thoraxeingriffe ist ein einvernehmliches, interdisziplinäres Vorgehen von größter Bedeutung.

Präoperative Phase

▶ **Planung des anästhesiologischen Vorgehens**

Der Anästhesist veranlaßt bereits im Vorfeld notwendige Abklärungen und kann so Einfluß auf das operative Vorgehen nehmen.

Die präoperativen Abklärungen dienen der Beurteilung des perioperativen Risikos und der detaillierten ▶ Planung des anästhesiologischen Vorgehens. Dazu sind genaue Kenntnisse über das geplante operative Procedere notwendig. In besonderen Fällen sind Details der chirurgischen Vorgehensweise speziell zu besprechen, so daß das anästhesiologische Management darauf Rücksicht nehmen kann. Zudem kann es sinnvoll und notwendig sein, daß der Anästhesist den Patienten nicht erst anläßlich der eigentlichen Prämedikationsvisite kurz vor der Operation kennenlernt, sondern bereits im Vorfeld notwendige Abklärungen veranlassen und Einfluß auf das perioperative Vorgehen nehmen kann.

PD Dr. Andreas Zollinger · Institut für Anästhesie und Reanimation, Stadtspital Triemli, Birmensdorferstrasse 497, CH-8063 Zürich

Gezielte präoperative Abklärungen sind ein anerkanntes Mittel zur Reduktion der ▶ **perioperativen Morbidität und Mortalität** nicht nur bei thoraxchirurgischen Patienten. Hier jedoch erscheint die genaue Kenntnis der pulmonalen und kardiovaskulären Risikofaktoren besonders wichtig. Es wurden deshalb unzählige pulmonale Faktoren an einer großen Zahl von Patienten untersucht mit dem Ziel, Korrelationen mit dem perioperativen Risiko herzustellen. Leider kann aber bis heute das spezifische Risiko für den individuellen Patienten nicht wirklich systematisch vorhergesagt werden, da zu viele unterschiedliche Variablen, die sich zudem gegenseitig beeinflussen können, eine Rolle spielen. Daten aus Untersuchungen, welche mehrere Jahre zurückliegen, sollten überdies mit Vorsicht interpretiert werden: die rasche Entwicklung der anästhesiologischen, chirurgischen und intensivmedizinischen Verfahren und Techniken, inklusive Monitoring, dürfte nicht ohne Auswirkungen bleiben auf Morbidität und Mortalität.

Vor allem die seit Jahrzehnten [1] immer wieder aufgeführten sogenannten „prohibitiven" Lungenfunktionsparameter können heute im Hinblick auf eine geplante Lungenresektion bei Patienten mit einem Lungenkarzinom oder einem terminalen Lungenemphysem so kaum mehr gültig sein [2]. Dies zeigen die Resultate zahlreicher Studien im Rahmen der ▶ **Lungenvolumen-Reduktions-Chirurgie** (LVRS) eindrücklich [3, 4]. Eine große Bedeutung kommt der ▶ **kardialen Abklärung** zu, weil vor allem koronare Erkrankungen als Folge des Nikotinabusus häufig gemeinsam mit Lungentumoren und Lungenemphysem vorkommen. Auch hier fehlen allerdings einfache, allgemein akzeptierte Richtlinien zur Indikationsstellung dieser präoperativen Untersuchungen. Für die Festlegung des präoperativen Abklärungsganges und für die Abschätzung des gesamten perioperativen Risikos für den individuellen Patienten – vor allem in kritischen Fällen – wird deshalb besonders viel ▶ **klinische Erfahrung** vorausgesetzt.

Bestimmung der Lungenfunktion

Die klinische Beurteilung des Patienten ist der wichtigste Teil der präoperativen Abklärung (Tabelle 1). Sie beinhaltet die Erhebung der ▶ **Anamnese** inkl. Graduierung einer allfälligen Atemnot mit Hilfe einer Skala durch den Patienten selbst (Dyspnoe-Score) und die ▶ **physikalische Untersuchung**. Thorax- und allenfalls computertomographisch erstellte Röntgenbilder müssen gesichtet werden. Die Messung von forcierter Vitalkapazität (FVC) und forciertem exspiratorischem Volumen in 1 sec (FEV1) wird immer durchgeführt, die Bestimmung weiterer Lungenvolumina, des Atemgrenzwerts, des exspiratorischen Spitzenflusses und der Diffusionskapazität für Kohlendioxid wird gezielt und nicht in allen Fällen veranlaßt. Zur Abschätzung der ▶ **kardiopulmonalen Reserven** eines Patienten stehen viele unterschiedliche Tests zur Messung seiner Leistungsfähigkeit zur Verfügung, welche ganz unterschiedlich aufwendig sind: Treppensteigen, 6- oder 12-Minuten Gehtest, Laufbanduntersuchungen oder die Fahrrad-Spiroergometrie mit Bestimmung des maximalen O_2-Verbrauchs. Letztere erlaubt die recht gute Differenzierung zwischen primär kardialer oder pulmonaler Ursache einer schweren Leistungseinschränkung.

Die ▶ **arterielle Blutgasanalyse** ergibt wichtige Hinweise auf den Gasaustausch eines Patienten bei Raumluft oder unter zusätzlichem inspiratorischem O_2-Angebot. In selteneren Fällen liegen Untersuchungen zur Verteilung der Lungenperfusion, zu den pulmonalarteriellen Druckwerten, zum pulmonalvaskulären Widerstand und zu den pulmonalarteriellen (gemischtvenösen) Blutgasen vor. Die Indikation zur dazu notwendigen präoperativen Rechtsherzkatheterisierung ist nur in Ausnahmefällen bei begründetem klinischem Verdacht auf eine erhebliche pulmonalarterielle Hypertonie mit Cor pulmonale gegeben. In vielen Fällen genügt allerdings die nicht-invasive transthorakale Echokardiographie zur Abschätzung der pulmonalen Hämodynamik und der Rechtsherzfunktion bei Risikopatienten.

Tabelle 1
Präoperative anästhesiologische Abklärung des thoraxchirurgischen Patienten

Obligat

- Anamneseerhebung
- Erhebung der kardio-pulmonalen Leistungsfähigkeit, inkl. Dyspnoe-Scoring
- Physikalische Untersuchung, inkl. Status der Wirbelsäule und der peripheren Gefäße
- „Kleine" Lungenfunktionsprüfung   Forcierte Vitalkapazität   FVC
        Forciertes exspiratorisches Volumen in 1 sec   FEV1
- Thorax-Röntgenbild in 2 Ebenen, sichten anderer bildgebender Verfahren (meist CT)
- Ruhe-EKG

Wünschbar, obligat in einzelnen Fällen

- Erweiterte Lungenfunktionsprüfung   Atemgrenzwert   MMV
        Exspiratorischer Spitzenfluß   PEF
        Diffusionskapazität für Kohlenmonoxid   DLCO
        Residualvolumen   RV
        Funktionelle Residualkapazität   FRC
        Totale Lungenkapazität   TLC
- Arterielle Blutgasanalyse
- Ergometrie
- Messung kardiopulmonaler Reserven   6-/12-Minuten Gehtest
        Maximaler O_2-Verbrauch VO_2max

Nur in besonderen Fällen

- Lungenperfusions-Szintigraphie
- Rechts- und/oder Linksherzkatheteruntersuchung
- Echokardiographie
- Carotis-Doppleruntersuchung

▶ **Beurteilung der Operabilität**
Die Schwierigkeit liegt in der Interpretation der gemessenen Parameter der Lungenfunktion.

Isolierte Meßwerte können nicht als Prädiktoren des perioperativen Risikos resp. des Outcomes eingesetzt werden.

▶ **Stufenaufklärung**

Die Schwierigkeit liegt in der Interpretation der gemessenen Parameter der Lungenfunktion, vor allem hinsichtlich der ▶ **Beurteilung der Operabilität** eines individuellen Patienten. Diese Untersuchungen können dem Anästhesisten zwar wichtige Hinweise auf spezifische perioperativ zu erwartende Besonderheiten und Schwierigkeiten geben. Einzelne, isolierte Meßwerte können aber nicht als Prädiktoren des perioperativen Risikos resp. des Outcomes eingesetzt werden.

Präoperative Aufklärung des Patienten

Die Aufklärung des Patienten vor einer Thoraxoperation und -anästhesie erfolgt nach den Richtlinien der jeweiligen Fachgesellschaften, wobei Unterschiede zwischen verschiedenen Ländern bestehen. In jedem Fall soll der Patient im Sinne der ▶ **Stufenaufklärung** über die Indikationen und Gefahren besonderer anästhesiologischer Maßnahmen, wie arterielle und zentralvenöse Gefäßpunktionen und Katheter, Pulmonalarterienkatheter, epidurale, subpleurale, interkostale oder patientenkontrollierte intravenöse Schmerztherapieverfahren, transösophageale Echokardiographie u.ä. aufgeklärt werden, falls er dies wünscht. Wichtig sind auch die Informationen über blutsparende Maßnahmen und über Bluttransfusionen sowie die Aufklärung über die postoperative Behandlung im Aufwachraum oder auf der Intensivstation, inklusive die Möglichkeit und Umstände der postoperativen Beatmung.

Präoperative Vorbehandlung, Prämedikation

Die präoperative Vorbehandlung vor thoraxchirurgischen Eingriffen hat individuell abgestimmt auf den einzelnen Patienten zu erfolgen. Über längere Zeit eingenommene Medikamente – wie Bronchodilatatoren, Sekretolytika, topische und systemische Kortikosteroide sowie die Substanzen zur Behandlung einer Koronarinsuffizienz – sollten unverändert bis zur Operation verabreicht werden. Als Ausnahme sind nicht-steroidale Antirheumatika, vor allem Acetylsalicylsäure, sowie Kumarinderivate rechtzeitig präoperativ abzusetzen, falls ein rückenmarknahes Regionalanästhesieverfahren geplant ist.

Die Indikationen zu zusätzlichen, neuen Behandlungen vor einer Thoraxoperation sind streng zu stellen. Führt eine solche Therapie gar zur Verschiebung des Eingriffs, muß der potentielle Nutzen dieser Behandlung klar ersichtlich sein, wobei die ▶ **Dringlichkeit der Operation** zum Beispiel bei Malignomverdacht zu berücksichtigen ist. Dies gilt auch für die Forderung nach ▶ **präoperativer Nikotinabstinenz**. Für einige Eingriffe – vor allem die LVRS bei Patienten mit schwerem, terminalem Lungenemphysem oder die Lungentransplantation – erscheint dies sinnvoll und notwendig, weil damit zusätzlich zur Optimierung der perioperativen Bedingungen auch die hohe Motivation des Patienten für die spezielle chirurgische Therapie und die anschließende Nachbehandlung unter Beweis gestellt wird. Es ist kontrovers, wie lange präoperativ das Rauchen eingestellt werden sollte, um einen Nutzen zu erzielen. Eine Untersuchung an koronarchirurgischen Patienten zeigte, daß erst nach mindestens acht Wochen eine statistisch signifikante Abnahme der perioperativen pulmonalen Komplikationen erwartet werden kann [5]. Einige Zentren unterziehen die Patienten präoperativ eigentlichen Trainingsprogrammen, der sogenannten ▶ **präoperativen pulmonalen Rehabilitation**. Der Nutzen ist auch hier nicht wirklich erwiesen, wobei am ehesten Patienten auf einer Warteliste (z.B. für eine Lungentransplantation) davon profitieren dürften.

Die eigentliche ▶ **Prämedikation** des thoraxchirurgischen Patienten vor Beginn der Anästhesie muß gezielt erfolgen. Benzodiazepine und Opiate – auf der Normalstation verabreicht – können zur unliebsamen Verschlechterung der Atmung vor allem bei Patienten mit schwerer obstruktiver Lungenerkrankung (COPD) führen. Andererseits sind gerade diese Patienten oft besonders ängstlich und agitiert. Im Zweifelsfall ist die intravenöse Gabe von Sedativa und Analgetika im Operationssaal direkt durch den Anästhesisten einer vorzeitigen peroralen Prämedikation auf der Normalstation vorzuziehen. In kritischen Fällen ist die präoperative Verordnung von nasal verabreichtem O_2 vor und während des Transports in den Operationssaal besonders wichtig.

Ein-Lungenventilation, Seitenlagerung

Die Bedeutung der Ein-Lungenventilation hat mit der raschen Verbreitung der Thorakoskopie seit Mitte der 90er Jahre stark zugenommen. War sie vorher nur in ganz wenigen Fällen wirklich notwendig zur Durchführung einer Thoraxoperation, ist die strenge Ein-Lungenventilation nun für alle thorakoskopischen Eingriffe eine unverzichtbare Voraussetzung (Tabelle 2). Es wird nicht nur eine Stillegung der Lunge auf

Tabelle 2
Indikationen zur Ein-Lungenventilation

Absolute Indikation

- Eröffnung großer Luftwege
- Aspirationsgefahr von Eiter, Blut, Sekret in gesunde Lunge
- Thorakoskopie
- Lungentransplantation

Relative Indikation

- Schaffung optimaler Operationsbedingungen
- Ausbildung, Training

Die Lunge sollte vollständig kollabiert sein.

▶ **Seitenlagerung**

▶ **Erweiterung der Operationsindikationen**

Vorher vor allem konservativ therapierte Erkrankungen werden nun operativ behandelt.

der zu operierenden Seite verlangt, sondern die Lunge sollte vollständig kollabieren, damit die Operation mit Hilfe des speziellen Instrumentariums unter Sicht mit der Videokamera in der Thoraxhöhle möglich ist. Zudem ist im Regelfall eine vollständige ▶ **Seitenlagerung** mit horizontal nach vorne gelagerten Armen notwendig, damit der zu operierende Hemithorax gut zugänglich wird. Die Thorakoskopie hat in vielen Fällen auch zu einer ▶ **Erweiterung der Operationsindikationen** geführt, so daß vorher vor allem konservativ therapierte Erkrankungen nun operativ behandelt werden. Beispiele sind die Sympathektomie bei Hyperhidrosis der Hände, die Splanchnikektomie zur Schmerztherapie zum Beispiel bei Pankreaskarzinom, der (Rezidiv-)Spontan-Pneumothorax oder die LVRS beim Patienten mit schwerem Lungenemphysem. Durch diese Indikationserweiterung hat die Thoraxanästhesie insgesamt – und die Technik der Ein-Lungenventilation besonders – zusätzliche Bedeutung erlangt.

Technik der Ein-Lungenventilation

▶ **Doppellumentubus**

Die Ein-Lungenventilation kann entweder durch Separation der beiden Lungen mit Hilfe eines ▶ **Doppellumentubus** (Endobronchialtubus) oder durch Blockieren des einen Hauptbronchus mittels Ballonkatheter und Ventilation der anderen Lunge durch einen Endotrachealtubus realisiert werden. Es kann dazu sowohl ein konventioneller Endotrachealtubus in Verbindung mit einem Fogartykatheter als auch der Univent®-Tubus mit eingebautem, verschiebbarem Ballonkatheter verwendet werden. Die jeweiligen Vor- und Nachteile der verschiedenen Möglichkeiten sind für den konkreten Einsatz gegeneinander abzuwägen (Tabelle 3).

Tabelle 3
Vor- und Nachteile verschiedener Techniken zur Ein-Lungenventilation

Technik	Vorteile	Nachteile
Doppellumentubus	• Beide Lungen getrennt zugänglich: Bronchoskopie, absaugen, blähen, O_2-Insufflation jederzeit möglich • Korrektes Plazieren v.a. links einfach und sicher möglich • Lungenkollaps wird erleichtert	• Verschiedene Tuben links/rechts • Schwieriges rechts-endobronchiales Plazieren • Umintubation bei postoperativer Nachbeatmung notwendig • Gefahr tracheobronchialer Verletzungen • Kleiner Innendurchmesser der beiden Lumina
Bronchusblocker (Fogartykatheter)	• Einsatz zusammen mit normalem Endotrachealtubus • Selektive Blockade auch kleinerer Luftwege (Lappenbronchus) möglich • Blockade linke und rechte Lunge ohne Tubuswechsel möglich • Keine Umintubation notwendig bei postoperativer Nachbeatmung	• Ballon verschließt den Zugang zu distalen Luftwegen • Keine Möglichkeit für Absaugen und O_2-Insufflation • Intraoperative Dislokation häufig
Univent®-Tubus	• Eingebauter, verschieblicher Ballonkatheter mit kleinem Lumen für O_2-Insufflation • Selektive Blockade auch kleinerer Luftwege möglich • Blockade linke und rechte Lunge ohne Tubuswechsel möglich • Keine Umintubation notwendig bei postoperativer Nachbeatmung	• Ballon verschließt den Zugang zu distalen Luftwegen • Keine Möglichkeit für Absaugen • Intraoperative Dislokation häufig

Für die Routineanwendung im Regelfall hat sich der links-endobronchiale Doppellumentubus bewährt, da sein Einsatz relativ einfach und sicher ist. Der rechts-endobronchiale Doppellumentubus ist wesentlich schwieriger in der Handhabung und zeigt häufiger Fehllagen und intraoperative Dislokationen. Er ist deshalb nur indiziert für eine geplante Oberlappenresektion links, für eine Pneumonektomie links und für eine Lungentransplantation links. Der größte Vorteil der Doppellumentuben im Vergleich zu den Techniken mit Ballonkathetern ist die Möglichkeit, jederzeit getrennt Zugang zu beiden Lungenhälften zu haben. Das heißt, es kann jederzeit – ohne ein Manöver an Tubus oder Cuff – jeder Teil der Lunge getrennt bronchoskopiert, abgesaugt und gebläht werden, und es können auch seitengetrennt O_2 insuffliert oder Medikamente (Bronchodilatatoren, NO etc.) verabreicht werden. Zudem wird das Kollabieren der nicht-beatmeten Lunge erleichtert, wenn der Bronchialbaum nicht durch einen Ballon obstruiert ist. Bei allen Techniken ist zusätzlich zur klinischen auch die fiberoptische Lagekontrolle dieser Tuben und Katheter zwingend erforderlich, um Fehllagen sicher zu vermeiden. Dazu sind speziell dünne ▶ Fiberbronchoskope notwendig, wobei der kleinkalibrige Absaugkanal und die meist schlechtere Optik nachteilig sind. Im Falle von intra- und postoperativ auftretenden Störungen der Beatmung und bei erheblichen Problemen mit dem Gasaustausch sind die Installationen erneut fiberoptisch zu überprüfen und deren Lage ist gegebenenfalls zu optimieren.

Folgen der Ein-Lungenventilation für den Gasaustausch

Oxygenierung

Durch die Ein-Lungenventilation wird die für den Gasaustausch verfügbare Alveolaroberfläche stark reduziert. Die weiterhin perfundierte, aber nicht mehr ventilierte Lunge führt regelmäßig zu einer erheblichen, von Fall zu Fall aber unterschiedlich ausgeprägten venösen Beimischung (▶ Rechts-links-Shunt) mit konsekutivem Abfall des arteriellen O_2-Partialdrucks (PaO_2). Die wichtigsten Determinanten dieses Shunts sind in Tabelle 4 dargestellt. In der Theorie am bedeutendsten sind die präoperative Verteilung der Lungenperfusion und das Funktionieren der hypoxisch-pulmonalen Vasokonstriktion (HPV). Eine stark vorgeschädigte, nurmehr geringfügig perfundierte Lunge führt nur zu einer geringen Reduktion des PaO_2, falls sie nicht mehr beatmet wird. Das Umgekehrte trifft für gesunde und damit gut perfundierte Lungen zu, welche tiefe PaO_2-Werte erwarten lassen [6]. Eine normal funktionierende HPV vermindert die Durchblutung in einer nicht-ventilierten Lunge um etwa 50% (Abb. 1) [7]. Viele Faktoren wie die Lagerung des Patienten (Abb. 1), eine gleichzeitig vorliegende Hyperkapnie, ein erhöhter Druck in den Pulmonalgefäßen, Vasodilatatoren, Katecholamine, chirurgische Manipulationen an der Lungen und den pulmo-

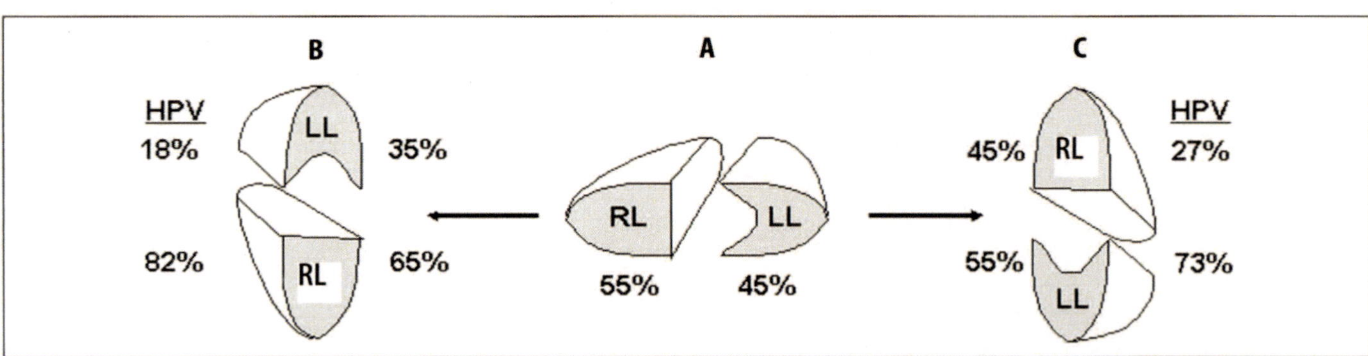

Abb. 1 ▲ Die Verteilung der Lungenperfusion zwischen der rechten Lunge (RL) und der linken Lunge (LL) wird bei Ventilation beider Lungen stark beeinflußt durch die Lagerung des Patienten. Beim Lungengesunden in Rückenlage (A) ist das Perfusionsverhältnis RL/LL = 55%/45%. In Rechtsseitenlage (B) nimmt die Perfusion in der rechten Lunge zu (RL/LL = 65%/35%), während in Linksseitenlage (C) die linke Lunge vermehrt perfundiert wird (RL/LL = 45%/55%). Während Ein-Lungenventilation der jeweils abhängigen, untenliegenden Lunge wird als Folge der hypoxisch-pulmonalen Vasokonstriktion (HPV) die Perfusion in der atelektatischen, obenliegenden Lunge um maximal 50% reduziert. Das resultierende Shuntvolumen beträgt demnach mindestens 18% in Rechtsseitenlage (B) und 27% in Linksseitenlage (C)

Tabelle 4
Rechts-links-Shunt während Ein-Lungenventilation:
Die wichtigsten beeinflussenden Faktoren

- Präoperative Verteilung der Lungenperfusion im Verhältnis zur Ventilation (V/Q)
  - Schlecht perfundierte Lunge   ‡ niedrige Shuntfraktion bei Atelektase
  - Gut perfundierte Lunge   ‡ hohe Shuntfraktion bei Atelektase

- Effizienz der hypoxisch-pulmonalen Vasokonstriktion (HPV)
  - Potentiell negativer Einfluß auf HPV: Lagerung
    Beatmungsparameter (PEEP)
    Hoher pulmonal-arteriellerDruck
    Sehr hohes/tiefes Herzzeitvolumen
    Extreme Hypo-/Hyperkapnie
    Chirurgische Manipulationen
    Katecholamine, Vasodilatatoren
    Bronchodilatatoren
    Anästhetika

- Qualität des Gasaustauschs auf der ventilierten Seite
  - Fraktionelle inspiratorische O_2–Konzentration (FIO_2)
  - Atelektasenbildung (V/Q)

nalen Gefäßen, aber auch inhalative und intravenöse Anästhetika beeinträchtigen diesen Mechanismus reflektorischer Vasokonstriktion (Tabelle 4) [7]. Die Folge ist immer ein vergrößerter Shunt und damit eine schlechtere Oxygenierung während Ein-Lungenventilation.

In der Praxis läßt sich präoperativ das Ausmaß des zu erwartenden Shunts während Ein-Lungenventilation nicht mit Sicherheit vorhersehen, und auch die Dynamik des PaO_2-Verlaufs ist im individuellen Fall nicht abschätzbar. Neuere Untersuchungen haben gezeigt, daß während Thorakoskopie eine kritisch tiefe Oxygenierung recht häufig vorliegt und daß dies mit den klinisch üblichen Überwachungsverfahren – ▶ **Pulsoxymetrie** und in größeren Abständen durchgeführte Labor-Blutgasanalysen – oft unentdeckt bleibt [8,9]. Während Ein-Lungenventilation sind deshalb ▶ **Labor-Blutgasanalysen** in kurzen Intervallen zur adäquaten Überwachung der Oxygenierung notwendig. In kritischen Fällen dürfte die neuere, leider kostspielige ▶ **kontinuierlich intraarterielle Messung des PaO_2** nützlich sein [9, 10]. Allerdings liegen bislang keine Daten vor, welche eine Verbesserung des Outcome durch dieses Monitoring beweisen würden.

CO_2-Elimination

Die CO_2-Elimination ist im Regelfall während Ein-Lungenventilation klinisch nicht relevant beeinträchtigt. Allerdings kann vor allem zu Beginn der Ein-Lungenventilation bei unverändertem Atemminutenvolumen eine Zunahme der ▶ **Totraumventilation** der beatmeten Lunge auftreten. Dies wird hauptsächlich als Folge der relativen Hyperventilation dieser Lunge (Zunahme der alveolären Ventilation bei unveränderter Perfusion vor Einsetzen der HPV) interpretiert. Regelmäßig kann deshalb auch bei Patienten mit normaler Lungenfunktion eine leichte Zunahme der arteriellendexspiratorischen CO_2-Differenz als Folge dieser vermehrten Totraumventilation beobachtet werden. Dies ist noch ausgeprägter bei Patienten mit schwerer COPD, so daß in diesen Fällen die Kapnographie wenig verläßlich ist zur Überwachung der alveolären Ventilation. Tatsächlich kann die CO_2-Elimination bei Patienten mit schwerer Obstruktion während Thorakoskopie stark erschwert sein. Sollen überhöhte inspiratorische Beatmungsspitzendrücke und die Entwicklung von air-trapping mit hohen intrinsic PEEP-Werten während Ein-Lungenventilation vermieden werden,

Die Dynamik des PaO_2-Verlaufs ist im individuellen Fall nicht abschätzbar.

▶ **Pulsoxymetrie**

▶ **Labor-Blutgasanalysen**

▶ **Kontinuierlich intraarterielle Messung des PaO_2**

▶ **Totraumventilation**

Bei Patienten mit schwerer COPD ist die Kapnographie wenig verläßlich.

muß nicht selten eine Hyperkapnie in Kauf genommen werden. Diese „permissive intraoperative Hyperkapnie" ist speziell während LVRS oft unvermeidlich und scheint gut toleriert zu werden [10]. Allerdings liegen dazu im Moment nur wenig Daten vor.

Folgen der Ein-Lungenventilation für die Hämodynamik

Die Ein-Lungenventilation führt über den Reflexmechanismus der HPV zu einer Zunahme des ▶ **pulmonal-vaskulären Drucks** und damit – bei gleichbleibendem Herzzeitvolumen – zu einer Zunahme des ▶ **pulmonal-vaskulären Widerstand**s. Diese Zunahme ist im allgemeinen gering und klinisch selbst bei Patienten mit Lungenemphysem während LVRS nicht relevant [11]. Bei Patienten mit vorbestehender erheblicher pulmonal-arterieller Hypertonie und Cor pulmonale kann allerdings eine solche zusätzliche Drucksteigerung zur ▶ **Rechtsherzdekompensation** führen. Dies kann fast ausschließlich während ▶ **Lungentransplantationen** bei Patienten mit schwerster pulmonaler Hypertonie beobachtet werden. Erschwerend wirkt dann oft eine gleichzeitig vorliegende Hyperkapnie.

Ein ganz anderer Mechanismus liegt vor bei einer ▶ **akuten Verminderung des venösen Rückflusses** durch Verschiebung des Mediastinums auf die Seite der atelektatischen Lunge während Thorakoskopie. Dies ist entweder die Folge einer starken Überblähung der ventilierten Lunge oder wird verursacht durch einen Spannungspneumothorax auf der beatmeten Lungenseite. Letzteres muß als schwere, potentiell lebensbedrohliche Komplikation der Ein-Lungenventilation angesehen werden. Vor allem in Seitenlage des Patienten sind sowohl die Differentialdiagnose als auch die sofort notwendige Therapie schwierig. Beide – der Anästhesist und der Chirurg – müssen diese Komplikation kennen, damit sie rechtzeitig erkannt und behandelt werden kann. Ein ähnliches Bild verursacht auch die unsachgemäße ▶ **intrapleurale CO$_2$-Insufflation**, wie sie durch einige Chirurgen praktiziert wurde, um den Lungenkollaps für die Thorakoskopie zu beschleunigen. Diese Technik ist potentiell gefährlich und überdies unnötig, so daß sie weitgehend verlassen wurde.

Durchführung der Anästhesie

Anästhesieverfahren

Alle Thoraxeingriffe werden in ▶ **Allgemeinanästhesie** unter kontrollierter ▶ **mechanischer Beatmung** des Patienten durchgeführt. Als einzige Ausnahme können rein diagnostische Thorakoskopien oder solche zur medikamentösen Pleurodese (in der Regel mit Talk), wie sie vor allem durch Pneumologen praktiziert werden, in Lokalanästhesie beim spontan atmenden Patienten erfolgen. Eine suffiziente intra- und postoperative ▶ **Analgesie** ist von großer Bedeutung für den perioperativen Verlauf, speziell für die Entwicklung postoperativer pulmonaler Komplikationen. Viele Anästhesisten bevorzugen die Kombination der Allgemeinanästhesie mit einer ▶ **Epiduralanalgesie**, welche in der Regel im Bereich der thorakalen Wirbelsäule angelegt wird. Es werden dazu Lokalanästhetika (z.B. Ropivacain 0,75% intraoperativ und Ropivacain 0,375% postoperativ) allein oder in Kombination mit Opiaten (z.B. Morphin, Fentanyl, Sufentanil) eingesetzt. Diese Technik wird speziell empfohlen bei Patienten mit sehr hohem Risiko, z.B. im Rahmen der LVRS [10,12]. Obwohl die Vorteile in der Praxis augenfällig sind, ließ sich ein positiver Effekt auf den Outcome bislang nicht schlüssig nachweisen.

Der Auswahl an Anästhetika, Analgetika und Relaxantien sind kaum Grenzen gesetzt. Aus der großen Palette verschiedener Substanzen können unter Beachtung der spezifischen Kontraindikationen und möglichen Interaktionen alle Substanzen zur Anwendung kommen. Idealerweise werden aber die kurz wirksamen, gut steuerbaren Substanzen bevorzugt. Damit kann eine unmittelbar ▶ **postoperative Extubation** mit suffizienter Spontanatmung erreicht werden, was gerade in Fällen mit erhöhtem Risiko besonders wichtig erscheint [13]. Der Einfluß der verschiedenen neueren Anästhetika auf die Atemwege respektive auf die HPV und damit auf die Oxygenierung ist derzeit noch wenig untersucht. Im Vergleich zum bisherigen Standard – Isofluran – scheint sich Sevofluran kaum anders zu verhalten, während Propofol eher eine Verminderung der Shuntfraktion und damit eine bessere Oxygenierung bewirkt [14,15,16]. Die Atemmechanik scheint sich unter Propofol und Isofluran auch bei Patienten mit COPD ähnlich zu verhalten [17], während Sevofluran in einer Untersuchung bei Asthmatikern den Atemwegswiderstand besonders günstig beeinflußte [18].

Beatmungsstrategie

▶ **Adäquate Oxygenierung und CO_2-Elimination**

Es ist das Ziel der intraoperativen Beatmung, eine ▶ **adäquate Oxygenierung und CO_2-Elimination** zu gewährleisten, Nebenwirkungen der mechanischen Beatmung auf die Luftwege und die Hämodynamik zu vermeiden und gleichzeitig optimale Operationsbedingungen zu ermöglichen. Dies setzt eine Beatmungsstrategie mit klarer Prioritätensetzung voraus (Tabelle 5).

Oberstes Ziel ist in jedem Fall die Vermeidung einer Hypoxie.

Oberstes Ziel ist in jedem Fall die Vermeidung von Hypoxie. Wichtig sind überdies die Begrenzung des inspiratorischen Beatmungsspitzendrucks und das Vermeiden von Überblähung der Lunge und hohem intrinsic PEEP. Diesen prioritären Zielsetzungen kann insbesondere die CO_2-Elimination in kritischen Fällen – z.B. im Rahmen der Emphysemchirurgie – untergeordnet werden. Eingriffe an den großen Luftwegen selbst – wie die Resektion eines Tumors oder einer Stenose an der Trachea oder im Bereich der Carina (Sleeve resection) – setzen ein differenziertes, mit dem Operateur im Detail abgesprochenes Vorgehen voraus. Hier hat sich vor allem der Einsatz der ▶ **Hochfrequenz-Jetbeatmung** bewährt. Im Rahmen der Lungentransplantation kann eine nicht beherrschbare Hypoxie, aber auch eine wirklich schwere respiratorische Azidose, den Einsatz der ▶ **Herz-Lungenmaschine** notwendig machen. Meist besteht dann ein kombiniertes hämodynamisch-respiratorisches Problem. Im Regelfall jedoch kann für eine uni- oder sequentiell bilaterale Lungen-

▶ **Hochfrequenz-Jetbeatmung**

▶ **Herz-Lungenmaschine**

Tabelle 5
Beatmungsstrategie während Thoraxeingriffen, speziell während Ein-Lungenventilation

Ziele und Maßnahmen	Priorität
Vermeiden von Hypoxie	1
- Korrekte Lage von Tubus und Bronchus-Blocker, fiberoptisch kontrolliert - Hohe fraktionelle inspiratorische O_2–Konzentration (FIO_2): 1,0 bei Ein-Lungenventilation - Apnoische Oxygenierung der nicht-beatmeten Lunge (O_2 0,5-2 L/min in offenen Tubus) - Kurze Reventilation bei kritischer Oxygenierung - Cave: kontinuierlich-positiver Atemwegsdruck (CPAP) während Thorakoskopie wegen Lungenblähung nicht möglich	
Vermeiden von Überblähung der Lunge und hohem intrinsic PEEP	2
- Inspiratorische Druckbegrenzung (z.B. ≤30 cmH_2O) - Begrenzung des Atemzugvolumens (z.B. ≤10 ml/kg) - Begrenzung der Atemfrequenz (z.B. 12-16 Atemzüge/min) - Lange Exspirationsdauer (z.B. ≥66%) - Messung und Begrenzung von intrinsic PEEP (z.B. ≤5 cmH_2O)	
Vermeiden einer schweren respiratorischen Azidose (Normoventilation)	3
- Optimierung der Beatmungsparameter, falls nicht höhere Priorität verletzt wird - Bronchoskopische Kontrolle der Tubuslage, gezielte bronchoalveoläre Lavage - Ev. Einsatz von Bronchodilatatoren - Ev. Reduktion des Metabolismus (Anästhesietiefe? Analgesie? Hyperthermie?)	

transplantation unter Anwendung einer differenzierten Beatmungsstrategie auf die extrakorporale Zirkulation verzichtet werden.

Überwachungsverfahren

▶ Invasive Überwachungsverfahren
Der Zuverlässigkeit von Pulsoxymetrie und Kapnometrie sind speziell während Ein-Lungenventilation, im Falle einer kompromittierten peripheren Zirkulation, bei Hypothermie und beim Einsatz der extrakorporalen Zirkulation Grenzen gesetzt.
▶ Sympathikusblockade

Zusätzlich zum minimalen, nicht-invasiven Standardmonitoring wird für Eingriffe am Thorax die Indikation für ▶ invasive Überwachungsverfahren großzügig gestellt. Der Zuverlässigkeit von Pulsoxymetrie und Kapnometrie sind speziell während Ein-Lungenventilation, im Falle einer kompromittierten peripheren Zirkulation, bei Hypothermie und beim Einsatz der extrakorporalen Zirkulation Grenzen gesetzt. Während Thoraxoperationen muß zudem mit rasch eintretenden hämodynamischen Veränderungen, größerem Blutverlust und Herzrhythmusstörungen, die behandelt werden müssen, gerechnet werden. Nicht selten verursacht allein eine gut sitzende thorakale Epiduralanalgesie durch die ▶ Sympathikusblockade eine erhebliche Kreislaufdepression, die den Einsatz von Vasopressoren, ev. kombiniert mit β–Stimulatoren, notwendig macht.

Alle Eingriffe an der Lunge – durch Thorakotomie oder thorakoskopisch durchgeführt – verlangen daher die direkt invasive Blutdruckmessung und die intermittierende Messung der arteriellen Blutgase über einen arteriellen Katheter sowie einen ▶ zentralvenösen Zugang zur Messung des zentralen Venendrucks und zur Gabe von vasoaktiven Substanzen, Elektrolyten etc. Die Indikationen zum Einsatz von Pulmonalarterienkathetern, zur intraoperativen Messung des intrathorakalen Blutvolumens und des extravaskulären Lungenwassers mittels Doppeldilution, des Herzzeitvolumens mit Hilfe der Pulskonturmethode oder zur transösophagealen Echokardiographie müssen jedoch in jedem Einzelfall individuell gestellt werden. Sie ergeben sich vor allem aus der Kombination des (kritischen) kardialen Zustands des Patienten mit dem geplanten (größeren, risikoreicheren) operativen Vorgehen. Die kontinuierliche intraarterielle Blutgasmessung bleibt bislang aus Kostengründen ebenfalls speziellen Risikofällen – LVRS und Lungentransplantation – vorbehalten.

▶ Zentralvenöser Zugang

Postoperatives Management

Das postoperative Management beginnt bereits intraoperativ.

▶ Postoperative Nachbeatmung

▶ Pulmonale Komplikationen

Das postoperative Management beginnt bereits intraoperativ, indem der Ursprung typischer postoperativer Komplikationen oft in der Phase von Anästhesie und Operation zu suchen ist. Die ▶ postoperative Nachbeatmung ist in den seltensten Fällen indiziert, und die unmittelbar postoperative Extubation mit suffizienter Spontanatmung ist bei entsprechender Anästhesieführung in fast allen Fällen möglich. Dadurch dürfte die Inzidenz ▶ pulmonaler Komplikationen wie Pneumonie, Nahtinsuffizienz am Bronchusstumpf nach Lungenresektion und persistierende broncho-pleurale Fistel gesenkt werden. Auch oder vor allem bei Patienten mit COPD und nach LVRS bei Lungenemphysem wird dieses Vorgehen als essentiell erachtet [13], obwohl bislang keine kontrollierten Untersuchungen dazu publiziert wurden. Die dazu unabdingbare gute postoperative Analgesie kann idealerweise durch eine bereits präoperativ angelegte thorakale Epiduralanalgesie mit Lokalanästhetika und/oder Opiaten erreicht werden. Alternativ können Blockaden der Interkostalnerven einmalig [11] oder kontinuierlich – z.B. durch Einlage eines subpleuralen Katheters [19] – zur Schmerztherapie eingesetzt werden. Die Patienten-kontrollierte Analgesie (PCA) mit Opiaten ist ebenfalls ein weit verbreitetes, sehr sicheres Analgesieverfahren.

Besondere Erwähnung verdient das Problem des ▶ postoperativen Lungenödems. Dieses nicht-kardiale Lungenödem manifestiert sich im Regelfall primär als einseitiges, sogenanntes Reexpansions-Lungenödem nach langdauerndem Lungenkollaps oder als Post-Pneumonektomie-Lungenödem nach Pneumonektomie. Letzteres ist wesentlich häufiger mit einer Inzidenz von 2-4% nach Pneumonektomie, vor allem nach Pneumonektomie rechts. Symptomatisch wird das Ödem typischerweise zwei bis vier Tage postoperativ, wobei die radiologischen Zeichen bereits vor der klinischen Manifestation vorhanden sind. Die Therapie ist schwierig und die Mortalität

Die unabdingbare postoperative Analgesie kann durch eine thorakale Epiduralanalgesie mit Lokalanästhetika und/oder Opiaten erreicht werden.

▶ Postoperatives Lungenödem

Es handelt sich bei einem postoperativen Lungenödem in der Regel um eine akute Permeabilitätsstörung mit einem eiweißreichen, alveolären Exsudat. Die Ursache ist sicher multifaktoriell.

▶ Cytokinfreisetzung

▶ Pulmonal-arterieller Druck

▶ Perioperative Flüssigkeitsrestriktion

mit über 50% sehr hoch. Es handelt sich in der Regel um eine akute Permeabilitätsstörung mit einem eiweissreichen, alveolären Exsudat und histologischer Ähnlichkeit zum ARDS [20]. Die Ursache ist sicher multifaktoriell. Wesentlich in der Entstehung der endothelialen Permeabilitätszunahme scheinen eine bereits präoperativ vorliegende ▶ Cytokinfreisetzung mit Aktivierung der neutrophilen Granulozyten sowie eine intraoperativ auftretende Erhöhung des ▶ pulmonal-arteriellen Drucks zu sein [21]. Die seit Jahren immer wieder ins Feld geführte Volumen- und Flüssigkeitsüberladung wird heute höchstens als Cofaktor für das Ausmaß des Ödems betrachtet, kann aber nicht primär für dessen Entstehung verantwortlich gemacht werden [20,21]. Durch ▶ perioperative Flüssigkeitsrestriktion bei Lungenresektionen, speziell bei Pneumonektomie, kann damit eventuell Einfluß auf den Schwergrad eines solchen Permeabilitäts-Lungenödems und damit auf die Prognose dieser schwerwiegenden Komplikation genommen werden, sie läßt sich aber dadurch nicht verhindern. Inwieweit jedoch das hämodynamische Management und die Beatmungsstrategie ursächlich eine Rolle spielen, bleibt zu klären.

Fragen zur Erfolgskontrolle

1. **Welches sind die wesentlichen Vor- und Nachteile des Doppellumentubus im Vergleich zum Bronchusblocker (Fogartykatheter)?**

2. **Welches sind die wichtigsten Determinanten der venösen Beimischung (Rechts-links-Shunt) als Folge der Ein-Lungenventilation?**

3. **Welche Faktoren beeinträchtigen das normale Funktionieren der hypoxisch-pulmonalen Vasokonstriktion (HPV) in einer nicht-ventilierten Lunge?**

4. **Wodurch wird in der Regel eine akute Verminderung des venösen Rückflusses während Thorakoskopie verursacht?**

5. **Wie häufig tritt ein Post-Pneumonektomie-Lungenödem auf, welches sind dessen Ursachen, und wie ist die Prognose dieser Komplikation?**

Der größte Vorteil des Doppellumentubus im Vergleich zu den Techniken mit Ballonkathetern ist die Möglichkeit, jederzeit getrennt Zugang zu beiden Lungenhälften zu haben. Zudem wird das Kollabieren der nicht-beatmeten Lunge erleichtert, wenn der Bronchialbaum nicht durch einen Ballon obstruiert ist. Nachteilig ist, daß für die links- und rechtsendobronchiale Intubation unterschiedliche Tuben notwendig sind, daß das korrekte rechts-endobronchiale Plazieren schwierig sein kann und daß eine Umintubation im Falle einer postoperativen Nachbeatmung notwendig wird. Über Verletzungen des Tracheobronchialbaumes wurde berichtet.

Das Ausmaß der venösen Beimischung wird wesentlich bestimmt durch die präoperative Verteilung der Lungenperfusion im Verhältnis zur Ventilation (V/Q), durch die Effizienz der hypoxisch-pulmonalen Vasokonstriktion (HPV) und durch die Qualität des Gasaustauschs auf der ventilierten Seite.

Die HPV wird vor allem beeinträchtigt durch unterschiedliche Lagerungen des Patienten (Rechts-/Linksseitenlage), durch eine gleichzeitig vorliegende Hyperkapnie, eine pulmonal-arterielle Druckerhöhung, Veränderungen im Herzzeitvolumen, Medikamente (Vasodilatatoren, Bronchodilatatoren, Katecholamine, inhalative und intravenöse Anästhetika), positiv-endexspiratorischen Druck auf der beatmeten Seite (extrinsic und intrinsic PEEP) und chirurgische Manipulationen an der Lungen und den pulmonalen Gefäßen.

Dies ist entweder die Folge einer starken Überblähung der ventilierten Lunge oder wird verursacht durch einen Spannungspneumothorax auf der beatmeten Lungenseite. Letzteres muß als schwere, potentiell lebensbedrohliche Komplikation der Ein-Lungenventilation angesehen werden.

Nach Pneumonektomie, vor allem nach Pneumonektomie rechts, tritt ein Lungenödem in 2-4% aller Fälle typischerweise zwei bis vier Tage postoperativ auf. Die radiologischen Zeichen gehen der klinischen Manifestation meist voraus. Es handelt sich in der Regel um eine akute Permeabilitätsstörung mit einem eiweißreichen, alveolären Exsudat und histologischer Ähnlichkeit zum ARDS. Die Ursache ist multifaktoriell, wobei eine endotheliale Permeabilitätszunahme als Folge einer bereits präoperativ vorliegenden Cytokinfreisetzung mit Aktivierung der neutrophilen Granulozyten sowie eine intraoperative Erhöhung des pulmonal-arteriellen Drucks im Vordergrund sind. Eine perioperative Volumen- und Flüssigkeitsüberladung kann als Cofaktor für das Ausmaß des Ödems wichtig sein, ist aber nicht primär für dessen Entstehung verantwortlich. Die Therapie ist schwierig, und die Mortalität beträgt über 50%.

Literatur

1. Olsen G, Block A, Swenson E, Castle J, Wynne J (1975) **Pulmonary function evaluation of the lung resection candidate: a prospective study**. Am Rev Respir Dis 111:379-387
2. Cerfolio R, Allen M, Trastek V, Deschamps C, Scanlon P, Pairolero P (1996) **Lung resection in patients with compromised pulmonary function**. Ann Thorac Surg 62:348-351
3. Cooper J, Trulock E, Triantafillou A, Patterson GA, Pohl MS, Deloney PA, Sundaresan RS, Roper CL (1995) **Bilateral pneumectomy (volume reduction) for chronic obstructive pulmonary disease**. J Thorac Cardiovasc Surg 109:106-119
4. Bingisser R, Zollinger A, Hauser M, Bloch KE, Russi EW, Weder W (1996) **Bilateral volume reduction surgery for diffuse pulmonary emphysema by video-assisted thoracoscopy.** J Thorac Cardiovasc Surg 112:875-882
5. Warner K, Divertie M, Tinker J (1984) **Preoperative cessation of smoking and pulmonary complications in coronary artery bypass patients.** Anesthesiology 60:380-383
6. Slinger P (1995) **New trends in anaesthesia for thoracic surgery including thoracoscopy.** Can J Anaesth 42:R77-84
7. Benumof J (1985) **One-lung ventilation and hypoxic pulmonary vasoconstriction: Implications for anesthetic management.** Anesth Analg 64:821-833
8. Zollinger A, Spahn D, Singer T, Zalunardo M, Stoehr S, Weder W, Pasch T (1997) **Accuracy and clinical performance of a continuous intra-arterial blood-gas monitoring system during thoracoscopic surgery.** Br J Anaesth 79:47-52
9. Zaugg M, Lucchinetti E, Zalunardo M, Zumstein S, Spahn D, Pasch T, Zollinger A (1998) **Substantial changes in arterial blood gases during thoracoscopic surgery can be missed by conventional intermittent laboratory blood gas analyses**. Anesth Analg 87:647-653
10. Zollinger A, Zaugg M, Weder W, Russi E, Blumenthal S, Zalunardo M, Stoehr S, Thurnheer R, Stammberger U, Spahn D, Pasch T (1997) **Video-assisted thoracoscopic volume reduction surgery in patients with diffuse pulmonary emphysema: gas exchange and anesthesiological management.** Anesth Analg 84:845-851
11. Krucylak P, Naunheim K, Keller C, Baudendistel L (1996) **Anesthetic management of patients undergoing unilateral video-assisted lung reduction for treatment of end-stage emphysema**. J Cardiothorac Vasc Anesth 10:850-853
12. Triantafillou A (1996) **Anesthetic management for bilateral volume reduction surgery.** Semin Thorac Cardiovasc Surg 8:94-98
13. Zollinger A, Pasch T (1998) **Anaesthesia for lung volume reduction surgery.** Curr Opin Anaesthesiol 11:45-49
14. Abe K, Shimizu T, Takashina M, Shiozaki H, Yoshiya I (1998) **The effects of propofol, isoflurane, and sevoflurane on oxygenation and shunt fraction during one-lung ventilation**. Anesth Analg 87:1164-1169
15. Abe K, Mashimo T, Yoshiya I (1998) **Arterial oxygenation and shunt fraction during one-lung ventilation: a comparison of isoflurane and sevoflurane.** Anesth Analg 86:1266-1270
16. Kellow N, Scott A, White S, Feneck R (1995) **Comparison of the effects of propofol and isoflurane anaesthesia on right ventricular function and shunt fraction during thoracic surgery.** Br J Anaesth 75:578-582
17. DeSouza G, deLisser E, Turry P, Gold M (1995) **Comparison of propofol with isoflurane for maintenance of anesthesia in patients with chronic obstructive pulmonary disease: use of pulmonary mechanics, peak flow rates, and blood gases.** J Cardiothorac Vasc Anesth 9:24-28
18. Rooke G, Choi J, Bishop M (1997) **The effect of isoflurane, halothane, sevoflurane, and thiopental/nitrous oxide on respiratory system resistance after tracheal intubation**. Anesthesiology 86:1294-1299
19. Kaiser A, Zollinger A, De Lorenzi D, Largiadèr F, Weder W (1998) **Prospective, randomized comparison of extrapleural versus epidural analgesia for postthoracotomy pain.** Ann Thorac Surg 66:367-372
20. Slinger P (1995) **Perioperative fluid management for thoracic surgery: The puzzle of postpneumonectomy pulmonary edema**. J Cardiothorac Vasc Anesth 9:442-451
21. Waller D, Keavey P, Woodfine L, Dark J (1996) **Pulmonary endothelial permeability changes after major lung resection.** Ann Thorac Surg 61:1435-1440

aus: Der Anaesthesist 4/99, S. 267–283

A. Roth · R. Angster · H. Forst · Klinik für Anästhesiologie und Operative Intensivmedizin, Zentralklinikum Augsburg

Begleitmedikation

Notwendigkeit, Nebenwirkungen und Interaktionen in der perioperativen Phase

Arzneimittelinteraktionen sind aufgrund der Polymedikation vor allem der älteren Bevölkerung bei hospitalisierten Patienten häufig und oft mit unerwünschten Nebenwirkungen behaftet. Im Rahmen einer Allgemeinanästhesie kommen eine Reihe sehr potenter Wirkstoffe mit zum Teil geringer therapeutischer Breite zur Anwendung. Um unerwünschte Arzneimittelinteraktionen zu vermeiden, muß eine gezielte Medikamentenanamnese erhoben werden und das Spektrum der Interaktionen mit den in der perioperativen Phase verwendeten Substanzen bekannt sein. Nur wenige der dauerhaft von den Patienten eingenommenen Medikamente müssen vor einer Narkose abgesetzt werden. Dazu zählen MAO-Hemmer der 1. Generation, lang wirkende ACE-Hemmer, wenn mit erheblichen Volumenverlusten gerechnet wird, Thrombozytenaggregationshemmer bei geplanter rückenmarknaher Regionalanästhesie, lang wirkende Sulfonylharnstoff-Antidiabetika und das orale Antidiabetikum Metformin. Meist kann durch Modifikation der Narkoseführung die Vormedikation berücksichtigt und dadurch entweder kritische Kombinationen von Substanzen oder unerwünschte Wirkungen vermieden werden. Dies gelingt um so leichter, da die meisten in der Anästhesie eingesetzten Medikamente ohnehin nach ihrer Wirkung dosiert werden. Oft birgt gerade das präoperative Absetzten der Dauertherapie die eigentlichen Gefahren: dies gilt insbesondere für die Behandlung mit ß-Blockern, Antihypertensiva, Nitraten, Antiarrhythmika, bestimmten Psychopharmaka und die medikamentöse Behandlung des Morbus Parkinson. Bei perioperativ eingeschränkten Organfunktionen kann der Serumspiegel von Substanzen mit geringer therapeutischer Breite (Digitalis, Theophyllin, Antiepileptika, Lithium, Aminoglykoside) bestimmt werden. Etwa 10 % der mitteleuropäischen Bevölkerung weisen genetisch determinierte Enzymdefekte des Cytochrom P450-Systems auf, die eine verlangsamte Metabolisierung auch perioperativ eingesetzter Arzneimittel zur Folge haben. Nur wenig bekannt ist über Medikamenteninteraktionen bei Therapie mit zahlreichen hochpotenten Medikamenten im Bereich der Intensivmedizin und gleichzeitiger Multiorgandysfunktion.

Einleitung

Inzidenz schwerer Arzneimittelnebenwirkungen im Krankenhaus ca. 7 %.

Unerwünschte Arzneimittelwirkungen können Dauer und Kosten eines Krankenhausaufenthalts erheblich erhöhen und die Krankenhausmortalität nahezu verdoppeln [3]. Die Inzidenz schwerer unerwünschter Arzneimittelwirkungen bei hospitalisierten Patienten beträgt 6,7%, die der tödlichen Komplikationen 0,32%. Dies entspricht geschätzten 106.000 Todesfällen pro Jahr in den Kliniken der USA [13].

24–42% der Patienten vor Narkose erhalten Dauermedikation.

Der Anästhesist sieht sich zunehmend mit Patienten konfrontiert, die bereits Medikamente einnehmen. 24% bis 42% der Patienten vor Operationen stehen unter Dauertherapie mit Arzneimitteln [7,29], die entweder mit den in der Anästhesie eingesetzten Medikamenten und Techniken interagieren können oder deren abruptes Absetzen in der perioperativen Phase problematisch werden kann [29].

Prof. Dr. H. Forst, Klinik für Anästhesiologie und Operative Intensivmedizin, Zentralklinikum, Stenglinstraße 2, D-86156 Augsburg

▶ Polymedikation

Hohes Risiko für Arzneimittelinteraktionen bei alten Menschen.

Wahrscheinlichkeit für unerwünschte Reaktionen steigt mit Anzahl der Medikamente.

Die Zahl multimorbider Patienten, die unter regelmäßiger ▶ **Polymedikation** stehen, nimmt infolge der Verschiebung der Alterspyramide in Richtung zunehmender Lebenserwartung ständig zu. Deswegen sind alte und sehr alte Menschen einem besonders hohen Risiko für Interaktionen und damit unerwünschte Arzneimittelwirkungen ausgesetzt. Deren Häufigkeit korreliert mit der Anzahl der eingenommenen Medikamente: Sie liegt bei 5%, falls der Patient 2-6 Substanzen einnimmt, und steigt auf über 40% bei Verbrauch von 8 und mehr Wirkstoffen [28].

Arzneimittelinteraktionen sind zu vermuten, wenn unter zeitgleicher Behandlung mit zwei oder mehr Medikamenten in jeweils regelrechter Dosierung der erwartete therapeutische Effekt unerwünscht stark oder allzu schwach ausgeprägt ist. Überschießende pharmakodynamische Wirkungen können auftreten, wenn toxische Wirkstoffkonzentrationen im Plasma erreicht werden. Ungenügende Wirkungen können bei Plasmakonzentrationen im subtherapeutischen Bereich auftreten.

Neben Stoffgruppen, die mit den in der Anästhesie eingesetzten Medikamenten interagieren, erfordern eine Reihe anderer Substanzen die Aufmerksamkeit des Anästhesisten, da sie den perioperativen Verlauf aufgrund ihrer Haupt- oder Nebenwirkungen beeinflussen können. Dazu zählen vor allem Antirheumatika, Antikoagulantien, orale Antidiabetika und Chemotherapeutika.

Mechanismen von Arzneimittelwechselwirkungen

Medikamenteninteraktionen lassen sich in vier Kategorien einteilen:
▶ **Pharmazeutische Interaktionen** werden von den physiko-chemischen Eigenschaften der verwendeten Wirkstoffe bestimmt.
▶ **Pharmakokinetische Interaktionen** treten bei Resorption, Verteilung, Metabolismus sowie Elimination auf. Die Applikation eines Pharmakons führt unerwartet zu einer therapeutischen Über- bzw. Unterdosierung infolge hoher oder niedriger Plasmakonzentrationszeitverläufe.
▶ **Pharmakodynamische Interaktionen** können aus kompetitivem Synergismus oder Antagonismus, funktionellem Synergismus oder Antagonismus oder aus Änderung von Rezeptoreigenschaften resultieren.
▶ **Interaktionen durch unbekannte Mechanismen**.

Pharmazeutische Interaktionen sind durch getrennte Verabreichung von physiko-chemisch inkompatiblen Substanzen bzw. der Einhaltung von ▶ **Kompatibilitätsempfehlungen** des Herstellers oder der Apotheke zu vermeiden. Entsprechende Kompatibilitätstabellen sind publiziert [23] und werden von der pharmazeutischen Industrie für den praktischen Gebrauch verbreitet.

Pharmakokinetische Wechselwirkungen sind wegen der hohen interindividuellen Variabilität der Proteinbindung, Enzyminduktion oder -hemmung, hepatischem Metabolismus, renaler Elimination sowie anderer Faktoren schwer vorhersehbar [28]. Es ist anzunehmen, daß für eine spezifische Arzneimittelwechselwirkung meist mehrere Mechanismen gleichzeitig verantwortlich sind.

Spezifische Interaktionen ausgewählter Substanzklassen

Die Zahl der denkbaren und oft nur in Kasuistiken beschriebenen Interaktionen von Begleitmedikamenten mit den in der Anästhesie gebräuchlichen Substanzen ist hoch und kann in tabellarischen Übersichten nachgeschlagen werden [5]. Im folgenden sollen einige ausgewählte Substanzklassen mit Relevanz für die perioperative anästhesiologische Planung erörtert werden.

Antihypertensiva

Antihypertensive Medikation grundsätzlich beibehalten.

Antihypertensiva modulieren die Autoregulation des kardiovaskulären Systems. Zahlreiche kontrollierte Studien an Hypertonikern belegen, daß durch Antihypertensiva die Manifestation hypertensiver Krisen, die Inzidenz von Schlaganfällen und koronarer Herzerkrankungen sowie die Morbidität infolge kardiovaskulärer Erkrankungen vermindert werden. Deswegen sollten Antihypertensiva grundsätzlich auch am Morgen des Operationstages eingenommen werden. Lediglich der perioperative Einsatz von ACE-Hemmern wird zur Zeit kontrovers diskutiert (s. u.). Zu Interaktionen von Anästhetika mit Angiotensin-II-Rezeptorantagonisten am Subtyp AT1 (s. dort) liegen noch keine publizierten Erfahrungen vor.

Beta-Adrenozeptoren-Blocker

▶ **ß-Blocker-Entzugssyndrom**

Unter Dauertherapie mit ß-Blockern ist die Anzahl der ß-Rezeptoren erhöht. In den ersten Tagen nach Absetzen von Medikamenten dieser Gruppe muß mit erhöhter Empfindlichkeit gegenüber Katecholaminen gerechnet werden, die als ▶ **ß-Blocker-Entzugssyndrom** mit Tachykardie, Arrhythmien, Hypertonie sowie bei Koronarkranken als Angina pectoris imponieren kann (Tabelle 3).

ß-Blocker sollen wie gewohnt am Morgen des Operationstages oral und falls erforderlich auch intra- und postoperativ verabreicht werden. Damit ließ sich bei Risikopatienten mit koronarer Herzerkrankung die Inzidenz von perioperativen Myokardischämien senken [27] und der Langzeitoutcome verbessern [14]. Daß auch koronare Risikopatienten ohne vorbestehende Medikation mit ß-Blockern von einer perioperativen Gabe von ▶ **Atenolol** profitieren [27], weist zusätzlich auf den Wert einer perioperativen Therapie mit ß-Blockern hin.

▶ **Atenolol**

Normovoläme Hämodilution unter ß-Blockade möglich.

Eine normovoläme Hämodilution ist problemlos möglich. Zu beachten ist, daß ein Anstieg der Herzfrequenz als ein Indikator einer Hypovolämie unter ß-Blockade geringer ausgeprägt ist.

Falls zur Induktion einer Allgemeinanästhesie hohe Dosierungen von Opioiden sowie Relaxantien ohne parasympatholytische Wirkung eingesetzt werden, muß mit Bradykardien gerechnet werden, die in der Regel gut toleriert werden. Auch ▶ **topisch applizierte ß-Blocker** zur Behandlung des erhöhten Augeninnendrucks (z.B. ▶ **Timolol**) können perioperativ ausgeprägte Bradykardien auslösen. Augentropfen mit ß-Blockern können wegen ihrer langen Wirkung am Auge gefahrlos für 24 Stunden abgesetzt werden. Die hepatische Clearance von ß-Blockern wird durch die Abnahme des hepatischen Blutflusses unter Narkose und Operation reduziert. Unter ß-Blockade ist die pulmonale „first-pass"-Absorption von Fentanyl reduziert, so daß der primäre Plasmaspiegel auf das Doppelte ansteigen kann [16]. Darüber hinaus reduzieren ß-Blocker die Clearance von Lokalanästhetika vom Amid-Typ.

▶ **Topisch applizierte ß-Blocker**

▶ **Timolol**

Kalzium-Antagonisten

Kalzium-Antagonisten haben ähnliche pharmakologische Effekte wie volatile Anästhetika: Sie wirken vasodilatierend an der glatten Muskulatur des arteriellen Systems und senken dadurch den peripheren Gefäßwiderstand, sind negativ inotrop und verzögern die Überleitung im AV-Knoten. Substanzen vom ▶ **Verapamil-Typ** und ▶ **Diltiazem-Typ** zeigen im Gegensatz zu Kalzium-Antagonisten vom ▶ **Nifedipin-Typ** auch im normalen Dosisbereich eine negativ-inotrope und negativ-chronotrope Wirkung.

▶ **Verapamil**
▶ **Diltiazem** ▶ **Nifedipin**

Kalzium-Antagonisten (Verapamil > Nifedipin) verstärken unter experimentellen Bedingungen die Wirkung einer neuromuskulären Blockade durch präsynaptische Verminderung des Kalziumeinstroms mit der Folge einer herabgesetzten Acetylcholinfreisetzung bis hin zu myasthenischen Symptomen. In der Praxis stellt die alleinige Interaktion zwischen Kalzium-Antagonisten und Muskelrelaxantien selten ein Problem dar. Bei Anwendung von weiteren Medikamenten, die ebenfalls die Wirkung von Muskelrelaxantien verstärken, wie ▶ **Magnesium**, Aminoglykosiden, ▶ **Clindamycin**, Lokalanästhetika und ▶ **volatilen Anästhetika** wird ein neuromuskuläres Monitoring empfohlen.

Neuromuskuläre Blockade durch Ca-Antagonisten verstärkt.

▶ **Magnesium** ▶ **Clindamycin**
▶ **Volatile Anästhetika**

Kalzium-Antagonisten können kardiotoxische Effekte von Lokalanästhetika, insbesondere von ▶ **Bupivacain**, potenzieren. Zur Vermeidung von arterieller Hypertonie, Bradykardie sowie atrio-ventrikulären Überleitungsstörungen sollte Bupivacain bei mit Verapamil vorbehandelten Patienten vermieden werden [25].

▶ **Bupivacain**

Die perioperative Weiterführung einer antihypertensiven Therapie mit Kalzium-Antagonisten wird als vorteilhaft empfohlen [19]. Im Gegensatz zu ß-Blockern scheinen Kalzium-Antagonisten bezüglich hämodynamischer Instabilität und Myokardischämien keine protektive Wirkung zu besitzen, ein präoperativer Entzug kann jedoch einen Blutdruckanstieg verursachen.

ACE-Hemmer führen zu einer Vasodilation mit Reduktion des peripheren Gefäßwiderstandes ohne Beeinflussung des Herzzeitvolumens, Schlagvolumens und Plasmavolumens. Orthostatische und kardiovaskuläre Reflexe unter Belastungssituationen werden nicht tangiert. Die Sympathikolyse nach Induktion einer Allgemeinanästhesie, rückenmarknahen Regionalanästhesie oder deren Kombination läßt eine hypotone Kreislaufdysregulation erwarten, die durch Volumensubstitution und Anwendung von Vasopressoren abgefangen werden muß. Dies gilt besonders für akute hypovoläme Zustände, z.B. intraoperative Blutverluste, da die autonome zirkulatorische Kompensationskapazität mangels der Freisetzung von Plasmarenin hochgradig beeinträchtigt und im Rahmen einer ▶ **Allgemeinanästhesie in Kombination mit einer rückenmarknahen Regionalanästhesie** mit Lokalanästhetika nahezu aufgehoben ist.

Die perioperative Weiterführung einer antihypertensiven Therapie mit ACE-Hemmern wird kontrovers diskutiert [6, 19]. Obwohl nach Absetzen von ACE-Hemmern kein Rebound-Effekt zu erwarten ist, sollte eine Dauertherapie nicht unterbrochen werden, falls eine ausreichende präoperative Volumenzufuhr sowie ein adäquates perioperatives hämodynamisches Monitoring durchgeführt werden können.

Abweichend von dieser Regel sollten ACE-Hemmer vor operativen Eingriffen mit großen Blutverlusten abgesetzt werden, insbesondere, wenn der Eingriff in kombinierter Allgemein- und rückenmarknaher Regionalanästhesie durchgeführt werden soll. Die ideale Zeitspanne für das präoperative Absetzen richtet sich dabei nach der Wirkdauer der einzelnen Präparate (▶ **Captopril** 6–10 h, ▶ **Enalapril** 18–30 h, ▶ **Ramipril** 24–60 h, ▶ **Cilazapril** >40 Stunden) und sollte mindestens 12 Stunden (Captopril, ▶ **Quinapril**) bzw. mehr als 24 Stunden (Enalapril, Ramipril) oder länger betragen (Cilazapril) (Tabelle 1). Wegen der Gefahr anaphylaktoider Reaktionen ist die Hämofiltrations- bzw. Hämodialysebehandlung mit ▶ **High-Flux-Membranen** (Polyacrylnitril-Methalylsulfonat, z.B. AN69) während der Behandlung mit ACE-Hemmern zu vermeiden.

Autonome zirkulatorische Kompensationsfähigkeit unter ACE-Hemmern beeinträchtigt.

▶ **Allgemeinanästhesie in Kombination mit einer rückenmarknahen Regionalanästhesie**

ACE-Hemmer vor Eingriffen mit großen Blutverlusten rechtzeitig absetzen.

▶ **Captopril** ▶ **Enalapril**
▶ **Ramipril** ▶ **Cilazapril**
▶ **Quinapril**

▶ **High-Flux-Membranen**

Tabelle 1

Medikamente, die vor elektiven Eingriffen in Allgemeinanästhesie bzw. rückenmarknaher Regionalanästhesie abgesetzt werden sollen

Medikament	Begründung	Karenzzeit vor Narkose
ACE-Hemmer	Hypotone Kreislaufregulation bei Hypovolämie	12 h bis > 24 h
AT$_1$-Blocker	Wie ACE-Hemmer (?)	24 h
MAO-Hemmer 1. Generation (z.B. Tranylcypromin)	Hypertensive Krisen nach indirekten Sympathomimetika; Exzitation nach Pethidin, Tramadol, Dextromethorphan	14 Tage ggf. Wechsel auf Moclobemid
Orale Antidiabetika		
Sulfonylharnstoffe	Hypoglykämie	>12 h
Metformin	Laktazidose	24 h
Thrombozytenaggregations-Hemmer	Gefahr der spinalen Blutung nach RM-nahen Regionalverfahren	
Acetylsalicylsäure		>3 Tage
Nichtsteroidale Antirheumatika		1–2 Tage
Ticlopidin		>7 Tage (?)
Clopidogrel		>7 Tage (?)

Bei den mit (?) gekennzeichneten Medikamenten sind aufgrund der unzureichenden Datenlage noch keine gesicherten Empfehlungen möglich

Angiotensin II-Rezeptor-Antagonisten (AT$_1$-Blocker)

▶ **Valsartan** ▶ **Candesartan**

Losartan, ▶ **Valsartan,** ▶ **Candesartan** und Irbesartan blockieren den Subtyp AT1 der Angiotensin-II-Rezeptoren. Im Vergleich zu ACE-Hemmern vermitteln diese Substanzen eine spezifischere und vollständigere Hemmung der Angiotensinwirkung und führen nicht zur Akkumulation von Bradykinin. Die therapeutische Wirkung ist der von ACE-Hemmern sehr ähnlich, die unerwünschten Wirkungen (Hyperkaliämie, Husten) sollen geringer sein. Die terminale Plasmahalbwertszeit der

▶ **Losartan** ▶ **Irbesartan**

aktiven Substanzen liegen zwischen 8 Stunden (▶ **Losartan**) und 13 Stunden (▶ **Irbesartan**). Die Wirkdauer beträgt etwa 24 Stunden, wodurch die tägliche Einmalgabe möglich ist. Über Interaktionen mit Anästhetika liegen bisher keine Daten vor. Grundsätzlich gelten bezüglich der perioperativen Gabe die gleichen Überlegungen wie bei ACE-Hemmern (Tabelle 1).

Alpha-2-Rezeptor-Agonisten

▶ **Clonidin** ▶ **Guanfacin**
▶ **Methyldopa**

▶ **Clonidin,** ▶ **Guanfacin** sowie ▶ **Methyldopa** senken den zentralen Sympathikotonus und damit die Herzfrequenz und das Herzzeitvolumen. Die einmalige präoperative Gabe von α-2-Agonisten reduziert den Bedarf an intravenösen Anästhetika, Inhalationsanästhetika und Opioiden um 20–50% und senkt den postoperativen Analgetikabedarf. Zudem senkt Clonidin die Inzidenz von postoperativen Myokard-

Alpha-2-Agonisten verringern den Bedarf an Anästhetika und den postoperativen Analgetikabedarf.

ischämien bei koronaren Risikopatienten [21]. Auch die Reduktion von Speichelsekretion und des intraokulären Drucks sowie die Herabsetzung der Muskelrigidität nach Applikation von Opioiden können vorteilhaft sein.

Die negativ-chronotrope Potenz vor allem von Clonidin wird in Kombination mit anderen bradykardisierenden Substanzen, wie ß-Blocker, durch niedrige Herzfrequenzen manifest. Diese werden im Allgemeinen gut toleriert und sprechen ausreichend auf Atropin an. Eine bestehende Dauermedikation mit α-2-Agonisten sollte perioperativ fortgeführt werden, da nach Absetzen ein Blutdruckanstieg auftreten kann. Dies gilt vor allem für Clonidin, dessen terminale Eliminationshalbwertszeit (9–20 h) relativ kurz ist (Tabelle 3).

▶ **Moxonidin**

▶ **Moxonidin** zählt zu einer Gruppe neuerer Substanzen, die ebenfalls eine zentrale Hemmung der Sympathikus-Aktivität induzieren, jedoch eine nur sehr geringe α-2-adrenerge Wirkung besitzen. Ihr Angriffspunkt sind Imidazol-Bindungsstellen im Kreislaufregulationszentrum der Medulla oblongata. Über Interaktionen von Anästhetika und Moxonidin liegen keine Daten vor.

Alpha-Adrenozeptoren-Blocker

▶ **Prazosin** ▶ **Terazosin** ▶ **Doxazosin**
▶ **Bunazosin**

▶ **Prazosin,** ▶ **Terazosin,** ▶ **Doxazosin** und ▶ **Bunazosin** greifen durch selektive Hemmung der postsynaptischen α-1-Rezeptoren in die Informationsübertragung an der glatten Muskelzelle im arteriellen und venösen Stromgebiet ein und verhindern die vasokonstriktorische Wirkung von Noradrenalin. Unspezifische α-1-Adrenozeptoren-Blocker sind Phentolamin (kompetitiv) und Phenoxybenzamin (nicht-

▶ **Phentolamin**

kompetitiv, irreversibel). ▶ **Phentolamin** (in Deutschland nicht zugelassen) wird zur Senkung des Blutdrucks und der Nachlast bei eingeschränkter myokardialer Kontraktilität verwendet. ▶ **Phenoxybenzamin** kommt vor operativen Eingriffen

▶ **Phenoxybenzamin**
▶ **Phäochromozytom**

bei ▶ **Phäochromozytom** und gelegentlich bei neurogenen Blasenentleerungsstörungen zum Einsatz.

Aufgrund der ausgeprägten Beeinträchtigung der kompensatorischen Vasokonstriktion bei Therapie mit diesen Substanzen kann es unter volatilen Anästhetika und/oder akuter Hypovolämie zu einer erheblichen hämodynamischen Instabilität kommen.

Reserpin

Wirkung von Reserpin kann bis zu 5 Wochen nach Absetzen anhalten.

Reserpin vermindert die Noradrenalin-Konzentration an peripheren sympathischen Nervenendigungen, senkt den Blutdruck über eine Abnahme des Herzzeitvolumens, wirkt sedierend und senkt den Bedarf an Inhalationsanästhetika. Nach Absetzen von Reserpin kann dessen Wirkung bis zu 5 Wochen anhalten.

Diuretika

Diuretika können präoperativ gefahrlos abgesetzt werden, da ihre Effekte bei der Behandlung der Hypertonie und der Herzinsuffizienz auf langfristigen Veränderungen des Natriumhaushalts beruhen und in der Regel eine relative oder absolute Hypovolämie vorliegt. Ausnahmen gelten bei eindeutigem Vorliegen einer Hypervolämie und für die hochdosierte Dauertherapie bei chronischer Niereninsuffizienz. Häufige unerwünschte Nebenwirkung einer Dauertherapie mit Diuretika sind Hypokaliämie und Hypomagnesämie sowie eine latente Hypovolämie.

Andere Vasodilatatoren

▶ **Hydralazin** und ▶ **Dihydralazin** sind direkte, rezeptor- und endothelunabhängige arterielle und arterioläre Vasodilatatoren. Die Kaliumkanalöffner ▶ **Minoxidil** und ▶ **Diazoxid** wirken ebenfalls direkt gefäßdilatierend.

Digitalis-Glykoside

Digitalis-Glykoside dienen zur symptomatischen Therapie vor allem tachykarder Formen der Herzinsuffizienz mit systolischer Dysfunktion, von supraventrikulären Tachyarrhythmien sowie tachykardem Vorhofflimmern. Eine Dauertherapie mit Digitalis-Glykosiden wird perioperativ nicht unterbrochen. Eine Kontrolle der ▶ **Serumspiegel von Digoxin** wird empfohlen bei Änderungen der Nierenfunktion, bei älteren Patienten mit schlechter Patientencompliance und bei Komedikation mit Amiodaron, Chinidin oder Verapamil, welche die Plasmakonzentration von Digoxin beeinflussen.

Nitrate

Alle Substanzen zur Therapie der koronaren Herzerkrankung und zur Prophylaxe des Angina pectoris-Anfalles werden perioperativ weiter verabreicht. Es gibt Hinweise, daß das Absetzen von Nitraten die Entwicklung von perioperativen Myokardischämien begünstigt. Die vasodilatierenden Effekte von Inhalationsanästhetika, rückenmarknaher Regionalanästhesieverfahren und Nitraten kombinieren sich, was im Einzelfall zu beträchtlichem Volumenbedarf oder zu einer deutlichen Senkung des Blutdrucks führen kann.

Antiarrhythmika

Die Antiarrhythmika der Klasse Ia (▶ **Chinidin,** ▶ **Disopyramid,** ▶ **Procainamid,** ▶ **Ajmalin** sowie ▶ **Prajmaliumbitartrat**), der Klasse Ib (Lidocain, ▶ **Mexiletin,** ▶ **Phenytoin**) sowie der Klasse Ic (▶ **Flecainid,** ▶ **Propafenon**) werden perioperativ weiter verabreicht. Die Klasse Ia und Ib-Antiarrhythmika verlängern die Wirkdauer von nicht-depolarisierenden Muskelrelaxantien. Alle Stoffe der Klassen Ia, Ib, Ic sowie III wirken kardiodepressiv und potenzieren die negativ-inotrope Wirkung von Inhalationsanästhetika [19]. Die Fortführung der Gabe von ▶ **Amiodaron**, eines Antiarrhythmikums der Klasse III, gilt als problematisch, seit dieser Wirkstoff mit Atropin-resistenten Bradykardien und AV-Dissoziationen, ausgeprägter Vasodilatation, Erniedrigung des Herzzeitvolumens sowie perioperativen Todesfällen in Zusammenhang gebracht worden ist [22]. Die präoperative Unterbrechung einer Amiodaron-Behandlung ist aber wegen der sehr langen terminalen Eliminationshalbwertszeit (29–100 Tage) und der Grunderkrankung des Patienten meist nicht möglich. Das auch intraoperativ häufig eingesetzte ▶ **Lidocain** (terminale Eliminationshalbwertszeit 100 Minuten) senkt die MAC von Inhalationsanästhetika und potenziert die Wirkung intravenöser Anästhetika.

Bronchodilatatoren

Per inhalationem applizerte ß2-Mimetika lösen in den empfohlenen Dosierungen keine wesentlichen Interaktionen aus. Bei intravenöser Applikation kann es zu

---

▶ **Hydralazin** ▶ **Dihydralazin**
▶ **Minoxidil**
▶ **Diazoxid**

▶ **Serumspiegel von Digoxin**

Digitalistherapie beibehalten!

Nitrate nicht absetzen.

▶ **Chinidin** ▶ **Disopyramid**
▶ **Procainamid** ▶ **Ajmalin**
▶ **Prajmaliumbitartrat**
▶ **Mexiletin** ▶ **Phenytoin** ▶ **Flecainid**
▶ **Propafenon**

▶ **Amiodaron**

Antiarrhythmika perioperativ weitergeben.

Eliminationshalbwertszeit von Amiodaron 29–100 Tage.

▶ **Lidocain**

▶Theophyllin

Tachyarrhythmie und Hypokaliämie kommen. Wird ▶ **Theophyllin** zur Therapie des Asthma bronchiale angewendet, kann aufgrund der geringen therapeutischen Breite die Bestimmung der Plasmakonzentration angezeigt sein. Der arrhythmogene Effekt dieser Substanz nimmt unter Inhalationsanästhetika zu. Theophyllin verstärkt die Acetylcholinfreisetzung und erhöht den Bedarf an nicht-depolarisierenden Muskelrelaxantien. Die Toxizität herzwirksamer Glykoside wird durch Theophyllin erhöht.

Psychopharmaka

Behandlung mit Psychopharmaka grundsätzlich beibehalten.

Die medikamentöse zentral wirksame Langzeitbehandlung psychiatrischer Erkrankungen (Psychosen, Depressionen) oder neurologischer Erkrankungen (zerebrale Krampfleiden, Parkinsonsche Krankheit) wird perioperativ im Allgemeinen nicht unterbrochen.

Trizyklische Antidepressiva

▶Amitriptylin ▶ Imipramin
▶Desipramin ▶ Doxepin
▶Nortriptylin

Trizyklische Antidepressiva (▶ **Amitriptylin,** ▶ **Imipramin,** ▶ **Desipramin,** ▶ **Doxepin,** ▶ **Nortriptylin**) hemmen die Wiederaufnahme von Dopamin, Noradrenalin und Serotonin im ZNS wie auch in peripheren Geweben. Die chronische Applikation unterhält die Entleerung der zentralen Katecholaminspeicher und bewirkt einen Zustand eines erhöhten adrenergen Tonus.

Verstärkte Wirkung direkter Sympathomimetika unter Therapie mit trizyklischen Antidepressiva.

Verstärkte Tramadolwirkung unter trizyklischen Antidepressiva.
▶Spasmolytika

Als Natriumkanalblocker verlangsamen trizyklische Antidepressiva die atrioventrikuläre Überleitung. Die Wirkung direkter Sympathomimetika ist unter einer Dauertherapie mit trizyklischen Antidepressiva deutlich erhöht. Dies muß bei Verwendung von Lokalanästhetika mit Zusatz von Adrenalin beachtet werden. Die Wirkung indirekter Sympathomimetika ist dagegen abgeschwächt, weil die zentralen Katecholaminspeicher entleert sind. Die Wirkung von Substanzen, die zentrale Noradrenalin- bzw. Serotoninabhängige Systeme beeinflussen, kann unter trizyklischen Antidepressiva in nicht vorhersehbarer Weise verstärkt sein (z.B. Tramadol). In gleicher Weise muß mit einer verlängerten Wirkung von Anticholinergika, z.B. Parkinson-Mittel oder ▶ **Spasmolytika,** gerechnet werden. Im Rahmen der hepatischen Metabolisierung über das Cytochrom P450-System sind Interaktionen mit zahlreichen Substanzgruppen zu erwarten (Tabelle 2).

Trizyklische Antidepressiva potenzieren die Wirkung von Hypnotika, Opioiden sowie Inhalationsanästhetika. Da die Effekte einer Langzeittherapie mit trizyklischen Antidepressiva nach Absetzen bis zu einer Woche fortdauern, scheint es gerechtfertigt, unter entsprechendem hämodynamischem Monitoring und sorgfältiger Narkoseführung die Applikation von trizyklischen Antidepressiva bis in die präoperative Phase fortzuführen [19].

Selektive Serotonin-Wiederaufnahmehemmer (SSRI)

▶Fluoxetin ▶Paroxetin
▶Fluvoxamin ▶ Sertralin

▶ **Fluoxetin,** ▶ **Paroxetin,** ▶ **Fluvoxamin** und ▶ **Sertralin** wirken auf serotoninerge Transmittersysteme. Der Akuteffekt ist durch Hemmung des präsynaptischen „reuptake" im Sinne einer Konzentrationssteigerung von Serotonin im synaptischen Spalt gekennzeichnet. Die chronische Anwendung führt zu einer Reduzierung der als krankheitsunterhaltend angesehenen erhöhten Rezeptorzahl oder Rezeptorsensivität („down-regulation") postsynaptischer Rezeptorsysteme. SSRI interagieren wenig mit anderen Neurotransmittersystemen, so daß die von trizyklischen Antidepressiva bekannten Nebenwirkungen gering oder kaum nachweisbar sind.

▶Cytochrom P450-System der Leber

Metabolisierung von SSRI über Cytochrom P450.
▶Carbamazepin

SSRI werden über das ▶ **Cytochrom P450-System der Leber** metabolisiert und hemmen wie auch einige ihrer Metaboliten gleichzeitig einzelne Enzyme dieses Systems. Deswegen kann die Wirkung von Substanzen, die um den Cytochrom P450-Metabolismus konkurrieren, zunehmen und klinisch relevant werden, wenn die therapeutische Breite der involvierten Pharmaka gering ist (▶ **Carbamazepin,** Phenytoin, lipophile ß-Blocker, einige Antiarrhythmika der Klasse Ic). Trizyklische Antidepressiva, Benzodiazepine sowie Tolbutamid und andere Substanzen verstärken ihrerseits die Effekte der SSRI [11].

Das Enzym Cytochrom P450 2D6 ist am Metabolismus von etwa 25% aller Arzneimittel beteiligt. Bei ca. 8% der europäischen Bevölkerung besteht aufgrund eines genetischen Polymorphismus ein Mangel an funktionellem CYP2D6. Patienten mit defektem ► **CYP2D6** können neben dem SSRI Fluoxetin u.a. auch Antiarrhythmika, ß-Blocker, Neuroleptika, Opioide (► **Codein**, ► **Tramadol**), trizyklische Antidepressiva und 5-HT3-Antagonisten nur verzögert oder unvollständig metabolisieren (Tabelle 2). Dagegen weisen etwa 1% der Bevölkerung eine erheblich erhöhte Aktivität des Enzyms CYP2D6 auf [4]. Bei 3–4% aller europäischen Patienten liegt ein klinisch relevanter Polymorphismus für das Enzym CYP2C19 vor. Diese Patienten metabolisieren verzögert u.a. Diazepam, Imipramin, Omeprazol, Lansoprazol und Propranolol. Die ethnische Variabilität dieser Enzymdefekte ist hoch [4].

Tabelle 2
Substratspezifität, Induktion und Hemmung ausgewählter Cytochrom P450-Enzyme (modifiziert nach [2, 10, 15])

Isoenzym	Metabolisiert	Induziert durch	Inhibiert durch
CYP1A2	Amiodaron	Phenytoin	Cimetidin
	Clozapin	Omeprazol	Chinolone
	Erythromycin	Phenobarbital	
	Fluvoxacin		
	Haloperiodol		
	Paracetamol		
	Ropivacain		
	Theophyllin		
CYP2C8	Diazepam	Rifampicin	Cimetidin
	Trizykl. Antidepressiva	Phenobarbital	
CYP2C9	Diclofenac		
	Ibuprofen		
	Phenytoin		
	Losartan		
	Tolbutamid		
CYP2C19	Diazepam	Phenobarbital	
	Omeprazol		
	Propranolol		
	Trizykl. Antidepressiva		
CYP2D6	Ajmalin	Schwangerschaft	Cimetidin
	ß-Blocker		Chinidin
	Codein		Methadon
	Flecainid		
	Propafenon		
	SSRI		
	Tramadol		
	Trizykl. Antidepressiva		
CYP2E1	Paracetamol	Äthanol	Disulfiram
	Halothan	Isoniazid	
	Enfluran		
	Isofluran		
	Sevofluran		
CYP3A4	Alfentanil	Carbamazepin	Cimetidin
	Ca-Antagonisten	Glukokortikoide	Propofol
	Chinidin	Rifampicin	Ketoconazol
	Codein	Phenobarbital	
	Dextromethorphan		
	Erytrhomycin		
	Fentanyl		
	Hydrocortison		
	Indinavir		
	Lidocain		
	Midazolam		
	Nifedipin		
	Ropivacain		
	Sufentanil		
	Trizykl. Antidepressiva		

SSRI: Selektive Serotonin Reuptake Inhibitoren

Fluoxetin hemmt seinerseits das Enzym CYP3A4, welches auch für die Metabolisierung von Medikamenten wie Midazolam, Alfentanil und Lokalanästhetika verantwortlich ist. Unter Dauerbehandlung mit SSRI ist die Wirkzeit von Midazolam erheblich protrahiert, worauf sich die wenigen Fallberichte beziehen, welche über Interaktionen in Zusammenhang mit der Durchführung einer Allgemein- oder Regionalanästhesie bei mit SSRI vorbehandelten Patienten berichten [11].

Das präoperative Absetzen einer Substanz dieser Klasse kann zu Entzugserscheinungen wie Angst, Unruhe und Diaphorie führen [11]. Das sogenannte ▶ **Serotonin-Syndrom** ist selten beschrieben worden und kann nach Applikation von Substanzen, welche die Wiederaufnahme von Serotonin hemmen oder serotonomimetisch wirken (▶ **Pethidin**, ▶ **Pentazocin**, ▶ **Tramadol**, ▶ **Dextromethorphan**, MAO-Hemmer), auftreten [1, 11]. Hyperthermie, vegetative Instabilität sowie Bewußtseinsstörungen bis zum Koma kennzeichnen das klinische Bild. Differentialdiagnostisch ist ein malignes neuroleptisches Syndrom auszuschließen und die verursachende Substanz abzusetzen. Therapeutische Maßnahmen sind in erster Linie symptomatisch, gegebenenfalls müssen Serotonin-Antagonisten (Methysergid, Ciproheptadin) zur Anwendung kommen.

Inhibitoren der Monoaminooxydase (MAO-Hemmer)

Monoaminooxydase (MAO) ist ein intrazelluläres Enzym, welches nichtmethylierte biogene Amine inaktiviert. Es existieren zwei Subtypen, ▶ **MAO-A** und ▶ **MAO-B**, die sich in der Substratpräferenz, inhibitorischen Spezifität sowie der Gewebsverteilung unterscheiden. MAO-A deaminiert vorzugsweise Serotonin, Noradrenalin und Adrenalin, MAO-B bevorzugt 2-Phenylethyl-Amine und Benzyl-Amine. Die meisten Gewebe enthalten beide Typen von MAO, die Verteilung im ZNS differiert zwischen MAO-A und MAO-B. In der Peripherie dominiert MAO-A die Synapsen des sympathischen Nervensystems und der intestinalen Mucosa, wo vor allem über die Nahrung aufgenommene Amine, z.B. Tyramin, deaminiert werden. MAO-B findet sich vor allem in der Leber und in den Lungen.

Es existieren 3 Gruppen von MAO-Hemmern. Substanzen der 1. Generation (Isocarboxazid, ▶ **Tranylcypromin**, Phenelzin) wirken nicht selektiv und irreversibel auf MAO-A und -B. Wirkstoffe der 2. Generation wirken selektiv und irreversibel (▶ **Clorgylin** auf MAO-A, ▶ **Deprenyl** auf MAO-B). MAO-Hemmer der 3. Generation wirken selektiv und reversibel (▶ **Moclobemid** auf MAO-A, das Präparat RO-19-6327 auf MAO-B).

Es wurden zwei wichtige und potentiell fatale Interaktionen beschrieben zwischen MAO-Hemmern und Substanzen, die im Rahmen einer Anästhesie verwendet werden. Die Anwendung indirekter Sympathomimetika bei Patienten, die unter einer Dauertherapie mit MAO-Hemmern stehen, kann über die massive Freisetzung von Noradrenalin zu einer im Einzelfall schwierig zu beherrschenden hypertensiven Krise führen. Als ähnlich folgenschwer wird die sogenannte exzitatorische Reaktion nach Applikation von Pethidin, Tramadol und Dextromethorphan eingeschätzt [1]. Die exzitatorische Reaktion wird als das Ergebnis einer exzessiven zentralnervösen serotoninergen Aktivität angesehen und ist durch Agitiertheit, Kopfschmerzen und hämodynamischer Instabilität gekennzeichnet, gefolgt von Pyrexie, zerebralen Krampfanfällen, Koma und Tod. Nach Applikation der obengenannten Opioide ist in ähnlicher Weise über eine sogenannte depressive Reaktion als Folge erhöhter Opioidkonzentrationen durch Inhibition mikrosomaler Leberenzyme durch MAO-Hemmer berichtet worden. Diese depressive Reaktion ist durch Atemdepression, arterielle Hypotension und Koma gekennzeichnet.

Die schweren Verläufe dieser Komplikationen haben das anästhesiologische Standardvorgehen dogmatisch geprägt: „MAO-Hemmer müssen vor elektiven operativen Eingriffen abgesetzt werden." Dies gilt vor allem für die irreversiblen und nicht-selektiven MAO-Hemmer der 1. Generation. Die Erholungszeit der Aktivität der Monoaminooxydase nimmt jedoch mindestens zwei Wochen in Anspruch. Dies bedeutet für einige Patienten einen gefährlichen Rückfall bezüglich der Behandlung ihrer Depressionskrankheit und kann in Notfallsituationen natürlich nicht abgewartet werden. Bei Beachtung der absoluten Kontraindikation für Pethidin und Tramadol, bei Vermeidung der Triade Hypoxie, Hypercarbie und arterieller Hypotonie

---

Marginalien:

Wirkung von Midazolam unter Dauertherapie mit SSRI verlängert.

▶ **Serotonin-Syndrom**

▶ **Pethidin** ▶ **Pentazocin** ▶ **Tramadol** ▶ **Dextromethorphan**

Kein Pethidin, Tramadol oder Pentazocin bei Behandlung mit SSRI.

▶ **MAO-A** ▶ **MAO-B**

▶ **Tranylcypromin**

▶ **Clorgylin** ▶ **Deprenyl** ▶ **Moclobemid**

Kein Ephedrin bei Behandlung mit MAO-Hemmern.

Unter MAO-Hemmern exzitatorische Reaktionen nach Pethidin, Tramadol und Dextromethorphan.

sowie bei einem Verzicht auf indirekte Sympathomimetika (► **Ephedrin**), erscheint es nicht notwendig, wie früher empfohlen, MAO-Hemmer präoperativ abzusetzen. Bei Notfalloperationen sollten nur direkte Sympathomimetika (Isoprenalin, Phenylephrin) verwendet werden. Phenelzin hemmt die Cholinesterase, daher ist mit einer verlängerten Wirkung von Succinylcholin zu rechnen.

Seitdem reversibel und selektiv wirksame MAO-Hemmer (► **Moclobemid**) verfügbar sind, liegt es nahe, vor geplanten operativen Eingriffen irreversible MAO-Hemmer über den Zeitraum von 2 Wochen durch reversible MAO-Hemmer auszutauschen, deren Wirkdauer nur 24 Stunden beträgt. Bis heute liegen keine Fallberichte über Komplikationen in Zusammenhang mit einer Allgemein- oder rückenmarknahen Regionalanästhesie bei Patienten vor, die mit reversiblen MAO-Hemmern der 3. Generation behandelt werden. Es wird trotzdem empfohlen, keine indirekten Sympathomimetika zu verabreichen und die Applikation von Pethidin und Tramadol unter allen Umständen zu vermeiden [1].

Lithium

Die Indikationsschwerpunkte für eine Therapie mit Lithium sind bipolare affektive Psychosen, z.B. manisch-depressive Erkrankungen, und schizoaffektive Psychosen. Der Wirkungsmechanismus von Lithium ist nahezu unbekannt. Eine hypothetische Annahme beschreibt eine über Ionenkanäle vermittelte Stabilisierung von Nervenzellmembranen. Lithium verlängert inkonstant die Wirkung depolarisierender und nicht-depolarisierender Muskelrelaxantien. Es herrscht Einigkeit darüber, daß kein zwingender Grund besteht, eine Dauertherapie mit Lithium perioperativ zu unterbrechen [19].

Neuroleptika

Neuroleptika bilden eine strukturchemisch heterogene Gruppe von Psychopharmaka mit antipsychotischen Eigenschaften und wirken sämtlich antidopaminerg, anticholinerg und antiadrenerg. Sie reduzieren die MAC von Inhalationsanästhetika, verstärken die Wirkung von intravenösen Anästhetika und verlängern die neuromuskuläre Blockade von nicht-depolarisierenden Muskelrelaxantien. Einige der Neuroleptika sind α-Rezeptoren-Blocker, so daß die Applikation eines unselektiven α- und ß-Agonisten wie z. B. Adrenalin, zur durch ß-Rezeptoren vermittelten Vasodilatation und arteriellen Hypotension führen kann. Über denselben Mechanismus ist die reaktive Vasokonstriktion bei akuter Hypovolämie abgeschwächt. Mit Neuroleptika vorbehandelte Patienten zeigen postoperativ eine erhöhte Inzidenz von anticholinergen Effekten, z. B. Hyperthermie, Tachykardie, Verwirrtheitszustände sowie Abnahme der Darmmotalität.

Das sogenannte maligne neuroleptische Syndrom tritt selten auf und kann bereits nach einmaliger Gabe einer Substanz dieser Gruppe, vor allem nach ► **Haloperidol**, manifest werden. Als Ursache wird eine Blockade der Dopamin-Rezeptoren vermutet. Das klinische Bild beeindruckt durch Hyperthermie, Akinesie, Muskelrigidität, vegetative Dysfunktion, Bewußtseinsstörungen sowie erhöhte Konzentration der Serum-Kreatinkinase und ähnelt dem der malignen Hyperthermie, ohne pathophysiologisch verwandt zu sein. Die Mortalitätsrate beträgt bei schweren Verläufen 20%.

Medikamente bei Morbus Parkinson

Nach langer präklinischer Phase erkranken 1,5% der Bevölkerung zwischen 70 und 79 Jahren an Morbus Parkinson, einer Schädigung der Substantia nigra, im besonderen dopaminerger Kerngruppen im Striatum. Die Schwere der Klinik korreliert mit dem Ausmaß des Dopaminmangels.

Die Therapie zielt auf den Ersatz des fehlenden Dopamins mittels Levodopa zusammen mit einem ► **Dopamin-Dekarboxylase-Hemmer (DDI)**. Levodopa passiert im Gegensatz zu Dopamin die Blut-Hirn-Schranke, Benserazid oder Carbidopa (DDI) überschreiten die Blut-Hirn-Schranke nicht, verhindern so die periphere Dekarboxylierung von Levodopa zu Dopamin und ermöglichen eine deutliche Dosis-

▶ Dopamin-Agonisten
▶ Bromocriptin ▶ Lisurid ▶ Pergolid
▶ Ropinirol ▶ α-Dihydroergocryptin
▶ Selegelin

▶ Levodopa

Parkinsonmittel perioperativ weitergeben.

▶ Amantadin

Bei M. Parkinson: Kein Physostigmin, keine Phenothiazine und Butyrophenone.

▶ Phenytoin ▶ Carbamazepin
▶ Phenobarbital ▶ Primidon
▶ Valproinsäure ▶ Ethosuximid
▶ Clonazepam

Antiepileptika perioperativ weitergeben.

reduktion von Dopamin. Im fortgeschrittenem Krankheitsstadium wird L-Dopa/DDI mit einem ▶ **Dopamin-Agonisten** (▶ **Bromocriptin,** ▶ **Lisurid,** ▶ **Pergolid,** ▶ **Ropinirol,** ▶ **α-Dihydroergocryptin**) kombiniert, dem ggfs. noch ein MAO-B-Hemmer (▶ **Selegelin**) oder Amantadin hinzugefügt werden. Selegelin verlangsamt den Abbau von Dopamin, Amantadin erhöht amphetaminartig die Freisetzung von Dopamin.

Die früher verwandten Substanzen Biperiden und Trihexiphenidyl sind wegen anticholinerger Nebenwirkungen und Verwirrtheitszuständen als Antiparkinsonmittel verlassen. Sie gelten jedoch nach wie vor als Mittel der Wahl zur Therapie von durch Neuroleptika induzierten extrapyramidalen Störungen.

Die perioperative Betreuung eines Parkinson-Patienten verdient besondere Aufmerksamkeit. Einige Patienten nehmen ▶ **Levodopa,** das nur oral verabreichbar ist und eine kurze Wirkdauer hat, hochdosiert in zwei- bis sechsstündlichen Intervallen ein. Um die klinische Symptomatik der Parkinsonschen Erkrankung nicht zu verschlechtern und eine akinetische Krise zu vermeiden, müssen Parkinson-Mittel, vor allem das am häufigsten eingesetzte Levodopa, bis unmittelbar vor Anästhesiebeginn gegeben werden [17]. Patienten, die sich operativen Eingriffen in Regionalanästhesie unterziehen, erhalten ihre übliche Medikation intraoperativ per os. Postoperativ ist die Medikation so schnell wie möglich weiterzuführen (Tabelle 3). Nach intra-abdominellen Eingriffen ist die Applikation von Levodopa über eine Duodenalsonde zu erwägen. Längere operative Eingriffe, die ggfs. mit Störungen der Darmmotilität einhergehen, erfordern den Rat eines Neurologen bezüglich der perioperativen Substitution. Es ist möglich, intraoperativ ▶ **Amantadin** intravenös zu verabreichen. Parkinson-Mittel interagieren mit Anästhetika, Sedativa, Cholinergika, Neuroleptika sowie MAO-Hemmern. Sie verstärken mäßig den hypotensiven Effekt von Inhalationsanästhetika. Die Kombination mit Enfluran und Ketamin erhöht die zerebrale Konvulsionsbereitschaft (relative Kontraindikation). Benzodiazepine sollen die Wirkung von Parkinson-Mitteln abschwächen. Das zentrale Cholinomimetikum Physostigmin sowie antidopaminerge Neuroleptika vom Typ der Phenothiazine und Butyrophenone aggravieren nachweislich die Symptomatik (strenge Kontraindikation). Bei gleichzeitiger Gabe des MAO-Hemmers Selegilin sind zusätzlich die für MAO-Hemmer spezifischen Vorsichtsmaßnahmen zu treffen.

Antiepileptika

Zentralwirksame Pharmaka zur Therapie fokaler oder generalisierter Epilepsien (▶ **Phenytoin,** ▶ **Carbamazepin,** ▶ **Phenobarbital,** ▶ **Primidon**), Absencen (▶ **Valproinsäure,** ▶ **Ethosuximid**) und Myoklonien (Valproinsäure, ▶ **Clonazepam**) sollen perioperativ verabreicht werden. Da zahlreiche Anästhetika unter verschiedenen Bedingungen und Dosierungen pro- oder antikonvulsiv wirken können, empfiehlt sich bei schwer einstellbaren Epilepsien und zusätzlichen Risikofaktoren wie Fieber oder Schlafentzug das perioperative Monitoring der Plasmakonzentration.

Tabelle 3
Medikamente, die perioperativ weitergegeben werden sollen

Medikament	Begründung
Alpha-2-Agonisten	Kardioprotektion bei kardialen Risikopatienten Clonidin-Entzugssyndrom
Antiarrhythmika	Arrythmien
Betablocker	Kardioprotektion bei kardialen Risikopatienten ß-Blocker-Entzugssyndrom
Nitrate	Gefahr von Myokardischämien
Parkinsonmittel	Verstärkung der extrapyramidalen Symptomatik bei kurzer Halbwertszeit

► **Carbamazepin,** ► **Phenobarbital** und ► **Primidon** können durch Enzyminduktion eine Abschwächung des Effekts nicht-depolarisierender Muskelrelaxantien
bewirken. Atracurium und Mivacurium sind dagegen unverändert wirksam. Der
Opioidbedarf dieser Patienten kann erhöht sein. Dieses Phänomen wird als multifaktorielle Toleranzentwicklung (Interaktionen mit Neurotransmitter-Systemen,
Änderung der Anzahl von Opioidrezeptoren, Beeinflussung des Opioidmetabolis-
mus) gedeutet. Über Anästhetika-Interaktionen von neueren Antiepileptika wie
► **Gabapenthin** oder ► **Vigabatren** liegen noch keine Publikationen vor.

Antibiotika

Etwa zwei Drittel aller chirurgischer Patienten erhalten zur Prophylaxe oder Therapie von Infektionen perioperativ Antibiotika. In der Regel handelt es sich dabei um
ß-Laktam-Antibiotika, die nicht klinisch relevant mit den in der Anästhesie verwendeten Substanzen interagieren. ► **Aminoglykoside**, Polymyxine, in geringerem
Ausmaß ► **Lincosamide,** ► **Tetracycline** und ► **Vancomycin** potenzieren die neuromuskuläre Blockade. Mittellang- und kurzwirksame Muskelrelaxantien sind weniger betroffen. Aufgrund vielfältiger Wirkungsmechanismen gestaltet sich die Antagonisierung einer Antibiotika vermittelten neuromuskulären Blockade schwierig,
unvollständig und damit unzuverlässig [8].

Antiretrovirale Therapie

Neue Möglichkeiten der antiretroviralen Therapie haben die Lebenserwartung von
Patienten mit HIV-Infektion in den letzten Jahren erhöht. Infolgedessen kommen
immer häufiger Patienten mit HIV-Infektion oder AIDS unter laufender Chemotherapie zur Operation.

Zum Einsatz kommen vor allem
- Nukleosid-Analoga (► **Zidovudin,** ► **Didanosin,** ► **Stavudin,** ► **Lamivudin,**
  ► **Zalcitabin**), und
- Nicht-Nukleosid-Analoga (► **Nevirapin,** ► **Delaviridin**), welche die reverse
  Transkription von der originalen RNS des HI-Virus zu komplementärer DNS
  hemmen, sowie
- HIV-1-Proteinase-Hemmer (► **Saquinivir,** ► **Ritonavir,** ► **Indinavir,** ► **Nelfina-
  vir**), die den Prozeß der terminalen Reifung zum infektiösen Virion stören. In der
  Regel erfolgt eine konvergente HIV-Kombinationstherapie mit mehreren Sub-
  stanzen [10].

Unter Therapie mit ► **reverse Transkiptase (RT)-Hemmern** treten zahlreiche, teilweise schwere unerwünschte Nebenwirkungen auf wie periphere Neuropathie,
Pankreatitis, Leberenzymerhöhung, Hämatotoxizität, Kopfschmerzen und gastrointestinale Beschwerden mit Übelkeit, Erbrechen und Durchfall. Die Liste der Wechselwirkungen mit anderen Medikamenten ist lang und kann den Verbrauchsinfor-
mationen der Präparate entnommen werden. Für den Anästhesisten sind von Bedeutung: ► **Paracetamol** kann eine Neutropenie verschlimmern, die langfristige
Gabe von Acetylsalicysäure, ► **Indometacin**, Morphin, Oxazepam oder Lorazepam
kann die Wirkung von RT-Hemmern abschwächen und deren Nebenwirkungen verstärken.

Zwischen ► **HIV-1-Proteinase-Inhibitoren** (Saquinivir, Ritonavir, Indinavir,
Nelfinavir) und Medikamenten, die perioperativ vom Anästhesisten eingesetzt werden, sind auf Grund der Beeinflussung des Cytochrom P450-Systems der Leber
durch Proteinase-Inhibitoren bedeutsame Interaktionen zu erwarten [10]. Nur für
wenige Medikamente liegen aber tatsächliche klinische Studien zur Pharmakokinetik bei gleichzeitiger Gabe vor. Die meisten Angaben beruhen auf vermuteten Interaktionen auf der Basis der Kenntnisse zum Metabolismus der jeweiligen Substanz
(Tabelle 4).

Tabelle 4

Perioperativ eingesetzte Medikamente, die bei HIV-Patienten während der Therapie mit Proteinase-Inhibitoren kontraindiziert sind

Substanzgruppe	Saquinavir	Ritonavir	Indinavir	Nelfinavir
Analgetika		Pethidin		
		Piroxicam		
Antiarrhythmika		Amiodaron		
		Chinidin		
		Flecainid		
		Propafenon		
Sedativa/Hypnotika		Chlorazepat	Midazolam	Midazolam
		Diazepam	Triazolam	Triazolam
		Flurazepam		
		Midazolam		
		Triazolam		
		Zolpidem		
Neuroleptika		Clozapin		
Antihistaminika	Astemizol	Astemizol	Astemizol	Astemizol
	Terfenadin	Terfenadin	Terfenadin	Terfenadin
Gastroenterologika		Cisaprid		

5-HT$_3$-Antagonisten

▶ 5-HT$_3$-Antagonisten ▶ Ondansetron ▶ Dolasetron ▶ Tropisetron ▶ Granisetron

Bei Chemotherapie-bedingtem Erbrechen sowie zur Prophylxe und Therapie von postoperativer Übelkeit und Erbrechen werden ▶ 5-HT3-Antagonisten wie ▶ Ondansetron, ▶ Dolasetron, ▶ Tropisetron und ▶ Granisetron eingesetzt. Nur Dolasetron und Tropisetron sind derzeit auch zur Prophylaxe und Therapie des postoperativen Erbrechens zugelassen. Eine Verbreiterung des QRS-Komplexes, AV- und Schenkelblock sowie Arrhythmien sind Effekte der 5-HT3-Antagonisten, die selten klinische Relevanz erlangen. Die Substanzen sollen allerdings nicht bei bestehendem QT-Syndrom oder zusammen mit Antiarrhythmika der Klassen I und III eingesetzt werden, die ebenfalls die QT-Strecke verlängern können.

Protonenpumpen-Hemmer

▶ Omeprazol ▶ Lansoprazol

▶ Pantoprazol

Protonenpumpenhemmer blockieren die H$^+$-, K$^+$-ATPase an der luminalen Seite der Belegzelle. Die Metabolisierung von Diazepam ist infolge einer partiellen Hemmung des Enzyms CYP2C19 durch ▶ Omeprazol verlangsamt (Tabelle 2). ▶ Lansoprazol hat ein geringeres Potential zur Reaktion mit dem Cytochrom P450-System, für ▶ Pantoprazol wurden bisher keine Arzneimittelinteraktionen festgestellt.

H$_2$-Rezeptorenblocker

▶ Cimetidin

Einige H$_2$-Rezeptorenblocker sind unspezische Hemmstoffe der Cytochrom P450-Oxidasen, wobei ▶ Cimetidin mit Abstand die ausgeprägteste Wirkung aufweist (Tabelle 2). Entsprechend hoch ist die Zahl von bekannten Interaktionen mit anderen Arzneimitteln. So ist die Metabolisierung von Benzodiazepinen, Theophyllin, Propranolol, Metoprolol und Lidocain verzögert. Die neuromuskuläre Erholung nach Vecuronium erfolgt unter Cimetidin verzögert [26]. Dagegen üben ▶ Ranitidin und ▶ Famotidin kaum klinisch relevante Effekte auf die Pharmokokinetik anderer Arzneimittel aus.

▶ Ranitidin
▶ Famotidin

121

Anästhesierelevante Begleitmedikation ohne Arzneimittelinteraktion

Die im Folgenden behandelten Medikamente interagieren nicht im eigentlichen Sinne mit den in der Anästhesie verwendeten Substanzen, sind aber aufgrund ihrer (Neben)-Wirkungen in der perioperativen Phase von Bedeutung.

Thrombozytenaggregationshemmer, Acetylsalicylsäure und Nicht-steroidale Antirheumatika

Ein gemeinsames Merkmal von ▶ **Acetylsalicylsäure (ASS)** und ▶ **Nicht-steroidalen Antirheumatika (NSAR)** ist die Hemmung der Prostaglandinsynthese über das Enzymsystem Cyclooxygenase. Perioperativ sind vor allem die Effekte dieser Substanzen auf die Hämostase und die Einflüsse der NSAR auf die Nierenfunktion erwähnenswert [20].

ASS hat antiphlogistische, analgetische und antipyretische Effekte und wird wegen seiner hemmenden Wirkung auf die Thrombozytenaggregation zur Prophylaxe und Therapie thromboembolischer Komplikationen bei Gefäßerkrankungen eingesetzt. Infolge der irreversiblen Hemmung der Cyclooxygenase ist die Thrombozytenfunktion erst nach einer Woche vollständig wiederhergestellt. Vor ▶ **rückenmarknahen Regionalanästhesien** soll nach den Empfehlungen der DGAI [9] ein Intervall von mehr als drei Tagen nach Absetzen von ASS eingehalten werden, wobei der Entscheidung eine individuelle Nutzen-Risiko-Analyse zugrunde liegen soll. Auf die Problematik der perioperativen Handhabung von Cumarinen und niedermolekularen Heparinen soll im Rahmen dieser Arbeit nicht eingegangen werden [24].

Im Gegensatz zu ASS haben ▶ **Ticlopidin** und Clopidogrel keine inhibitorische Wirkung auf die Cyclooxygenase und damit auch nicht auf die Synthese von Thromboxan A2 oder Prostacyclin. Ticlopidin hemmt die primäre und sekundäre ADP-bedingte Plättchenaggregation. Die Wirkung hält etwa gleich lange wie nach ASS an. ▶ **Clopidogrel** ist ein neuer Thrombozytenaggregationshemmer, der zur Reduzierung atherosklerotischer Ereignisse (Herzinfarkt, Schlaganfall, vaskulär bedingter Tod) bei Patienten zugelassen wurde, die bereits einen Herzinfarkt oder einen ischämischen Schlaganfall erlitten haben oder die an einer peripheren arteriellen Verschlußkrankheit leiden. Seine Wirkung entfaltet Clopidogrel über eine irreversible Bindung seines aktiven Metaboliten an den ADP-Rezeptoren auf der Thrombozytenoberflächenmembran, wodurch die Freisetzung von Substanzen verhindert wird, die für die Thrombozytenaggregation verantwortlich sind (Kalzium, Serotonin, Fibrinogen). Deshalb wird Clopidogrel auch als ADP-Antagonist bezeichnet. In therapeutischen Dosen verlängert sich die Blutungszeit um den Faktor 1,5-1,7. Etwa 7 Tage nach Absetzen des Medikamentes kehrt die Blutungszeit zu dem Anfangswert zurück. In den Empfehlungen der DGAI zur rückenmarknahen Regionalanästhesie sind Ticlopidin und Clopidogrel noch nicht erwähnt [9]. Bis zur Erarbeitung solcher Richtlinien sollten Ticlopidin und Clopidogrel vorsichtshalber mindestens 7 Tage vor rückenmarknahen Regionalanästhesien abgesetzt werden.

▶ **Abciximab** ist ein F(ab)-Fragment eines monoklonalen Antikörpers gegen den GP-IIb/IIIa-Rezeptor auf der Thrombozytenmembran. Es wird bei koronarer Angioplastie zur Rezidivthromboseprophylaxe nach Stentimplantation sowie zur Therapie der instabilen Angina pectoris bei geplanter Angioplastie eingesetzt und bewirkt eine vollständige Hemmung der Thrombozytenaggregation für 24 bis 48 Stunden. Bei Notfalloperationen nach Verwendung von Abciximab kann es deshalb zu schweren Blutungskomplikationen kommen.

Die neuere Substanz ▶ **Tirofiban** bindet spezifisch und kompetitiv am ▶ **Glykoprotein-IIb/IIIa-Rezeptor** der Thrombozyten und verhindert somit die Bindung von Fibrinogen an Thrombozyten und damit deren Quervernetzung bzw. die Thrombusbildung. Zugelassen wurde Tirofiban zur Behandlung der instabilen Angina pectoris und des akuten Nicht-Q-Wellen-Myokardinfarktes, zusätzlich zu unfraktioniertem Heparin und Acetylsalicylsäure. Die Plättchenfunktion kehrt innerhalb von 8 Stunden nach dem Absetzen auf den Ausgangswert zurück.

Problematisch erscheint vor allem die Kombination von Medikamenten mit hemmender Wirkung auf die Thrombozytenaggregation mit andern Faktoren, wel-

Cave: Verstärkte Blutungsneigung bei Kombinationen von Thrombozytenaggregationshemmern, Heparinen und hohen Dosen kolloidaler Volumenersatzmittel.

che die Blutgerinnung negativ beeinflussen, wie Cumarine, fraktionierte oder unfraktionierte Heparine, hohe Dosen kolloidaler Volumenersatzmittel oder extreme Hämodilution [24].

NSRA werden als antiinflammatorische Substanzen bei rheumatischen Erkrankungen und im Rahmen einer multimodalen Schmerztherapie auch in der postoperativen Phase eingesetzt. Die Hemmung der Cyclooxygenase unter Bedingungen der Hypovolämie kann zur renalen Vasokonstriktion und damit einer Reduktion der glomerulären Filtrationsrate führen. Ältere Patienten und solche mit präoperativ eingeschränkter Nierenfunktion, mit hohen Flüssigkeitsverlusten oder perioperativ vermindertem Herzzeitvolumen (z.B. im Rahmen von Eingriffen mit extra-korporaler Zirkulation) sind besonders gefährdet [20]. Wegen der hemmenden Wirkung auf die Thrombozytenaggregation beträgt das empfohlene Zeitintervall zwischen letzter Einnahme von ▶ **NSAR und rückenmarknahen Regionalanästhesien** 1–2 Tage [9].

▶ **NSAR und rückenmarknahe Regionalanästhesien**

Orale Antidiabetika

▶ **Sulfonylharnstoffe**
▶ **Glibenclamid** ▶ **Tolbutamid**

Als orale Antidiabetika werden zur Behandlung des Typ-II-Diabetes neben ▶ **Sulfonylharnstoffen** (z.B. ▶ **Glibenclamid**, ▶ **Tolbutamid** u.a.) zunehmend Biguanide und Acarbose eingesetzt. Mögliche Nebenwirkungen oraler Antidiabetika in der perioperativen Phase sind Hypoglykämie und Laktatazidose [6]. Orale Antidiabetika sollten deshalb präoperativ nicht gegeben werden.

Nur Sulfonylharnstoffe können eine Hypoglykämie auslösen, da sie die Insulinsekretion stimulieren. Insbesondere ältere Patienten mit eingeschränkter Nierenfunktion und Patienten unter Kombinationstherapie mit anderen Antidiabetika sind gefährdet. Hyperglykämien während der Narkose werden mit Insulin therapiert. Bei Präparaten mit langer Wirkdauer (▶ **Glibenclamid** und ▶ **Glimepirid**: 24 h), muß auch postoperativ noch mit Hypoglykämien gerechnet werden. ▶ **Gliquidon**, ein Sulfonylharnstoff mit kurzer Wirkdauer (4–6 h), wird primär über die Galle ausgeschieden, so daß eine Therapie auch bei Niereninsuffizienz unter Überwachung möglich ist. Das sehr lang wirkende Chlorpropamid (24–72 h) ist in Deutschland nicht zugelassen.

▶ **Glibenclamid** ▶ **Glimepirid**
▶ **Gliquidon**

Keine oralen Antidiabetika präoperativ.

▶ **Biguanide** hemmen die Gluconeogenese in der Leber, die Glucoseresorption im Darm und bewirken eine verstärkte Glucoseaufnahme der Muskulatur. ▶ **Metformin**, die einzige in Deutschland zugelassene Substanz dieser Stoffklasse, wird ausschließlich renal eliminiert und soll unter Bedingungen, die zur Niereninsuffizienz führen können, nicht eingesetzt werden. Das Risiko einer Laktatazidose unter Metformin ist deutlich geringer als bei den früher verwendeten Biguaniden Buformin und Phenformin. In den Fachinformationen für Metformin wird eine Unterbrechung der Behandlung zwei Tage vor und nach i.v.-Gabe von Röntgenkontrastmitteln und Operationen mit Allgemeinanästhesie empfohlen (Tabelle 1).

▶ **Biguanide**
▶ **Metformin**

Kein Metformin vor großen operativen Eingriffen.

▶ **Acarbose** verzögert die Absorption von Kohlehydraten im Darm und verringert dadurch die postprandiale Hyperglykämie. Es hat deshalb keinen Effekt bei fastenden Patienten.

▶ **Acarbose**

Neben Patienten mit Diabetes mellitus Typ I sollten auch Typ-II-Diabetiker mit ausgeprägter Hyperglykämie perioperativ bevorzugt mit Insulin behandelt werden. Bei insulinpflichtigen Diabetikern sollte langwirkendes Insulin (>24–36 h) abgesetzt und durch intermediär oder besser kurzwirksames (Human)-Insulin ersetzt werden.

Chemotherapeutika

Anthrazykline, Cyclophosphamid und andere potentiell kardiotoxische Substanzen finden vor allem Anwendung bei hämatologischen Systemerkrankungen, metastasierendem Mammakarzinom, kleinzelligem Bronchialkarzinom und der Hochdosistherapie von Knochenmarktransplantationen.

▶ **Anthrazykline** ▶ **Doxorubicin**
▶ **Daunorubicin**
▶ **Perimyokarditis-Syndrom**
▶ **Subakute Kardiomyopathie**

Die dosisabhängige Kardiotoxizität der ▶ **Anthrazykline** (▶ **Doxorubicin**, ▶ **Daunorubicin** u.a.) kann sich akut oder häufiger mit einer Latenz von Monaten und Jahren als ▶ **Perimyokarditis-Syndrom** manifestieren (1–10%). Bei hohen Dosen ist in 2–20% aller Fälle mit einer ▶ **subakuten Kardiomyopathie** zu rechnen [12]. Charakteristisch ist eine myokardiale Dysfunktion mit allen Symptomen des

Vor- und Rückwärtsversagens sowie Herzrhythmusstörungen bis zum plötzlichen Herztod. Risikofaktoren sind neben dem höheren Lebensalter koronare Herzkrankheit, Mediastinalbestrahlung, Kombinationstherapie und weibliches Geschlecht. Die Narkoseführung bei Patienten mit Anthrazyklinkardiomyopathie entspricht grundsätzlich der bei anderen Formen der dilatativen Kardiomyopathie.

Von dem Kardiotoxizitätsrisiko nach ► Cyclophosphamid sind in bis zu 20% der Fälle vor allem Patienten betroffen, die mit Hochdosis behandelt wurden. Innerhalb von Tagen bis 3 Wochen treten Symptome einer ► Karditis mit Herzinsuffizienz und schlechter Prognose auf. Ein Teil der Patienten entwickelt im Anschluß an eine Hochdosistherapie eine mit Standardmedikamenten schwer therapierbare Hypertonie [12].

► Lachgas oxidiert Cobalamin in Vitamin B$_{12}$ irreversibel und kann dadurch bei sehr langer Exposition die Erythrozyten- und Leukozytenproduktion des Knochenmarks beeinträchtigen. Über megaloblastäre Anämien, Neutropenien oder neurologische Störungen im Sinne von subakuten funikulären Spinalerkrankungen bei Patienten mit subklinischem ► Vitamin B$_{12}$-Mangel wurde kasuistisch berichtet. Wegen möglicher Wechselwirkungen sollte daher bei Patienten mit vermutetem Vitamin B$_{12}$-Mangel oder chronischer schwerer Neutropenie jeglicher Genese auf Lachgas verzichtet werden [18].

Fragen zur Erfolgskontrolle

a. Pharmazeutische Interaktionen (Inkompatibilitäten)
b. Pharmakokinetische Interaktionen (Resorption, Verteilung, Metabolismus, Elimination)
c. Pharmakodynamische Interaktionen (Synergismus, Antagonismus, Änderungen der Rezeptoreigenschaften)
d. Interaktionen durch unbekannte Mechanismen
   Unerwünschte Wirkungen infolge von Interaktionen nehmen mit der Anzahl der eingenommenen Substanzen erheblich zu.

Nur wenige Medikamente müssen vor elektiven Eingriffen abgesetzt werden. Dazu gehören der MAO-Hemmer Tranylcypromin, lang wirkende ACE-Hemmer bei Operationen mit erwartungsgemäß hohem Blutverlust, orale Antidiabetika wegen der Gefahr der Hypoglykämie (langwirkende Sulfonylharnstoffe) und Laktazidose (Metformin), sowie bei geplanter rückenmarknaher Regionalanästhesie die Thrombozytenaggregationshemmer.

Tranylcypromin kann ggf. durch Moclobemid ersetzt werden. Die Umstellung dauert allerdings 2 Wochen.

Für die Metabolisierung von Arzneimitteln sind u.a. die Cytochrom P450-Isoenzyme 2C19 und 2D6 verantwortlich. Bei 3 % der europäischen Bevölkerung findet sich eine vollständige Defizienz von CYP2C19, bei 8 % ein Enzymdefekt von CYP2D6. Die ethnische Variabilität dieses genetischen Polymorphismus ist hoch. Erbliche Unterschiede des Arzneimittelmetabolismus spielen vor allem bei Arzneimitteln mit geringer therapeutischer Breite eine Rolle. Da zahlreiche Medikamente als Substrate, Induktor oder Inhibitor der Isoenzyme des Cytochrom P450-Systems fungieren, kann auch eine Komedikation für unerwartete Wirkungen verantwortlich sein.

Die Wirkung direkter Sympathomimetika ist deutlich erhöht, die Wirkung indirekter Sympathomimetika abgeschwächt.

5. Was ist bei der Auswahl von Medikamenten für HIV-Patienten unter antiretroviraler Therapie zu beachten?

Viele Patienten werden mit einer Drei- oder Vierfachkombination von Chemotherapeutika behandelt. Reverse Transkriptase-Hemmer haben zahlreiche schwere Nebenwirkungen, sie sind u.a. hämatotoxisch. Paracetamol kann eine Neutropenie verschlimmern, auf Lachgas sollte verzichtet werden.

Bedeutsame Interaktionen bestehen v.a. zwischen dem HIV-Proteinaseinhibitor Ritonavir und anderen durch Cytochrom P450 verstoffwechselten Medikamenten (Opiate, zahlreiche Benzodiazepine, Antiarrhythmika).

Literatur

1. Bowdle TA (1998) **Adverse effects of opioid agonists and agonist-antagonists in anaesthesia.** Drug Safety 19:173-189
2. Chang GWM, Kam PCA (1999) **The physiological roles of cytochrome P450 isoenzymes.** Anaesthesia 54:42-50
3. Classen DC, Pestotnik SL, Evans RS, Lloyd JF, Burke JP (1997) **Adverse drug events in hospitalized patients. Excess length of stay, extra costs, and attributable mortality.** JAMA 277:301-306
4. Dale O, Olkkola KT (1998) **Cytochrome P450, molecular biology and anaesthesia.** Acta Anaesthesiol Scand 42:1025-1027
5. Dawson J, Karalliedde L (1998) **Drug interaction and the clinical anaesthetist.** Eur J Anaesthesiol 15:172-189
6. Doak GJ (1997) **Discontinuing drugs before surgery.** Can J Anaesth 44:R112-R117
7. Duthie DJ, Montgomery JN, Spence AA, Nimmo WS (1987) **Concurrent drug therapy in patients undergoing surgery.** Anaesthesia 42:305-6
8. Feldman S, Karalliedde L (1996) **Drug interactions with neuromuscular blockers.** Drug Safety 15:261-273
9. Gogarten W, Van Aken H, Wulf H, Klose R, Vandermeulen E, Harenberg J (1997) **Rückenmarksnahe Regionalanästhesie und Thromboembolieprophylaxe/Antikoagulation.** Anaesth Intensivmed 38:623-628
10. Hernandez Conte AT (1998) **Human immunodeficiency virus therapy and potential anesthetic interactions.** Semin Anaesth Periop Med Pain 17:299-307
11. Kam PCA, Chang GWM (1997) **Selective serotonin reuptake inhibitors. Pharmacology and clinical implications in anaesthesia and critical care.** Anaesthesia 52:982-988
12. Koslowski B, Heit W (1998) **Kardiale Probleme des Tumorpatienten.** Intensiv- und Notfallbehandlung 23:54-72
13. Lazarou J, Pomeranz BH, Corey PN (1998) **Incidence of adverse drug reactions in hospitalized patients. A meta-analysis of prospective studies.** JAMA 279:1200-1205
14. Mangano DT, Layug EL, Wallace A, Tateo I (1996) **Effect of atenolol on mortality and cardiovascular morbidity after noncardiac surgery. Multicenter Study of Perioperative Ischemia Research Group.** N Engl J Med 335:1713-1720
15. Roots I, Brockmöller J (1996) **Pharmakogenetik.** In: Rietbrock N, Staib AH, Loew D (Hrsg) Klinische Pharmakologie, 3. Aufl. Steinkopf, Darmstadt, S. 101-120
16. Roerig DL, Kotryl KJ, Ahlf SB, Dawson CA, Kampine JP (1989) **Effect of propranolol on the first pass uptake of fentanyl in the human and rat lung.** Anesthesiology 71:62-68
17. Rundshagen I (1996) **Perioperatives Management des Patienten mit atypischem Morbus Parkinson.** AINS 31:49-52
18. Schirmer U (1998) **Lachgas. Entwicklung und heutiger Stellenwert.** Anaesthesist 47:245-255
19. Smith MS, Muir H, Hall R (1996) **Perioperative management of drug therapy. Clinical considerations.** Drugs 51:238-259
20. Souter AJ, Fredman B, White PF (1994) **Controversies in the perioperative use of nonsteroidal anti-inflammatory drugs.** Anaesth Analg 79:1178-1190
21. Stühmeier KD, Mainzer B, Cierpka J, Sandmann W, Tarnow J (1996) **Small, oral dose of clonidine reduces the incidence of intraoperative myocardial ischemia in patients having vascular surgery.** Anesthesiology 85:706-12
22. Teasdale S, Downar E (1990) **Amiodarone and anaesthesia.** Can J Anaesth 37:151-155
23. Trissel LA (1994) **Handbook on injectable drugs, 10th edn.** American Society of Hospital Pharmacists. Bethesda, MD
24. Tryba M, Horlocker TT, Wedel DJ (1999) **Rückenmarksnahe Anästhesie und Antikoagulation. Ergebnisse einer Konsensuskonferenz der American Society of Regional Anesthesia (ASRA).** Anaesth Intensivmed 40:88-92
25. Quist Christensen L, Bonde J, Kampmann JP (1994) **Drug interactions with intravenous and local anaesthetics.** Acta Anaesthesiol Scand 38:15-29
26. Ulsamer B (1988) **Vecuroniumbromid: Beeinflussung der Pharmakodynamik durch Etomidat, Cimetidin und Ranitidin.** Anaesthesist 37:504-509
27. Wallace A, Layug B, Tateo I, Li J, Hollenberg M, Browner W, Miller D, Mangano DT (1998) **Prophylactic atenolol reduces postoperative myocardial ischemia. McSPI Research Group.** Anesthesiology 88:7-17
28. Wood M (1991) **Pharmacokinetic drug interactions in anaesthetic practice.** Clin Pharmacokinet 21:285-307
29. Wyld R, Nimmo WS (1988) **Do patients fasting before and after operation receive their prescribed drug treatment?** Br Med J 296:744

aus: Der Anaesthesist 5/99, S. 341–355

V. Hempel • Konstanz

Anästhesie des Plexus brachialis

▶ Allgemeine Vorteile der Regionalanästhesie

Regionalanästhesien haben gegenüber modernen Allgemeinnarkosen einige ▶ **Vorteile**, z. B. die Tatsache, daß die Atemwege nicht tangiert werden oder daß die Vigilanz ungestört bleiben kann. Der Patient bleibt kooperativ, er kann intraoperativ über den Verlauf des Eingriffs informiert werden, ein längerer Aufenthalt im Aufwachraum ist oft entbehrlich. Übelkeit und Erbrechen sind kein Problem. Bei Verwendung langwirkender Lokalanästhetika bringt die Regionalanästhesie meist eine länger anhaltenden Analgesie mit sich. Diese Analgesie kann durch Einsatz von Kathetertechniken über Tage verlängert werden. Weil die schmerzbedingten Afferenzen vom Wundgebiet für einige Zeit wegfallen, ist möglicherweise die postoperative Schmerzempfindlichkeit auch nach Abklingen des Blocks geringer als nach einem Eingriff in Allgemeinnarkose. Dem gegenüber steht ein gewisses Versagerrisiko. Vom Patienten wird mehr Kooperationsfähigkeit als bei Allgemeinanästhesien vorausgesetzt. Auch erfordert die Ausführung mancher Regionalanästhesiemethoden Erfahrungen und Fertigkeiten, über die ausbildungsbedingt nicht jeder Anästhesist verfügt. Angesichts der potentiellen Vorteile von Regionalanästhesien sollte jeder Patient, bei dem ein Eingriff in Regionalanästhesie möglich ist, über diese Möglichkeit aufgeklärt werden. Dies gilt ganz besonders im Bereich der Extremitätenchirurgie. Eingriffe an der oberen Extremität eignen sich besonders für die ambulante Chirurgie, weil die Mobilität des Patienten nur gering eingeschränkt ist. Hier hat die Plexusanästhesie mit ihren verschiedenen Formen ihre Domäne.

Seit 1911 sind verschiedene Methoden der Leitungsanästhesie des Plexus brachialis bekannt. Man unterscheidet den ▶ **axillären Zugang**, den ▶ **infraklavikulären Zugang**, mehrere Formen der supraklavikulären Plexusanästhesie (nach Kulenkampff, perivaskulär, lotrechte Methode, paraskalenär u. a.) sowie den ▶ **interskalenären Zugang** mit einigen Varianten. In der klinischen Praxis haben der axilläre und neuerdings der infraklavikuläre Zugang die größte Bedeutung. Der interskalenäre Zugang spielt bei Schulterarthroskopien eine zunehmende Rolle, eine seiner Varianten sowie der perivaskuläre Zugang gewinnen an Bedeutung für die supraklavikuläre Kathetertechnik zur postoperativen Analgesie nach Schulterchirurgie. Allen Methoden ist gemeinsam, daß eine hohe Dosis eines Lokalanästhetikums (s.u.) in einem großen Flüssigkeitsvolumen (20-60 ml) nach Lokalisierung des Plexus brachialis in dessen unmittelbare Nähe injiziert wird.

▶ Axillärer Zugang ▶ Infraklavikulärer Zugang
▶ Interskalenärer Zugang

In der klinischen Praxis haben der axilläre und der infraklavikuläre Zugang die größte Bedeutung.

Im Gegensatz zur Allgemeinnarkose hat die Plexusanästhesie nie eine hundertprozentige Erfolgsquote. Es hat sich bewährt, die ▶ **Qualität des Blocks in drei Stufen** einzuteilen und so zu dokumentieren :
A: Eingriff allein in Plexusanästhesie ausführbar;
B: Eingriff erfordert Ergänzung durch Analgetikum oder zusätzliche Blockadetechnik;
C: Kein Erfolg, Allgemeinnarkose erforderlich.
Die Ergebnisse der meisten Studien kommen auf eine Quote von ca. 75% A, 15–20% B und 5–10% C.

▶ Qualität des Blocks in 3 Stufen

Weil einige infra- und supraklavikuläre Methoden hohe Ansprüche an die anatomische Orientierung durch Tasten stellen, geht die Suche nach knöchernen Orientierungspunkten und einfachen Richtungsangaben beim flach liegenden Patienten weiter. Herauszuheben sind hier

Prof. Dr. V. Hempel • Klinik für Anästhesiologie und Wiederbelebung, Krankenanstalten, D-78464 Konstanz

drei ► **Methoden**, die eine streng **lotrechte Punktionsrichtung** vorschreiben:
- Der vertikale infraklavikuläre Block (Kilka u. Mehrkens),
- der lotrechte supraklavikuläre Block (Brown et al.) und
- der paraskalenäre Block (Vongvises und Panijayanond).

Anatomische Voraussetzungen

Bildung des Plexus brachialis aus den Nervenwurzeln C 5 bis T 1

► *Trunci (Stämme).* Die Wurzeln C 5 und C 6 bilden den Truncus superior, die Wurzel von C 7 bildet den Truncus medius, und die Wurzeln von C 8 und T 1 vereinigen sich zum Truncus inferior (Abb. 1). Die Trunci finden sich in der hinteren Skalenuslücke (zwischen M. scalenus anterior und M. scalenus medius). Sie teilen sich in einen vorderen und einen hinteren Anteil (oberhalb der ersten Rippe) und lagern sich in die

► **Faszikel** um, die dann in Beziehung zur A. subclavia bzw. der A. axillaris treten. Der vordere Anteil des oberen und des mittleren Truncus vereinigen sich zum lateralen Faszikel, der der A. axillaris seitlich anliegt. Der hintere Anteil des unteren Truncus zieht zunächst hinter, dann medial der A. axillaris und bildet den medialen Faszikel. Die hinteren Portionen aller drei Trunci schließen sich oberhalb der A. axillaris zum medialen Faszikel des Plexus zusammen und bilden den hinteren Faszikel, der dorsal der A. axillaris nach distal zieht. In Höhe der Axilla teilen sich die Faszikel in die großen ► **Nervenstämme** des Armes auf.

Nervenstämme. Bemerkenswert ist, daß der laterale Faszikel in Höhe der Klavikula meist vorn liegt, und daß der hintere Faszikel sich in dieser Höhe meist hinter und seitlich des lateralen Faszikels projiziert. Er zieht erst deutlich unterhalb der Klavikula nach lateral. Dies hat Bedeutung bei infraklavikulären Plexusblockaden. Der laterale Faszikel gibt in variabler Höhe, meist oberhalb der Axilla, den N. musculocutaneus ab und bildet dann mit einem Anteil des medialen Faszikels den N. medianus, indem er seitlich um die A. subclavia an deren oberflächliche Seite herumzieht. Dieser

Zusammenschluß heißt ► **Medianusgabel**. Der N. ulnaris formiert sich aus dem medialem Faszikel und einem Anteil des lateralen Faszikels. Der mediale Faszikel gibt weiterhin den N. cutaneus brachii medialis (mit Anteilen von T 2) und den N. cutaneus antebrachii medialis ab. Der dorsale Faszikel teilt sich hinter der A. axillaris auf in den N. thoracodorsalis (meist sehr weit oben), den N. axillaris und den N. radialis. N. cutaneus brachii medialis und antebrachii medialis sind rein sensibel und entspringen aus dem medialen Faszikel.

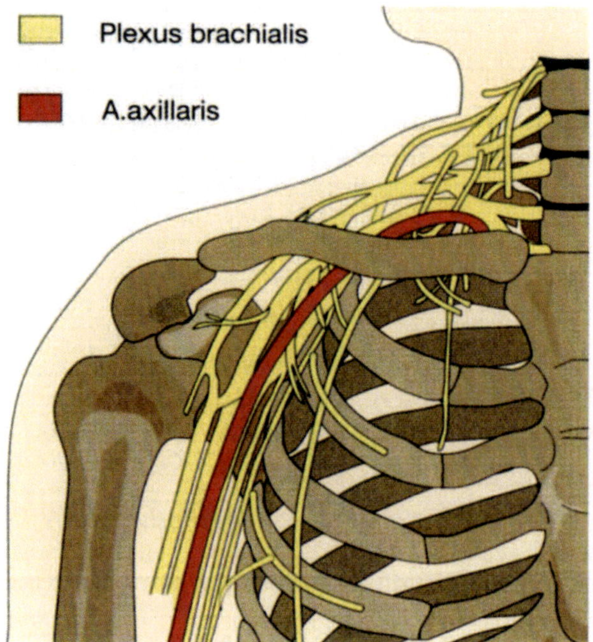

Abb. 1
Anatomie des Plexus brachialis
(aus R. Larsen: Anaesthesie und Intensivmedizin für Schwestern und Pfleger, Springer-Verlag)

Tabelle 1

Areae propriae der sensiblen Innervationsgebiete

N. axillaris	Laterale Deltoideus-Region
N. cutaneus brachii medialis	Innenseite des Oberarms
N. musculocutaneus	Region über dem Bauch des M. brachioradialis am Unterarm
N. radialis	Haut über dem Daumen-Grundgelenk
N. medianus	Palmarseite des Zeige- und Mittelfingers
N. ulnaris	Haut des kleinen Fingers

Tabelle 2

Motorische Funktionsprüfungen betroffener Nerven

N. axillaris	Abduktion im Schultergelenk
N. musculocutaneus	Beugung im Ellbogengelenk in Supinationsstellung
N. radialis	Hand- und Fingerstreckung gegen Widerstand
N. medianus	Abspreizen des Daumens und Pronation des Unterarms sowie Beugung im Handgelenk
N. ulnaris	Fingerspreizen und Beugen der beiden ulnaren Finger im Grundgelenk sowie Ulnarflexion der Hand

Funktionsprüfung der großen Armnerven

► **Testung der Ausbreitung**

Für eine ► **Austestung des Erfolgs** einer Blockade auf die Sensibilität ist die Kenntnis der Innervationsgebiete der großen Nerven wichtig, die ausschließlich durch den betreffenden Nerv versorgt werden (Areae propriae).

Faszienhüllen

Der Plexus brachialis ist umscheidet von einer Faszienhülle, die man als Ausstülpung der tiefen Halsfaszie betrachten kann. Sie nimmt die A. sublavia von medial her auf und zieht als Gefäß-Nerven-Scheide bis in die Axilla. Dort ist sie meist durch

► **Septierung der Faszienhülle**

► Septen unterteilt, die nicht ganz dicht sind. Diese Septen sind die Ursache dafür, daß axilläre Plexusanästhesien bei einzeitiger Injektion oft ungleichmäßig (lückenhaft oder gar nicht im Innervationsgebiet der Nn. radialis und musculocutaneus, gut im Innervationsgebiet der Nn. medianus und ulnaris) wirken. Thompson und Rorie sprechen von Kompartimenten der Faszienhülle [40], die aber durch andere Untersucher durch Studien an Leichen nicht bestätigt werden konnten [28, 43]. Weil die Faszienhülle sich zur Peripherie hin in bindegewebige Hüllen der großen Nerven aufteilt, die dann ins Perineurium übergehen, kann man die Bindegewebssepten als zentrale Fortsetzung dieser Aufteilung betrachten. Es ist deshalb erklärlich, daß die Septierung umso ausgeprägter ist, je weiter man nach distal geht.

Sympathische Nervenversorgung der oberen Extremität

► **Sympathische Innervation der oberen Extremität**

Die ► **obere Extremität** wird durch **sympathische Fasern** aus den thorakalen Segmenten T 1-2 bis T 8-10 versorgt. Die sympathischen Efferenzen verlassen das Seitenhorn und erreichen den sympathischen Grenzstrang über die sog. Rami communicantes albi. Bei diesen handelt es sich um B-Fasern, die im Grenzstrang zum Ganglion stellatum ziehen. Dort wird das periphere Neuron erreicht, das über C-Fasern in die Peripherie zieht. Diese C-Fasern erreichen einerseits als Rami communicantes grisei die Wurzeln des Plexus brachialis relativ nah an der Wirbelsäule. Sie begleiten dann den Plexus brachialis und die daraus entspringenden Nerven und sind für die sympathische Innervation der distalen zwei Drittel des Arms verantwortlich. Die sympathische Innervation von Schulter und proximalem Arm erfolgt über Fasern aus den oberen thorakalen Grenzstrangganglien, die nicht an die großen Nervenstämme, sondern an die A. subclavia und die A. vertebralis Anschluß finden [49]. Aus dem zweiten und dritten Grenzstrang-Ganglion erreichen Rami communicantes grisei den N. cutaneus brachii medialis [18], die bei Stellatumblockade nicht blockiert werden. Diese Verbindungen werden für Versager von Stellatumblockaden bei der Therapie von sympathischen Reflexdystrophien verantwortlich gemacht [11].

Ausbreitung des Lokalanästhetikums: Allgemeine Prinzipien

Plexusanästhesien, die oberhalb der Axilla angelegt werden (z. B. Interskalenus-Block, supraklavikuläre Blockaden) führen oft zu einer ausgeprägten motorischen Blockade im Schulterbereich, bevor die Sensibilität betroffen ist. Das steht im Widerspruch zu der Erkenntnis, daß motorische Fasern gegen Lokalanästhetika am resistentesten sind [30] und eine „Differentialblockade" eine sensorische Blockade vor der motorischen hervorruft. Die Erklärung ist in der Anordnung der Fasern in den Trunci zu suchen: Das Lokalanästhetikum wird außerhalb der Trunci deponiert und diffundiert von außen nach innen hinein. Dabei erreicht es zuerst die außenliegenden ▶ „Mantel-Bündel", bevor es die weiter innen liegenden ▶ „Kern-Bündel" erreicht. Die Mantel-Bündel verlassen den Nervenstamm bereits weit proximal und versorgen die Muskulatur, während die Kernbündel vorwiegend sensorische Fasern für die Peripherie enthalten [49]. Diese Vorstellungen entsprechen sehr gut den klinischen Beobachtungen bei Plexusanästhesien, die in Höhe der Trunci angelegt werden.

Ein etwas anderes Bild ergibt sich bei axillären Plexusanästhesien. Hier zeigt sich meist die erste Wirkung im Bereich des Epicondylus medialis (Innervationsgebiet des N. antebrachii medialis). Zwei Studien zeigen, daß rhythmisches Komprimieren eines Ballons [26] oder Elektrostimulation [38] den Eintritt einer axillären Plexusanästhesie fördern. Dies erklärt sich durch die Beobachtung, daß Nervenfasern das Lokalanästhetikum bevorzugt während ihrer Aktionspotentiale aufnehmen. Ein ruhender Nerv nimmt kaum Lokalanästhetikum auf, ein aktiver desto mehr.

Lokalisation des Plexus brachialis und des Lokalanästhetikum-Depots

Alle Formen der Plexusanästhesie setzen eine Lokalisierung der Plexus brachialis voraus. Dies geschieht durch Auslösen von Parästhesien, durch elektrische Nervenstimulation, durch Identifizierung von Faszien mit der punktierenden Nadel und durch Tasten der A. subclavia bzw. A. axillaris sowie der umgebenden Muskulatur und der benachbarten knöchernen Strukturen. Hier machen sich einerseits die große anatomische Variabilität in dieser Region (man denke an Patienten mit Deformationen der HWS wie bei M. Bechterew, mit großen Strumen, mit kurzen Hälsen etc.) und die unterschiedliche Erfahrung des Anästhesisten in der Technik bemerkbar. Ist der für den vorgesehenen Eingriff geplante Zugang wegen anatomischer Besonderheiten wenig aussichtsreich, so beherrscht der Erfahrene einen alternativen Zugang, den er anwenden kann.

Die Schwierigkeit, für eine axilläre Plexusanästhesie den Puls der A. axillaris zu tasten, kann heute durch Einsatz einer einfachen Dopplersonde für die Gefäßdiagnostik oder auch durch Einsatz eines Sonographiegerätes überwunden werden. Die Sonographie verspricht große Fortschritte bei der Lokalisation des Plexus brachialis für jede Art des Zugangs [4, 21], der begrenzende Faktor ist aber die Verfügbarkeit der Geräte für den Anästhesisten. Zur ▶ Lokalisation des Injektionsortes sind drei Verfahren zu erwähnen: Mechanische Parästhesien, thermische Parästhesien und elektrische Nervenlokalisation. Bei axillären Plexusanästhesien kann man sich auch auf das spürbare Perforieren der Faszienhülle des Plexus stützen. Dies setzt allerdings Erfahrung voraus. Die axilläre Arterienpunktion zur Lokalisation des anliegenden Plexus brachialis ist umstritten und sollte vermieden werden.

Das Lokalanästhetikum-Depot kann in seiner Beziehung zum Plexus brachialis durch neurologische Tests lokalisiert werden [20], die die Ausbreitung von motorischen und sensiblen Ausfällen verfolgen und daraus auf die Lage des Depots schließen. Solche Tests haben allerdings mehr didaktischen Wert als konkreten Nutzen für den Einzelfall, da sie ja erst Schlüsse nach Abschluß der Injektion erlauben.

Anders sieht es mit der Lokalisation des Lokalanästhetikum-Depots bei Injektion unter ▶ sonographischer Kontrolle aus. Seit 1989 liegen Erfahrungen mit Sonographie-gesteuerten Plexusanästhesien vor [41]. Die Sonographie erlaubt es, die Ausbildung des Depots und seiner Beziehung zu den Faszien und Nerven während der Injektion zu verfolgen und auch Lagekorrekturen der Nadelspitze unter der Injektion vorzunehmen [14, 16]. Voraussetzung ist allerdings die Verfügbarkeit geeigneter Geräte, die am besten mit linearen elektronischen Schallköpfen ausgestattet sind und eine Frequenz von 7,5-10 MHz zulassen. Die besten Bilder erhält man bei Schallrichtung rechtwinklig zu den Nerven.

Elektrische Nervenstimulation

▶ **Elektrische Stimulation mit Spezialnadeln**

Die elektrische Nervenstimulation ist ein wichtiges Hilfsmittel bei Plexusanästhesien [15]. Zwar kann man über beliebige Metallnadeln stimulieren, vorteilhaft ist aber eine bis zur Spitze hin isolierte Stimulationskanüle, die ein Vorbeischieben der Kanülenspitze am Nerven erkennen läßt. Es sind ▶ **Elektrostimulations-Kanülen** mit angeschlossenem Stromkabel und Verlängerungsschlauch im Handel. Die erhältlichen Kaliber reichen von 25 bis 16 Gauge und die Länge von 3 bis 11 cm. Moderne Geräte geben Rechteckimpulse von regelbarer Stromstärke bis unter 0,2 mA ab. Bei zügigem Vorgehen stellt man eine Reizfrequenz von 2 Hz ein. Die Reizbreite sollte verstellbar sein. Eine Reizbreite von 100 ms erlaubt es, motorische Nerven (mit kurzer Chronaxie) zu stimulieren ohne Reizung sensorischer Fasern, so daß der Patient bei der Nervenlokalisation keine Schmerzen spürt. Es gibt Techniken, bei denen der Einsatz der elektrischen Nervenstimulation obligat ist (s.u.: „Midhumeral approach"). Ob die Nervenlokalisation mit Elektrostimulation zu zuverlässigeren Ergebnissen führt als andere Verfahren, ist nicht völlig gesichert. Sie erlaubt aber im Gegensatz zu anderen Verfahren, bereits eine Annäherung an den Nerven zu erkennen. Während Techniken, die sich auf das Auslösen von Parästhesien verlassen, wegen der Gefahr der Nervenverletzung nur bei wachen Patienten zulässig sind, ist eine Nervenblockade mit Hilfe der elektrischen Nervenlokalisation ohne weiteres beim stark sedierten oder unkooperativen Patienten erlaubt.

Mechanische Parästhesien

▶ **Parästhesien nach Vorankündigung**

Das Auslösen von Parästhesien durch vorsichtige Berührung eines Anteils des Plexus brachialis ist eine immer noch geübte Methode, die den Vorteil großer Einfachheit hat. Wenn der Patient wach, kooperativ und auf das Ereignis vorbereitet ist (▶ **Ankündigung einer elektrisierenden Mißempfindung**) und die Nadel nach Auslösen der Parästhesien nicht weiter vorgeschoben, eher etwas zurückgezogen wird, dann ist gegen dieses Vorgehen nichts einzuwenden.

Thermische Parästhesien

▶ **Parästhesien durch kalte Lösung**

Die Injektion einer mäßigen Menge (ca. 2-5 ml) von ▶ **kühlschrankkalter Kochsalzlösung** verursacht bei korrekter Kanülenlage eine ziehende Mißempfindung, die in das betroffene Innervationsgebiet ausstrahlt. Der Test wird von vielen Patienten als unangenehm empfunden. Die Methode eignet sich vor allem dazu, die Lage von Kathetern in der Plexusloge zu überprüfen, bevor man ein Lokalanästhetikum einspritzt. Die Methode ist seit langem bekannt [13], findet aber erst neuerdings wieder Beachtung [33].

Faszien-Perforation

Bei axillärer Plexusanästhesie kann man sich bei hinreichender Erfahrung auch darauf beschränken, die tastbare Perforation der Gefäß-Nerven-Scheide als Indikator der korrekten Kanülenlage für die Injektion zu bewerten. Bei sicherer Lokalisierung der hinteren Skalenuslücke ist ein solches Vorgehen auch beim Interskalenusblock erfolgversprechend. Je kürzer der Schliff der eingesetzen Nadel ist, desto deutlicher ist das Zeichen der Faszien-Perforation (im angelsächsischen Schrifttum als „Click" oder „Plop" bezeichnet).

Instrumentarium

Weil man mit kurzgeschliffenen Kanülen nach älteren Untersuchungen einerseits das Risiko von Nervenverletzungen vermindert und andererseits Faszienperforationen besser als mit langgeschliffenen Kanülen registriert, wurden diese in der Vergangenheit von vielen Autoren bevorzugt. Allerdings relativiert eine neuere Studie [31] diese Meinung. Es sind heute ► **Elektrostimulationskanülen**, ► **kurzgeschliffene Kanülen** (z. B. „Plexufix", Braun/Melsungen) sowie ► **Kombinationen von Elektrostimulationskanülen mit Plastik-Verweilkanülen** in Gebrauch.

Eine Kanüle mit angeschlossenem Verlängerungsschlauch, die eine „zitterfreie" Injektion ermöglicht, wird als ► „**immobile Nadel**" bezeichnet [47]. Wenn man auf Elektrostimulation verzichtet, dann empfiehlt es sich für verschiedene Zugänge (interskalenär, supraklavikulär), eine kurze (2,5 cm) 24-gg-Kanüle (17er Kanüle) mit dünnem Verlängerungsschlauch als „immobile Nadel" zu nutzen.

Lokalanästhetika und Dosierungen

Alle mittellang-und langwirkenden Lokalanästhetika sind bei Plexusanästhesien eingesetzt worden. Langwirkende Anästhetika wirken bei axillären Plexusanästhesien 10-16 Stunden lang, Ausreißer auch gelegentlich bis zu 48 Stunden. Dies beinhaltet die Gefahr von unbemerkten Druckschäden durch zu enge Verbände, Unsicherheiten bei der Funktionskontrolle der Armnerven postoperativ und Angst vor Lähmungen bei den Patienten. Deshalb ist für langdauernde Eingriffe ein Gemisch eines langwirkenden mit einem mittellangwirkenden Lokalanästhetikum (z. B. Ropivacain 0,5% mit Prilocain 1% im Verhältnis 1:1) empfehlenswert, wobei man mit einer Wirkungsdauer des Gemisches von ca. 7 Stunden rechnen muß. Ist eine längere Wirkung erwünscht, z. B. zur Sympathikolyse oder zur postoperativen Analgesie, dann bietet sich der Einsatz einer Kathetermethode mit Nachinjektionen an. Die ► **Dosierungen** liegen in der Größenordnung der von den Herstellern angegebenen „Grenzdosen". Wie von Niesel u. Kaiser [25] dargestellt, stellen diese „Grenzdosen" keine absolute Höchstdosierung dar, sondern dürfen bei Plexusanästhesien überschritten werden. Hierbei kommen bei axillären Plexusanästhesien kaum Intoxikationen vor, bei supraklavikulären dagegen nicht ganz selten [6]. Pälve et al. [27] zeigten, daß sehr hohe Lidocain-Dosen (900 mg) bei axillären Plexusanästhesien vertragen werden.

Das ► **Injektionsvolumen bei Erwachsenen** liegt bei axillären Plexusanästhesien bei 40-60 ml, bei supraklavikulären Blockaden bei 20-50 ml, die Konzentration von Lidocain, Mepivacain und Prilocain im Bereich von 1-1,5%, bei Ropivacain bei 0,5%-0,75% und bei Bupivacain bei 0,25-0,5%. Bei ► **Kindern** wird die 1%ige Lösung von mittellang wirkenden Lokalanästhetika verwendet (0,7-1 ml pro kg KG). Um einen schnelleren Wirkungseintritt zu erreichen, empfiehlt es sich, die mittellang wirkenden Lokalanästhetika mit Natriumbicarbonat 8,4% im Verhältnis 1:10 zu alkalisieren. Ein Erwärmen auf Körpertemperatur beschleunigt den Wirkungseintritt bei allen Lokalanästhetika [12].

Wahl der Methode in Abhängigkeit von der Lokalisation des Eingriffs

Für ► **Eingriffe an Hand und Unterarm** gilt die axilläre Plexusanästhesie als Methode der Wahl, neuerdings in Konkurrenz zur infraklavikulären Methode (s. u.). Allerdings ist sie im Innervationsgebiet des N. radialis und des N. musculocutaneus oft lückenhaft. So ist es naheliegend, z. B. bei der Anlage von Ciminoshunts, die meist im Innervationsgebiet dieser beiden Nerven liegen, die infraklavikuläre bzw. auch eine supraklavikuläre Methode zu bevorzugen. Die supraklavikulären Plexusanästhesieformen erlauben eine niedrigere Dosierung des Lokalanästhetikums, gelten aber sonst als invasiver wegen

- Phrenikusparesen, so daß sie nur bei intakter Ventilation auf der Gegenseite vertretbar sind,
- Pneumothoraxgefahr, die allerdings bei moderneren Varianten wie lotrechtem Zugang oder Subclavia-Perivaskulärblock geringfügig ist, und
- häufigerer Intoxikationen [6].

► **Eingriffe in Höhe des Ellbogengelenks** lassen sich sowohl in axillärer Plexusanästhesie [34] als auch in infra- und supraklavikulärer Technik durchführen. Insbesondere die nicht seltene Enfernung der Bursa olecrani läßt sich sehr gut in axillärer

Plexusanästhesie ausführen. Die axilläre Plexusanästhesie eignet sich neben dem infraklavikulären Block wegen ihrer geringen Nebenwirkungen für ambulante Eingriffe generell besser als die supraklavikulären und interskalenären Methoden.

Ohne Konkurrenz ist dagegen die interskalenäre Methode bei ▶ **Eingriffen im Schulterbereich**, besonders bei der Schulter-Arthroskopie und bei Schulter-Repositionen. Die stets auftretende gleichseitige Phrenikusparese macht hier die Vermeidung langwirkender Lokalanästhetika besonders wichtig. Ein Interskalenusblock kann auch für ▶ **handchirurgische Eingriffe** eingesetzt werden, wenn die Umstände (z. B. fehlende Abduzierbarkeit im Schultergelenk, Z. n. Klavikulafraktur) andere Techniken ausschließen. Allerdings wird dabei nicht selten eine Ergänzung des Blocks durch eine Ulnarisblockade nötig, weil der Interskalenusblock an der ulnaren Handseite oft inkomplett ist.

Zum Einlegen von Kathetern – z. B. zur Sympathikolyse, zur Durchblutungssteigerung nach Replantationen, zur Analgesie nach Operationen oder bei Schmerzsyndromen – eignen sich neben dem axillären Zugang der Perivaskulärblock und die Variante des Interskalenusblocks nach Meier et al. [22], weil sie den Plexus nicht rechtwinklig zur Verlaufsrichtung treffen, sondern mehr oder weniger längs. Nicht ganz ungeeignet scheint auch der Vertikale Infraclaviculäre Block (VIB) als neuere Form des infraklavikulären Blocks zu sein (s. u.).

Angesichts der zahlreichen Formen und Varianten der Plexusanästhesie ist zu fragen, welches Spektrum von Plexusanästhesien in der klinischen Routine beherrscht werden sollte. Es ist wünschenswert, daß neben der axillären Methode, die am häufigsten angewandt wird, noch eine Methode mit guter Wirksamkeit im Radialis- und Musculocutaneus-Innervationsgebiet, also z. B. der infraklavikuläre Block, und ein Verfahren mit guter Wirksamkeit für die Schulterchirurgie, also der Interskalenusblock, beherrscht werden.

Axilläre Plexusanästhesie

Die axilläre Plexusanästhesie (Abb. 2) kann als einzeitige Injektion in die Gefäß-Nerven-Scheide des Plexus brachialis in Höhe der Axilla erfolgen. Das übliche Vorgehen (perivaskuläre Methode) ist eine Punktion der Gefäß-Nerven-Scheide in Längsrichtung (so, als wollte man die Arterie kanülieren), wobei die Kanüle frontal der Arterie in der Nähe des N. medianus (Standardvorgehen), oberflächlich der Arterie in der Nähe des N. ulnaris oder dorsal der Arterie in das Gebiet des N. radialis gerichtet werden kann. Der Reizerfolg der Elektrostimulation (oder das Auslösen von Parästhesien) sollte möglichst im Bereich des Operationsgebietes gesucht werden. Während zur Punktion der Gefäß-Nerven-Scheide eine Abduktion des Arms im Schultergelenk erforderlich ist, die zu einer Kompression der Gefäß-Nerven-Scheide durch den Humeruskopf führt, empfiehlt sich die Injektion nach Aufhebung der Abduktion, um eine gleichmäßige Ausbreitung des Lokalanästhetikums in der Gefäß-Nerven-Scheide zu erreichen [44]. Diese Injektionstechnik bei angelegtem Arm ver-

▶ **Eingriffe im Schulterbereich**
  • **Schulter-Arthroskopie**
  • **Schulter-Repositionen**

▶ **Handchirurgische Eingriffe**

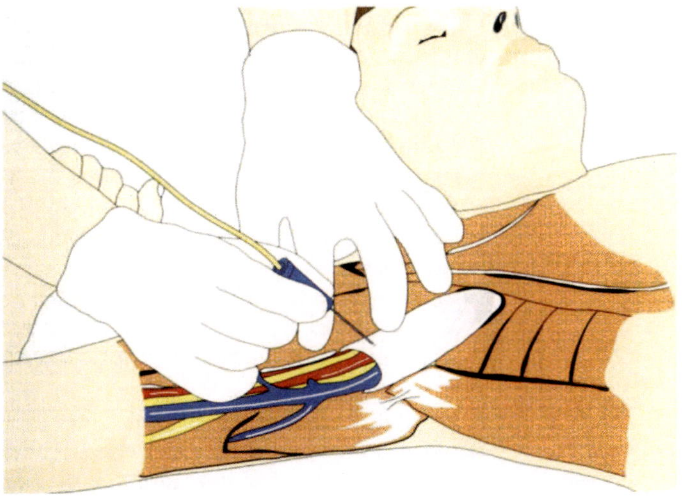

Abb. 2
Axilläre Plexus-blockade. Lagerung des Armes, Punktion der Gefäßnervenscheide oberhalb der pulsierenden A. axillaris (aus R. Larsen: Anaesthesie und Intensivmedizin für Schwestern und Pfleger, Springer-Verlag)

bessert nach neuen Studien [52] die Ausbreitung im Innervationsgebiet des N. radialis. Sie ist praktikabel, wenn man eine Plastikkanüle in der Art einer Venenverweilkanüle einsetzt. Eine solche Plastikkanüle erlaubt auch, eine lückenhafte Anästhesie durch Nachinjektion nach ca. 20 min. zu komplettieren („Augmentation") und Lokalanästhetika mit unerwünscht langer Wirkdauer wie Bupivacain und Ropivacain zu vermeiden, weil bei langen Eingriffen eine spätere Nachinjektion (Initialdosis in halber Konzentration) möglich ist.

Für dieses Vorgehen ist das Tasten des Pulses der A. axillaris essentiell. Findet man den Puls nicht durch Tasten, dann sollte man ihn mit einer Dopplersonde aufsuchen (s. o.). Als aufwendigere Methode kommt künftig auch das Aufsuchen der Gefäß-Nerven-Scheide mit einem Sonographiegerät in Frage (s. o.).

Weil die einzeitige Injektion oft zu einer ungleichmäßigen Verteilung der Anästhesie führt – das Innervationsgebiet der Nn. radialis und musculocutaneus wird oft lückenhaft oder gar nicht miterfaßt – sind Methoden angegeben worden, die das Problem durch multiple Injektionen lösen sollen. Eine Technik mit multiplen Injektionen ist mit einer einzeitigen Injektion verglichen worden [19], wobei die Anlage der Anästhesie zwar mehr Zeit erforderte, die Operationsbereitschaft aber schneller hergestellt war.

Kathetertechnik beim axillären Block

Das Einlegen eines Katheters in die Gefäß-Nerven-Scheide erlaubt eine zeitlich steuerbare Plexusanästhesie. Als Indikation kommen eine Sympathikolyse am Arm oder die Notwendigkeit einer guten postoperativen Analgesie in Betracht. Es versteht sich, daß die Kathetertechnik nur bei der Methode mit einfacher Injektionsstelle sinnvoll ist. Hierzu werden von der Industrie Sets angeboten, die das Aufsuchen des Plexus brachialis mit Elektrostimulation, das Einlegen einer Plastik-Verweilkanüle oder eines Mandrins in die Gefäß-Nerven-Scheide und das Einführen eines Katheters (meist 20 gg) erlauben. Weil der Katheter beim Vorschieben über die Plastikkanüle die Gefäß-Nerven-Scheide auch verlassen kann, ist eine ▶ **Erfolgskontrolle durch thermische Parästhesien** empfehlenswert. Benutzt man einen Katheter, der seitliche Öffnungen hat und durch einen Stahldraht versteift ist, dann läßt sich auch über diesen Draht eine elektrische Nervenreizung zur Objektivierung der Lage ausführen. Es ist nicht sinnvoll, den Katheter sehr weit (mehr als 2-3 cm) über das Ende der Einführungskanüle hinaus vorzuschieben, weil sonst ein Ausbrechen aus der Faszienhülle häufig ist. Oft stößt der Katheter auch am Ende der Einführungskanüle auf ein Hindernis. Man kann versuchen, durch rasche Injektion von 10 ml Kochsalzlösung den Weg „freizuspritzen" oder sich mit der primär erreichten Position begnügen. Die Liegedauer solcher Katheter beträgt wenige Tage bis zu zwei Wochen.

Transarterielle Technik

Weil die A. axillaris inmitten der Gefäß-Nerven-Scheide liegt, ist auch empfohlen worden, die Lokalanästhetikumdosis unter Perforation der Arterie zur Hälfte hinter und zur Hälfte vor der Arterie zu injizieren. Gegen dieses Vorgehen ist einzuwenden, daß ein möglicherweise entstehendes Hämatom den Plexus komprimieren oder mindestens die Qualität des Blocks beeinträchtigen kann. Stan et al. haben allerdings 1995 gezeigt, daß dieses Vorgehen zu guten Ergebnissen führt [37]. Auch Broadman [4] kam bei ultrasonographisch gesteuerter Punktion zu besseren Ergebnissen, wenn die Arterie perforiert und die halbe Dosis hinter und die andere Hälfte vor das Gefäß injiziert wurde. Dennoch bleiben Bedenken: Die Arterienpunktion könnte ein ▶ **Hämatom** verursachen, das die Blockadequalität beeinträchtig oder Kompressionserscheinungen des Plexus hervorruft. Deshalb sollte man sich bei einer solchen Technik mit sehr dünnen Kanülen begnügen.

„Midhumeral approach" = Oberarmblock

Dupré hat eine an sich nicht ganz neue, aber wegen der Möglichkeiten der Elektrostimulation jetzt doch sehr aktuelle Methode beschrieben, bei der die axilläre Plexusanästhesie durch eine ▶ **Kombination von peripheren Blockaden** der Nn. medianus, ulnaris, radialis und musculocutaneus von einer Punktionsstelle der Haut ca. 3 Querfinger distal der Axilla ersetzt wird [10]. Durch Elektrostimulation werden die Nerven aufgesucht und einzeln mit je 10 ml Lokalanästhetikum blockiert. Bei diesem Vorgehen wurde eine bessere Erfolgsquote als bei „konventioneller" axillärer Plexusanästhesie bei etwas größerem Zeitbedarf gefunden [2]. Wenn man die Nerven, die das Wundgebiet versorgen, mit Bupivacain blockiert, die anderen mit einem mittellang wirkenden Lokalanästhetikum, dann erreicht man eine 10- bis 16-stündige Analgesie bei frühzeitiger Mobilität des Arms („selektiver Oberarmblock") [3].

Infraklavikuläre Plexusanästhesie

Infraklavikuläre Methoden stellen einen günstigen Kompromiß dar, da
- die axilläre Plexusanästhesie eine Abduktion des Arms im Schultergelenk und die Lokalisation der A. axillaris voraussetzt, was gelegentlich nicht gelingt,
- die axilläre Plexusanästhesie oft Schwächen im Innervationsgebiet der Nn. radialis und musculocutaneus aufweist,
- und supraklavikuläre und interskalenäre Methoden pulmonale Komplikationen (Pneumothorax, Phrenikusparese) hervorrufen können sowie Schwächen im Innervationsgebiet des N. ulnaris haben.

Gefahr eines Pneumothorax ist beim Vorgehen nach Raj und Sims ausgeschlossen, bei der Methode nach Kilka und Mehrkens sehr unwahrscheinlich.

Eine Phrenikusparese kommt bei der infraklavikulären Plexusanästhesie praktisch nicht vor [32], die Gefahr eines Pneumothorax ist beim Vorgehen nach Raj und Sims [36] ausgeschlossen, bei der Methode nach Kilka und Mehrkens [17] sehr unwahrscheinlich.

Methode nach Raj und Sims [36]

Bei dieser Methode wird die tiefste Stelle zwischen M. pectoralis, Processus coracoideus und Klavikula zur Punktion gewählt und unter Elektrostimulation in Richtung Axilla punktiert, wobei man auf einen Finger zu punktieren kann, der den Puls der A. axillaris tastet. Die Punktionsrichtung ist von der Pleura abgewandt.

VIB (= Vertikaler Infraklavikulärer Block) nach Kilka und Mehrkens [17]

Die VIB-Methode (Abb. 3) stützt sich auf anatomische Studien, die zeigen, daß bei Rückenlage des Patienten exakt auf halbem Wege zwischen der Fossa jugularis und der vorderen Spitze des Akromion der Plexus brachialis unter der Unterkante der Klavikula hindurchtritt. Deshalb wird der Plexus an dieser Stelle von einer Hautquaddel aus unter Elektrostimulation aufgesucht. Die Kanüle begegnet bei streng vertikalem Vorgehen dem Plexus (einem der drei Faszikel) in einer Tiefe von 2-4,5 cm.

▶ Fehlerquellen bei VIB

▶ **Fehlerquellen** sind eine nicht senkrechte Punktionsrichtung und das Verkennen der vorderen Spitze des Processus acromialis der Skapula als Referenzpunkt. Ein Erfolg der Elektrostimulation im Bereich des lateralen Faszikels (Kontraktionen des M. biceps) führt oft zu lückenhaften Blockaden, so daß in diesem Fall eine Reizantwort in einem anderen Innervationsgebiet gesucht werden sollte, was meist durch laterales Verschieben und tieferes Einführen der Kanüle gelingt. In einer neueren Studie sind die Ergebnisse dieser Methode denen der axillären Plexusanästhesie überlegen [24].

Auch ist das Einlegen von Kathetern über diesen Zugang möglich. Durch die senkrechte Punktionsrichtung ist ihre Richtung zwar nicht beeinflußbar, aber Röntgenuntersuchungen zeigen, daß sie fast immer eine periphere Richtung einschlagen. Dies mag dadurch zu erklären sein, daß der Plexus beim Liegenden infraklavikulär ein Gefälle zur Axilla hin aufweist.

Supraklavikuläre Methoden

Blockade an der engsten Stelle der Gefäß-Nervenscheide.

Die supraklavikulären Zugänge (Abb. 4) erreichen die Gefäß-Nerven-Scheide oberhalb oder hinter der Klavikula, wo sie am engsten ist und wo der Plexus (Trunci bzw. Übergang Trunci/Faszikel) am dichtesten zusammengeschlossen ist. Die Ausbreitung der Anästhesie erreicht den gesamten Arm einschließlich dem Innervationsge-

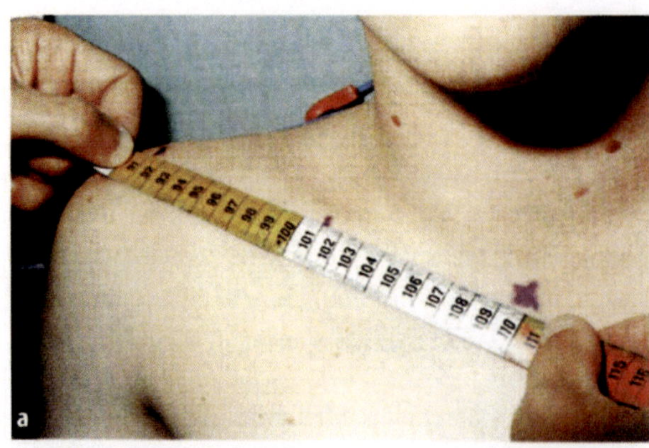
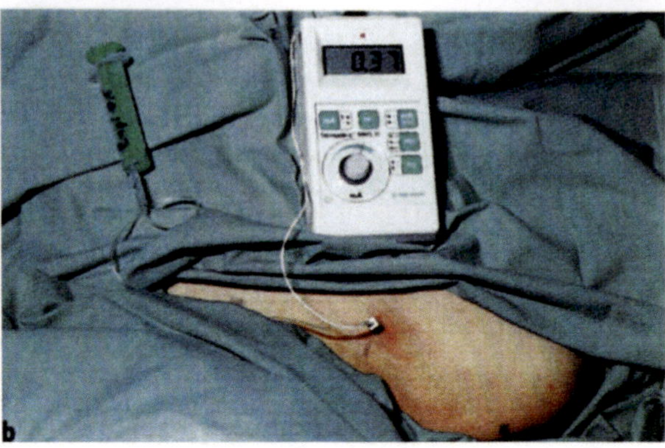

Abb. 3
Vertikale infraklavikuläre Plexusblockade. a Markierung der Punktionsstelle; b Aufsuchen des Plexus mit dem Nervenstimulator (aus R. Larsen: Anaesthesie und Intensivmedizin für Schwestern und Pfleger, Springer-Verlag)

biet des N. axillaris. Indiziert sind diese Zugänge deshalb bei Eingriffen am ganzen Arm. Als Orientierungspunkte dienen die Klavikula, die klavikuläre Portion des M. sternocleidomastoideus und der dahinterliegende M. scalenus anterior. Wenn man den tastenden Finger über M. sternocleidomastoideus und den M. scalenus anterior nach dorsal gleiten läßt, dann fällt er in die hintere Skalenuslücke. Durch diese treten die A. subclavia (am unteren Ende meist zu tasten) und der Plexus brachialis. Zur Orientierung sei erwähnt, daß sich die vordere Skalenuslücke zwischen M. sternocleidomastoideus und M. scalenus anterior befindet, wobei dorsal davon der M. scalenus medius liegt. Das Auffinden der hinteren Skalenuslücke erleichtert alle supraklavikulären Techniken, weil man dadurch eine klare Vorstellung über die Lage des Plexus brachialis erhält.

Wenn man die hintere Skalenuslücke mit Lokalanästhetikum auffüllt, sind folgende ▶ Nebenwirkungen zu erwarten:

- Eine mehr oder weniger ausgeprägte gleichseitige Phrenikusparese, da das Lokalanästhetikum nach oben dringt, wo der N. phrenicus am Übergang von Plexus brachialis und cervicalis hauptsächlich aus T 4, aber auch aus T 5 entspringt,
- und ein Horner-Syndrom, wenn das Lokalanästhetikum nach dorsal zum Ganglion stellatum „leckt".
- Viel seltener kommt es durch eine Rekurrens-Parese zu Heiserkeit.

Beim ▶**Vorgehen nach Kulenkampff** (1911 beschrieben) punktiert man von einer Stelle ca. 1,5 cm oberhalb der Mitte der Klavikula nach schräg dorsal und leicht medial in Richtung auf den 3. thorakalen Dornfortsatz in die Region, in der der Puls der A. subclavia in der Tiefe verschwindet. Zu empfehlen ist auch hier die elektrische Nervenstimulation. Weil die angegebenen Orientierungspunkte nicht leicht zu finden, aber leicht fehlzudeuten sind, und weil zahlreiche Varianten existieren, die multiple Punktionen in Richtung der ersten Rippe beinhalten, war die Methode mit der nicht seltenen Komplikation eines Pneumothorax belastet (meist mit ca. 4% angegeben). In einer Untersuchung, in der mit tangentialen Röntgenaufnahmen danach gesucht wurde, wurde in 25% ein Pneumothorax nachgewiesen [9].

Wegen der Pneumothoraxgefahr wurden Varianten der Methode angegeben, die von diesem Risiko frei zu sein scheinen: Von Winnie und Collins wurde 1964 der

▶Nebenwirkungen

▶Klassischer supraklavikulärer Block

Cave: Pneumothoraxgefahr

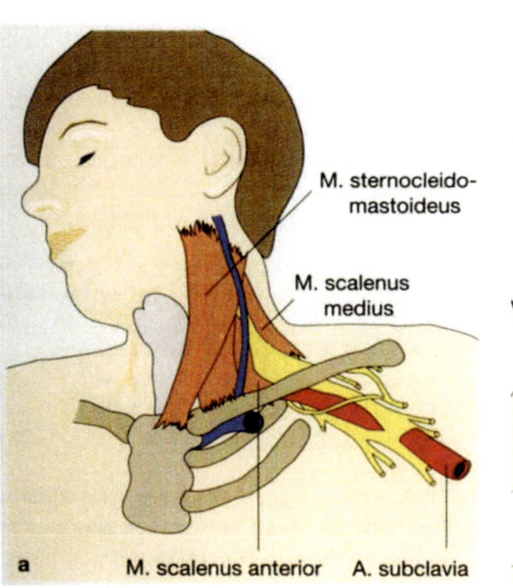

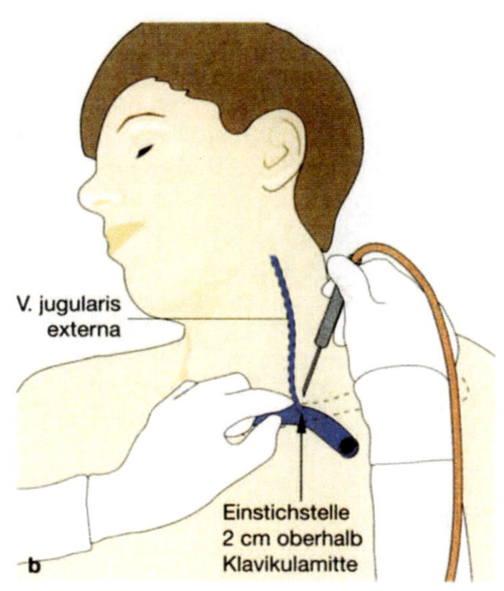

Abb. 4
Supraklavikuläre Plexusblockade.
a **Anatomie;** b **Aufsuchen des Plexus mit dem Nervenstimulator über der 1. Rippe**
(aus R. Larsen: Anaesthesie und Intensivmedizin für Schwestern und Pfleger, Springer-Verlag)

Subclavia-perivaskuläre Zugang angegeben [50], hier der Einfachheit halber als „Perivaskulär-Block" bezeichnet. Hierbei wird die hintere Skalenuslücke identifiziert und etwas weiter kranial als bei der Kulenkampff-Technik punktiert, wobei die Kanülenspitze auf die Dorsalseite der getasteten A. subclavia gerichtet ist, sogar mit einer Tendenz nach lateral. Sollte bei dieser Technik der Plexus brachialis verfehlt werden, so trifft man auf die erste Rippe, die hier flächig ausgebildet ist und die Pleura schützt. Die Methode ersetzt praktisch das Vorgehen nach Kulenkampff. Es sind fließende Übergänge zwischen beiden Techniken möglich. Weil bei dieser Methode die Kanüle den Plexus nicht rechtwinklig wie beim Vorgehen nach Kulenkampff, sondern fast in Längsrichtung von kranial her trifft, eignet sich diese Methode auch gut zum Einlegen von Kathetern in die Gefäß-Nerven-Scheide.

Eine neuere Variante, die ebenfalls das Risiko eines Pneumothorax vermeiden soll, gleichzeitig aber geringere Anforderungen an die anatomische Orientierung stellt, ist 1993 als ▶ **lotrechte (= „Plumb bob") Methode von Brown** et al. [5] beschrieben worden: Hierbei wird durch Anheben des Kopfes von der Unterlage die klavikuläre Portion des M. sternocleidomastoideus identifiziert und durch deren lateralen Ansatz unmittelbar über der Klavikula in streng lotrechter Richtung (genau wie beim VIB) der Plexus aufgesucht. Bei Mißerfolg wird die Kanüle um bis zu 30 Grad nach kranial oder nach kaudal geführt.

Als weitere Variante, die sich auf eine senkrechte (=lotrechte) Punktionsrichtung stützt, sei hier die ▶ **paraskalene Punktionstechnik nach Vongvises und Panijayanond** [45] erwähnt. Bei dieser Methode wird die hintere Skalenuslücke palpiert und unmittelbar über der A. subclavia streng senkrecht am lateralen Rand des M. scalenus anterior vorbei punktiert. Diese Technik erreicht den Plexus brachialis sehr weit lateral. Sie ist anatomisch anspruchsvoller als die von Brown et al..

Als ▶ **Punktionskanülen** empfehlen sich für die supraklavikulären Methoden kurze, dünne Elektrostimulationskanülen (25 gg) ebenso wie für die im Folgenden beschriebene Methode des Interskalenus-Blocks, es sei denn, man will einen Katheter einlegen; 17er Kanülen (=24 gg) mit Verlängerungsstück sind ebenfalls geeignet, sofern man auf Elektrostimulation verzichtet und Parästhesien auslöst.

Interskalenus-Block

1970 publizierte Winnie sein Verfahren des „Interskalenus-Blocks" (Abb. 5), das einerseits das Risiko eines Pneumothorax fast völlig ausschließt, andererseits beim Einsatz größerer Volumina den Plexus cervicalis mit erreicht [48]. Es wird die hintere Skalenuslücke aufgesucht und darüber in Höhe des Ringknorpels die Punktionsstelle festgelegt bzw. die Hautquaddel gesetzt. Von diesem Punkt aus wird in allen Ebenen senkrecht zur Haut punktiert (also mit nach kaudal, medial und etwas dorsal gerichteter Kanüle) und dabei der Plexus brachialis aufgesucht. Dies geschieht

▶ Lotrechte Methode nach Brown

▶ Paraskalene Punktionstechnik nach Vongvises und Panijayanond

▶ Punktionskanülen

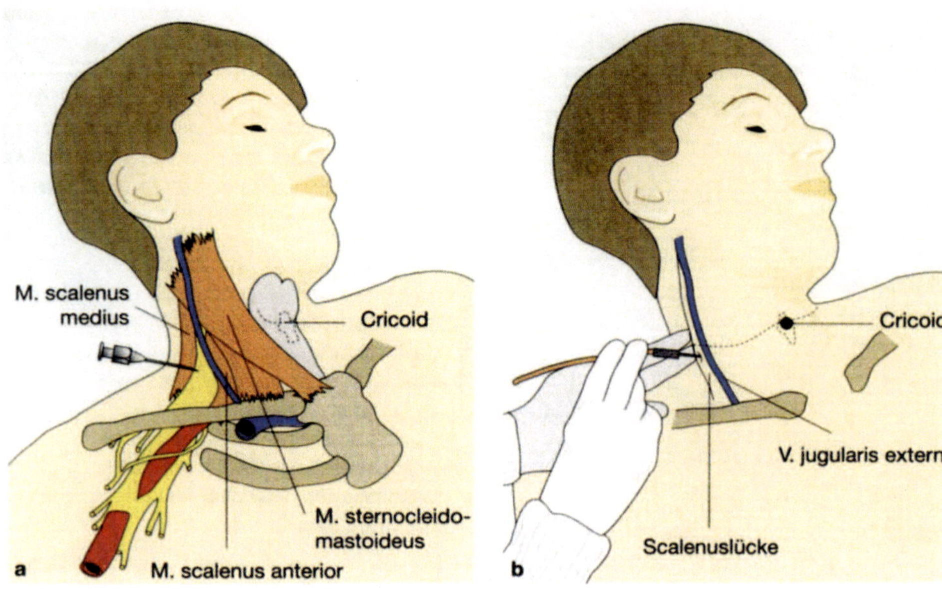

Abb. 5
Skalenusblock. a Anatomie der Skalenus-lücke; b Aufsuchen des Plexus mit dem Nervenstimulator (aus R. Larsen: Anaesthesie und Intensivmedizin für Schwestern und Pfleger)

durch Auslösen von Parästhesien oder mit elektrischer Nervenstimulation. Urmey et al. beschreiben Kanülenlagen, bei denen trotz Parästhesien durch Elektrostimulation keine motorischen Reaktionen ausgelöst werden konnten, sie halten deshalb das Aufsuchen von Parästhesien beim nur wenig sedierten Patienten für sicherer als die Elektrostimulation [46]. Wird der Plexus verfehlt, dann trifft die Kanüle auf den Querfortsatz des 7. Halswirbels. Winnie legt Wert darauf, daß nicht zu horizontal punktiert wird (sonst gelangt die Kanüle zwischen die Querfortsätze und kann entweder die A. vertebralis punktieren oder den Rückenmarkskanal erreichen), sondern im ▶ **Winkel von 45 Grad zur Körperlängsachse nach kaudal und 45 Grad zur Frontalebene.** Dies ist an der üblichen Punktionsstelle bei abgewandtem Kopf des Patienten meist rechtwinklig zur Haut in allen Ebenen.

Neuere kernspintomografische Studien [51] sprechen für eine etwas geänderte Punktionsrichtung: Nicht rechtwinklig zur Haut, sondern um 60° aus der Sagittalrichtung geneigt und nach kaudal orientiert sei die ideale Punktionsrichtung.

Der Interskalenus-Block weist oft Schwächen im Innervationsgebiet des N. ulnaris auf. Eine gleichseitige Phrenikusparese tritt regelmäßig auf [42]. Eine weitere Eigenheit ist das nicht seltene Auftreten von Bradykardien und Blutdruckabfällen bei diesem Block, vor allem in halbsitzender Position zur Schulterarthroskopie. Hierfür wird der Bezold-Jarisch-Reflex verantwortlich gemacht [8]. Dementsprechend setzt die Methode ein sorgfältiges Monitoring voraus. Der Block eignet sich weiterhin für Schulter-Repositionen, Osteosynthesen am Oberarm, z. B. Fixierungen des Caput humeri bei subcapitalen Humerusfrakturen und Osteosynthesen des Schultereckgelenks.

Für Schulterarthroskopien empfehlen Wagner und Sharrock [46] ▶ **Volumina** von 40-55 ml 1,4%iges, mit Natriumbicarbonat alkalisiertes Mepivacain mit Adrenalin 1:200 000.

Eine Variante des Interskalenusblocks, die sich besonders zum Einlegen von Kathetern eignet, ist von Meier et al. [22] entwickelt worden. Es wird die hintere Skalenuslücke nach kranial verfolgt und mit 2-3 cm oberhalb des Tuberculum caroticum deutlich höher als beim oben beschriebenen Interskalenusblock punktiert. Die Kanüle wird nicht senkrecht zur Haut, sondern nach kaudal und leicht lateral in Richtung auf die Grenze zwischen lateralem und medialen Klavikula-Drittel gerichtet. Damit ergibt sich noch deutlicher als beim Perivaskulärblock eine dem Faserverlauf der Trunci folgende Punktionsrichtung. Die Indikation der Methode ist vor allem die invasive Schmerztherapie einschließlich der Mobilisierung über längere Zeit in der Schulterchirurgie.

▶ **Punktionsrichtung bei Interskalenus-Block**

▶ **Rezeptur für Schulterarthroskopie**

Tabelle 3
Zugänge zum Plexus brachialis

• Axillärer Block
Varianten: Einfache Injektion, mehrfache Injektion, transarteriell
Kathetertechnik

• Infraklavikulärer Block
Varianten: VIB (Katheter möglich), Block n. Raj u. Sims

• Supraklavikulärer Block
Varianten: Block n. Kulenkampff, Perivaskulärblock (auch Kathetertechnik möglich), lotrechter Block,
paraskalenärer Block, dorsaler Zugang n. Pippa

• Interskalenärer Block
Varianten n. Winnie und n. Meier (für Katheter)

Ergänzende Nervenblockaden

Wenn die Austestung des Blockadeerfolgs Lücken im Innervationsgebiet bestimmter Nerven zeigt, läßt sich durch ein oder zwei gezielte Blockaden großer Nervenstämme der Erfolg des Verfahrens sichern. Folgendes Vorgehen sei empfohlen: Mit einer schlanken Elektrostimulationskanüle (25 gg) werden folgende Nerven aufgesucht

- N. radialis: ca. 3 QF distal der Axilla an der Dorsalseite des Humerus oder 3 QF proximal des Epicondylus lateralis nahe dem Humerus im Septum intermusculare laterale,
- N. musculocutaneus: ca. 3 QF distal der Axilla unter dem M. biceps,
- N. ulnaris: ca. 1 QF proximal vom Sulcus nervi ulnaris
- N. medianus: ca. 3 QF distal der Axilla vor der A. brachialis.

Das Injektionsvolumen beträgt 10 ml 1%iges Prilocain, Mepivacain oder Lidocain. Die Wirkung tritt binnen ca. 10 min. auf. Im Gegensatz zur Auslösung von mechanischen Parästhesien schützt dieses Vorgehen vor einer Punktion in anästhesiertes Gebiet und der potentiellen Läsion von Nerven, denn der motorische Reizerfolg auf Elektrostimulation hin setzt eine Nervenleitung nach peripher voraus, die durch die höherliegende unvollständige Blockade nicht beeinträchtigt sein kann. Im Gegensatz dazu erfordern mechanische Parästhesien eine Nervenleitung nach zentral, die durch einen partiellen Block beeinträchtigt sein kann.

Nervenschäden durch Plexusanästhesie

Bei korrekter Technik sind neurologische Schäden durch Plexusanästhesie unwahrscheinlich.

Bei korrekter Technik sind neurologische Schäden durch Plexusanästhesie unwahrscheinlich. Sie scheinen eine große Seltenheit zu sein [1, 23]. Wenn ein derartiger Verdacht aufkommt, sollte man naheliegendere Ursachen einer neurologischen Schädigung wie langdauernde Blutsperre, Lagerung des Arms über eine Tischkante etc. in Betracht ziehen. Allerdings können neurologische Defekte als Folge des Verfahrens auftreten, wenn intraneural injiziert wird, wenn Hämatome in der Gefäß-Nerven-Scheide entstehen oder wenn in bereits anästhesierte Strukturen punktiert wird, wenn also Verstöße gegen bewährte Regeln in Kauf genommen werden. Starker Injektionsschmerz und starke Parästhesien sollten zum Abbruch des Verfahrens führen, weil hier eine intraneurale Injektion zu vermuten ist. Ob die Verwendung kurzgeschliffener Kanülen ein geringeres Risiko neurologischer Schäden mit sich bringt als der Einsatz lang geschliffener, ist neuerdings durch experimentelle Untersuchungen in Zweifel gezogen worden [31].

Festzuhalten ist, daß die zahlreichen Zugänge zum Plexus brachialis, die beschrieben wurden und erfolgreich genutzt werden können, hier nicht vollständig aufgezählt werden können. So gibt es auch Erfahrungen mit einem dorsalen Zugang zum Plexus brachialis [29], der als supraklavikuläre Methode zu bewerten ist. Er hat sich wohl nicht durchsetzen können, weil sowohl die Patientenlagerung als auch die Punktionstechnik mit ihrem langen Weg durch die Halsmuskulatur keine Vorteile gegenüber bekannteren Verfahren bieten.

1. **Aus welchen Nervenwurzeln entspringt der Plexus brachialis?**

C5-T1

2. **Nennen Sie die Area propriae der einzelnen großen Nerven des Arms.**

N. axillaris:	Die laterale Deltoideus-Region
N. radialis:	Die Haut über dem Daumengrundgelenk
N. ulnaris:	Die Innenseite des Oberarms
N. medianis:	Palmarseite des Zeige- und Mittelfingers
N. ulnaris:	Haut des kleinen Fingers
N. musculocutaneus:	Haut über dem Bauch des M. brachioradialis am Unterarm

3. **Wie wird die motorische Funktion der großen Armnerven geprüft?**

N. axillaris:	Abduktion im Schultergelenk
N. radialis:	Streckung im Ellbogengelenk, Dorsalflexion der Finger
N. ulnaris:	Beugung im Handgelenk nach ulnar, Spreizen und Schließen der Finger, Beugung im Fingergrundgelenk
N. medianus:	Pronotaton und Beugung der Hand
N. musculocutaneus:	Beugung im Ellbogengelenk

4. **Was meint „Differential -Blockade"?**

Ausgeprägte sensorische Blockade bei geringer oder fehlender motorischer Blockade

5. **Aus welchen Rückenmarksegmenten stammt die sympathische Innervation der oberen Extremität?**

T1-T8

6. **Welche Lokalanästhetikum-Dosen sind bei der Plexusanästhesie erlaubt?**

Es ist erlaubt, die von den Herstellern empfohlenen „Grenzdosen" in Einzelfällen zu überschreiten, weil die systemische Resorption bei Plexusanästhesien langsam erfolgt.

Literatur

1. Auroy Y, Narchi P, Messiah A, (1997) **Serious complications related to regional anesthesia: results of a prospective survey in France.** Anesthesiology 87:479-486
2. Bouaziz H, Narchi P, Benhamou D (1996) **Chirurgie palmaire et utilisation rationelle des anesthétiques locaux au canal huméral: Vers une diminution du temps de séjour à l´hôpital.** Ann Fr Anaesth Reanim 15:A182
3. Bouazoiz H, Narchi P, Mercier FJ, Khoury A, Poirier T, Benhamou D (1998) **The use of selective axillary nerve block for outpatient hand surgery.** Anesth Analg 86:746-748
4. Broadman LM (1997) **Optimisation of axillary block success rate by the use of hand-held ultrasonic needle guidance and a dual injection technique.** Int Mon Reg Anaesth 9 (3) 94 (Abstract)
5. Brown DL, Cahill DR, Bridenbaugh LD (1993) **Supraclavicular nerve block: anatomic analysis of a method to prevent pneumothorax.** Anesth Analg 76:530-534
6. Brown DL, Ransom DM, Hall JA (1995) **Regional anesthesia and local anesthetic -induced systemic toxicity: seizure frequency and accompanying cardiovascular changes.** Anesth Analg 81:321-328.
7. Büttner J, Kemmer A, Argo A, Klose R, Forst R (1988) **Axilläre Blockade des Plexus brachialis.** Regional-. Anästhesie 11, 7-11
8. D´Alessio JG, Weller RS, Rosenblum M (1996) **Activation of the Bezold-Jarisch reflex in the sitting position for shoulder arthroscopy using interscalene block.** Anesth Analg 80:1158-1162
9. DeJong (1977) **Local Anesthetics. Kap. 14: Adverse Effects.** Thomas, Springfield
10. Dupré LJ (1994) **Brachial plexus block at the midhumeral level.** Can Anesthésiol 42:767-769
11. Durrani Z, Winnie AP (1991) **Diagnostic ant therapeutic brachial plexus block for reflex sympathetic dystrophy unresponsive to stellatum ganglion block.** Reg An 15:51 (Suppl 1)
12. Heath PJ, Brownlie GS, Herrick MJ (1990) **Latency of brachial plexus block. The effect on onset time of warming local anaesthetic solutions.** Anaesthesia 12:297-301
13. Hempel V, Baur KF (1982) **Regionalanästhesie für Schulter, Arm und Hand.** Urban und Schwarzenberg, München Wien Baltimore
14. Jandrasits O, Likar R, Marhofer P, Kapral S (1998) **The use of ultrasound sonography for regional anaesthetic techniques: Upper extremity.** Acta Anaesth Scand 42; (Suppl 112) 48-51
15. Kaiser H, Niesel HC, Hans V (1990) **Grundlagen und Anforderungen der peripheren elektrischen Nervenstimulation.** Regional-Anaesthesie 13:143-147
16. Kapral S, Krafft P, Eibenberger K (1994) **Ultrasound-guided supraclavicular approach for regional anesthesia of the brachial plexus.** Anesth Analg 78:507-513
17. Kilka HG, Geiger P, Mehrkens HH (1995) **Die vertikale infraklavikuläre Blockade des Plexus brachialis.** Anaesthesist 44:339-344
18. Kirgis HD, Kuntz H (1942) **Inconstant sympathetic neural pathways: Their relation to sympathetic denervation of the upper extremity.** Arch Surg 44:95-102
19. Koscielniak-Nielsen ZJ, Stens-Pedersen HL, Lippert FK (1997) **Readyness for surgery after axillary block: single or multiple injection techniques.** Eur J Anaesthesiol 14:164-167
20. Lanz E, Theiss D (1979) **Beurteilung der Plexus-brachialis-Blockade – Vergleich des supraklavikulären und des interscalenären Zugangs.** Regional-Anästhesie 2, 57-62

21. Marhofer P, Schrögendorfer K, Koinig H, Kapral S, Weinstabl C, Mayer N (1997) **Ultrasonic guidance improves sensory block and onset time in Three-in One Block.** Anesth Analg 85:854-857

22. Meier G, Bauereis C, Heinrich C (1997) **Der interscalenäre Plexus-brachialis-Katheter zur Anästhesie und postoperativen Schmerzbehandlung – Erfahrungen mit einer modifizierten Technik.** Anaesthesist 46:715-719

23. Moore DC, Mulroy MF, Thompson GE (1995) **Peripheral nerve damage and regional anaesthesia.** Br J Anaesth 73:435-436

24. Neuburger M, Kaiser H, Rembold-Schuster I, Landes H (1998) **Vertikaler infraklavikulärer Plexusblock.** Anaesthesist 47:595-599

25. Niesel HC, Kaiser H (1991) **Grenzdosis für Lokalanästhetika. Empfehlungen nach toxikologischen und pharmakokinetischen Daten.** Regional-Anaesth 14:79-85

26. Okasha AS, El-Attar AM, Soliman HL (1988) **Effect of pain and muscular exercise on the efficiency of brachial plexus blockade.** Anaesthesia 43:327-329

27. Pälve H, Kirvela O, Olin H (1995) **Maximum recommended doses of lidocaine are not toxic.** Brit J Anaesth 76:704-705

28. Partridge BL, Katz J, Benirschke K (1987) **Functional anatomy of the brachial plexus sheath: implications for anesthesia.** Anesthesiology 66:743-747

29. Pippa P, Cominelli C, Marinello C, Aito S (1990) **Brachial plexus block using the posterior approach.** Eur J Anaesth 7, 410-420

30. Raymond SA, Gissen AJ (1986) **Differential nerve block.** In: Strichartz GR (ed) Handbook of Experimental Pharmacology, vol 81. Springer, Berlin Heidelberg New York

31. Rice ASC, McMahon SB (1992) **Peripheral nerve injury caused by injection needles used in regional anaesthesia: influence of bevel configuration studied in a rat model.** Br J Anaesth 69:433-438

32. Rodríguez J, Bárcena M, Rodríguez V, Anairos F, Alvarez J (1998) **Infraclavicular brachial plexus block effects on respiratory function and extent of block.** Reg Anesth Pain Med 23:564-568

33. Rodríguez J, Carceller J, Bárcena M (1995) **Cold saline is more effective than room teperature saline in inducing paraesthesia during axillary block.** Anesth Analg 81:329-331

34. Schroeder LE, Horlocker TT, Schroeder DR (1996) **The efficacy of axillary block for surgical procedures above the elbow.** Anesth Analg 83:747-751

35. Selander D, Dhuner KG, Lundsborg G (1977) **Peripheral nerve injury due to injection needles used for regional anaesthesia.** Acta Anaesthesiol Scand 21:182-188

36. Sims JK (1977) **A modification of landmarks for infraclavicular approach to brachial plexus block.** Anesth Analg 56:554-555

37. Stan TC, Krantz MA, Solomon DL, Poulos JG, Chaouki K (1995) **The incidence of neurovascular complications following axillary brachial plexus block using a transarterial approach.** Reg Anesth 20:486-492

38. Stevens M, Klement W, Lipfert P (1993) **Die Wirkung von Lokalanästhetika bei leitungsblockaden ist stimulationsabhängig.** Anaesthesist 42:871-872

39. Tetzlaff JE, Yoon HJ, O´Hara J, Reaney J, Stein D, Grimes-Rice M (1990) **Alkalization of mepivacaine accelerates onset of interscalene block for shoulder surgery.** Reg Anesth 15:242-244

40. Thompson GE, Rorie DK (1983) **Functional anatomy of the brachial plexus sheath.** Anesthesiology 59:117-122

41. Ting PL, Sivagnanaratnam V (1989) **Ultrasonographic study of the spread of local anaesthetic during axillary plexus block.** Brit J Anaesth 63:326-329

42. Urmey WF, Talts KH, Sharrock NE (1991) **One hundred percent incidence of hemidiaphragmatic paresis associated with interscalene brachial plexus anesthesia as diagnosed by ultrasonography.** Anesth Analg 72:498-503

43. Vester-Andersen T, Broby-Johansen U, Bro-Rasmussen F (1986) **Perivascular axillary block. VI: The distribution of gelatine solution injected into the axillary neurovascular sheath of cadavers.** Acta Anaesth Scand 30:18-20

44. Vester-Andersen T, Husum B, Zaric D (1990) **Improvement of perivascular axillary blockade by injection of local anaesthetic with the arm along the side of the of brachial plexus anesthesia.** Int Mon Reg Anaesth 2 (4): 20-21

45. Vongvises P, Panijayanond T (1979) **A parascalene techniqueof brachial plexus anesthesia.** Anesth Analg 58:267-273

46. Wagner PJ, Sharrock NE (1998) **Update in regional anesthesia for shoulder surgery.** Curr Opin Anaesth 11: 503-506

47. Winnie AP (1969) **An 'immobile needle' for nerve blocks.** Anesthesiology 31:577-578

48. Winnie AP (1970) **Interscalene brachial plexus block.** Anesth Analg 49:455-466

49. Winnie AP (1984) **Plexus anaesthesia: perivascular techniques of brachial plexus block, vol I.** Saunders, Philadelphia

50. Winnie AP, Collins VJ (1964) **The subclavia perivascular technique of brachial plexus anesthesia.** Anesthesiology 25:353-363

51. Wong GY, Brown DL, Miller GM, Cahill DR (1998) **Defining the cross-sectional anatomy important to interscalene brachial plexus block with magnetic resonance imaging.** Reg Anesth 23:77-80

52. Yamamoto K, Tsubokawa T, Ohmura S, Kobayashi T (1999) **The effect of arm position on central spread of local anasthetics and on quality of the block with axillary brachial plexus block.** Reg Anesth 24:36-42

M. Bauer, A. Bach · Klinik für Anaesthesiologie der Universität Heidelberg

Gesetzliche Regelungen zur Krankenhausfinanzierung

Entwicklung und Auswirkungen

Das Ziel des vorliegenden Artikels ist es, den im Krankenhaus tätigen Anästhesisten die Entwicklung des Finanzierungssystems im stationären Sektor sowie die Auswirkungen der gesetzlichen Regelungen in diesem Bereich näher zu bringen. Hierzu wird auf den zunehmenden Einfluß der Ökonomie auf die medizinische Versorgung eingegangen, die aktuelle finanzielle Situation im Krankenhaus vorgestellt und ein Überblick über die vergangene und aktuelle Gesundheitsgesetzgebung sowie deren Auswirkungen auf die Anästhesie gegeben.

Medizin unter dem ökonomischen Imperativ

Krankenhäuser dienen in erster Linie der medizinischen Versorgung und nicht betriebswirtschaftlichen Zielen.

Die medizinische Versorgung im Krankenhaus verfolgt zwei Ziele: Die Heilung und Linderung von Krankheiten in Form einer qualitativ und quantitativ optimalen Versorgung der Bevölkerung im Einzugsbereich des Krankenhauses und die Einhaltung betriebswirtschaftlicher Vorgaben. Letzteres rückt angesichts der Knappheitsentwicklung im Gesundheitswesen einseitig in den Mittelpunkt der Diskussion um die Gestaltung der zukünftigen Krankenhausfinanzierung.

Knappe Finanzen stärken den Einfluß der Ökonomie.

Die Forderung nach mehr Wirtschaftlichkeit, mehr Rationierung (im Sinne von Leistungsausgrenzung) und mehr Rationalisierung (im Sinne einer Effizienzsteigerung) innerhalb der medizinischen Versorgung mündet in letzter Konsequenz in dem Versuch, die Medizin dem gesundheitsökonomischen Imperativ unterzuordnen.

Die Gesundheitsökonomie als wissenschaftliche Disziplin, deren originäres Problem die knappen Ressourcen im Gesundheitswesen, gemessen an den unendlichen Bedürfnissen der Versicherten, sind, erhebt dabei den Anspruch, Lösungen für den Umgang mit diesen Knappheiten zu finden. Allerdings erweisen sich diese Lösungsvorschläge nur selten als konkrete Hilfe für die im Gesundheitswesen Beschäftigten. Beispielsweise bezieht sich das in §12 SGB V angeführte „Wirtschaftlichkeitsgebot" auf drei ▶ **unbestimmte Rechtsbegriffe**, indem es fordert, daß eine Leistung „ausreichend, zweckmäßig und wirtschaftlich" sein muß. „Ausreichend" definiert dabei die Minimalgrenze der medizinischen Versorgung, ohne jedoch eine Aussage darüber zu machen, ob sich diese Minimalgrenze an einer befriedigenden oder optimalen Patientenversorgung orientiert.

▶ Unbestimmte Rechtsbegriffe

Leistungen müssen „ausreichend, zweckmäßig und wirtschaftlich" sein.

Als „zweckmäßig" gilt eine Leistung dann, wenn sie indikationsgerecht, d.h. zielgerichtet und einen bestimmten Zweck verfolgend eingesetzt wird, wobei die Schwierigkeiten bei der Indikationsfindung unberücksichtigt bleiben. „Wirtschaftlich" wird interpretiert als gleichbedeutend mit kostengünstig. Das angestrebte Behandlungsergebnis soll somit nicht preiswert, sondern unter geringstmöglichen Kosten erreicht werden, so daß Umstände und Aufwendungen sowie Nutzen-Risiko-Abwägungen berücksichtigt werden müssen. Sind alle drei Kriterien erfüllt, muß im

Dr. med. Martin Bauer · Klinik für Anaesthesiologie, Universität Heidelberg, Im Neuenheimer Feld 110, D-69120 Heidelberg weiteren festgestellt werden, ob eine medizinische Notwendigkeit gegeben ist oder nicht, wobei „notwendig" das Maß an Leistungen meint, das erforderlich ist, um im Einzelfall ausreichend und zweckmäßig zu behandeln.

Festzuhalten bleibt, daß im SGB V wohl die Verpflichtung der Mitarbeiter im Gesundheitswesen zu ökonomischem Handeln festgeschrieben ist, gleichzeitig jedoch keine konkreten Vorgaben für den Wirtschaftlichkeitsbegriff gemacht werden, so daß die Unsicherheit der Klinikmitarbeiter über die korrekte Vorgehensweise groß ist.

Darüberhinaus darf, so verständlich und begrüßenswert unter Knappheitsgesichtspunkten der Versuch ist, Effektivität und Effizienz im System zu bündeln, nicht vergessen werden, daß ein Krankenhaus in erster Linie nicht-monetäre, kundenorientierte Ziele verfolgt.

Einteilungskriterien für Krankenhäuser

Krankenhäuser lassen sich nach Versorgungsstufe, Anzahl der Krankenhausbetten, Trägerschaft und gewählter Rechtsform einteilen.

Die Gliederung nach ► **Versorgungsstufen** unterscheidet Grundversorgung, Regelversorgung, Schwerpunktversorgung und Maximalversorgung. Krankenhäuser der Grund- und Regelversorgung (<300 Betten) führen im allgemeinen die Abteilungen Chirurgie, Innere Medizin sowie Gynäkologie und Geburtshilfe und sichern die flächendeckende stationäre Versorgung. Krankenhäuser der Schwerpunktversorgung (300-750 Betten) halten bis zu zehn Fachabteilungen vor und nehmen in der Regel als akademische Lehrkrankenhäuser Aufgaben der Ärzteausbildung wahr. Krankenhäuser der Maximalversorgung (>750 Betten) sind häufig Universitätskliniken und weisen ein breites Spektrum an Spezialisierungen sowie intensive Forschungs- und Lehraktivitäten auf.

Die Einteilung nach ► **Trägerschaft** unterscheidet zwischen öffentlichen, freigemeinnützigen und privaten Trägern. Träger öffentlicher Krankenhäuser sind in der Regel Länder, Kreise und Gemeinden. Freigemeinnützige Krankenhäuser werden von freien Wohlfahrtsverbänden bzw. kirchlichen Orden betrieben. Private Krankenhäuser haben einen privaten Träger, in der Regel einen Arzt entsprechender Fachrichtung oder eine Kapitalgesellschaft.

Eine weitere Klassifizierung von Krankenhäusern kann anhand der gewählten ► **Rechtsform** vorgenommen werden (Abb. 1). Hierunter versteht man die rechtliche Struktur eines Krankenhauses, welche der Krankenhausführung unabhängig von Größe und Trägersituation die notwendigen Freiräume für ein erfolgreiches Wirtschaften eröffnen soll. Grundsätzlich unterscheidet man zwischen öffentlich-rechtlichen Rechtsformen und privatrechtlichen Rechtsformen (Abb. 1). Im öffentlich-rechtlichen Sektor wurden die Krankenhäuser jahrzehntelang in der Rechtsform eines ► **Regiebetriebes** geführt. Der Regiebetrieb ist rechtlich, wirtschaftlich und organisatorisch ein unselbständiger Teil einer Gemeinde- bzw. Stadtverwal-

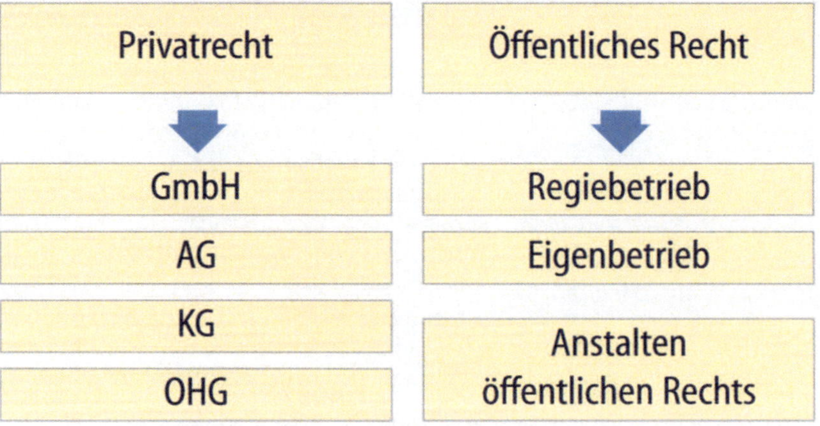

Abb. 1 ▲ **Rechtsformen von Krankenhäusern (Beispiele)**

tung. Er verfügt über kein abgegrenztes Betriebsvermögen, die Entscheidungen werden in großem Maße im Rat der Stadt oder im Kreis- bzw. Landrat gefällt. Diese Rechtsform gilt als nicht mehr zeitgemäß, da der geringe Handlungsspielraum der jeweiligen Krankenhausleitung einer wirtschaftlichen Betriebsführung entgegen steht. Eine Verbesserung der Situation ergab sich mit der Rechtsform der ▶ **Eigenbetriebe**. Hierunter versteht man ein Unternehmen mit vermögensmäßiger, rechnungsmäßiger und haushaltsrechtlicher Selbstständigkeit. Der ausgelagerte Etat ermöglicht ein transparentes Wirtschaften, aufgrund der fehlenden rechtlichen Selbständigkeit sind jedoch auch hier Vertragsabschlüsse nur durch den jeweiligen Rat möglich. Demgegenüber gewährleistet die privat-rechtliche Organisationsform der ▶ **GmbH** die vollständige Selbständigkeit des Unternehmens. Dies erweist sich in Zeiten unzureichender Kapitalausstattung als vorteilhaft, da die kurzen Entscheidungswege eine effiziente Betriebssteuerung erleichtern. Dieser Sachverhalt ist auch der Grund für die Rechtsformänderung der Universitätskliniken Baden-Württembergs. Die Umwandlung der Landesbetriebe in selbständige ▶ **Anstalten des öffentlichen Rechts** soll die Arbeitsmöglichkeiten der Kliniken in weitem Umfang an diejenigen privatwirtschaftlicher Unternehmen angleichen. Ohne diese Änderung hätte beispielsweise die Gefahr bestanden, daß ein finanzielles Defizit in der Krankenversorgung durch Landesmittel für medizinische Forschung und Lehre hätte aufgefangen werden müssen.

Aktuelle Situation der Krankenhäuser

Die medizinische Versorgung in den deutschen Krankenhäusern erfolgt im internationalen Vergleich auf einem anerkannt hohen Qualitätsniveau.

Dem stehen jedoch steigende Gesundheitsausgaben gegenüber. 1996 betrugen sie 525,6 Milliarden DM und damit 3,8% mehr als im Vorjahr. Am teuersten war dabei die medizinische Behandlung mit 310,3 Milliarden DM, wobei mit 131,7 Milliarden DM der größte Teil auf die stationäre Versorgung entfiel [14].

Die Finanzierung dieser Kosten erfolgt durch die Versicherungsträger, bei dem Großteil der Bevölkerung (ca. 90%) durch die gesetzliche Krankenversicherung (GKV). Die GKV finanziert sich über einen Beitragssatz vom Bruttolohn ihrer Mitglieder, der z.Z. ca. 13.5% beträgt und je zur Hälfte von Arbeitgeber und Arbeitnehmer getragen wird. Da in den letzten Jahren aufgrund der gestiegenen Anzahl an Arbeitslosen und der stagnierenden wirtschaftlichen Entwicklung die Lohnquote, also der Anteil der Löhne am Volkseinkommen, zurückgegangen ist, haben sich die Einnahmen der GKV erheblich vermindert. Zusätzlich verursachen der medizinische Fortschritt und die demographische Entwicklung der deutschen Bevölkerung steigende Gesundheitsausgaben [13].

Da sinkende Einnahmen bei steigenden Ausgaben die Finanzierungsbasis der GKV gefährden und Beitragserhöhungen über die Lohnnebenkosten zu wirtschaftlichen Nachteilen im globalen Wettbewerb führen würden, sieht sich der Gesetzgeber immer wieder gezwungen, durch neue Gesetze in das bestehende Finanzierungssystem des Gesundheitswesens ausgabendämpfend einzugreifen.

Überblick über die Gesundheitsgesetzgebung [1,2,15]

Krankenhausfinanzierungsgesetz (KHG) 1972

Mit dem KHG wurde die duale Krankenhausfinanzierung eingeführt, bei der sich Länder und Krankenkassen die Kosten der Versorgung in den Krankenhäusern teilen. Das Gesetz hatte zum Ziel, die Versorgungsengpässe der Kliniken zu beseitigen, da die vorher gültige alleinige (monistische) Finanzierung durch die Krankenkassen in den Krankenhäusern zu erheblichen Modernisierungsrückständen geführt hatte. Das KHG übertrug die Verantwortung über die Finanzierung der Krankenhausinvestitionen gemeinschaftlich dem Bund und den Ländern, während es zur Deckung der laufenden Kosten voll pauschalierte Pflegesätze vorsah, die kostendeckend sein sollten und von den Krankenkassen zu bezahlen waren. Die Planungshoheit für Krankenhäuser blieb weiterhin bei den Bundesländern.

Randspalten-Stichwörter:

▶ **Eigenbetrieb**

▶ **GmbH**

▶ **Anstalten des öffentlichen Rechts**

Steigende Gesundheitsausgaben im stationären Sektor.

Die Finanzierungsproblematik führt zu einer Vielzahl an gesetzlichen Reformen.

Von der Monistik zur dualen Krankenhausfinanzierung.

Bundespflegesatzverordnung (BPflV) 1973

Die Bundespflegesatzverordnung schrieb das Selbstkostendeckungsprinzip bei der Krankenhausfinanzierung fest, welches voll kostendeckende Pflegesätze zu Lasten der Kassen vorsah. Damit entfiel für die Krankenhausverwaltungen der Anreiz zu einem restriktiven Einsatz der Ressourcen, und die Krankenhausträger verloren das Interesse an einer strengen Kostenkontrolle, da die Selbstkosten an die Kostenträger durchgereicht werden konnten und Wirtschaftlichkeitsprüfungen nur bedingt geeignet waren, den restriktiven Einsatz der Ressourcen zu überprüfen.

Krankenversicherungs-Kostendämpfungsgesetz 1977

Dieses Gesetz stellt den Beginn der einnahmenorientierten Ausgabenpolitik i.S. der Ausgabendämpfung in der GKV dar. Zur Sicherung der Beitragssatzstabilität wurde die „Konzertierte Aktion im Gesundheitswesen" ins Leben gerufen und die beitragsfreie Mitversicherung von Familienangehörigen mit eigenem Einkommen abgeschafft.

Krankenhauskostendämpfungsgesetz 1981

Die Position der Krankenkassen wurde mit diesem Gesetz auf vielfache Weise gestärkt. So sah das Gesetz die Mitwirkung der Kassen und Krankenhausträger bei der Bedarfsplanung vor und betraute die Kassen mit der Aufgabe, Empfehlungen über Maßstäbe für die Leistungsfähigkeit und Wirtschaftlichkeit der Kliniken zu entwickeln.

Krankenhaus-Neuordnungsgesetz 1984

Das Krankenhaus-Neuordnungsgesetz beendete die Mischfinanzierung der Krankenhausinvestitionen durch Bund und Länder. Der Bund zog sich aus der Finanzierung der Krankenhausinvestitionen zurück, ohne seine rechtliche Kompetenz zur Krankenhausgesetzgebung abzugeben. Während die Länder nunmehr allein die Verantwortung für die Bereitstellung ausreichender öffentlicher Finanzmittel für die Vorhaltung von Kliniken trugen, nutzte der Bund seine Gesetzgebungskompetenz zugunsten einer Stärkung der Selbstverwaltung. So wurde für die Pflegesätze das Prinzip prospektiver Verhandlungen eingeführt, auf das sich die Krankenkassen und Krankenhäuser geeinigt hatten. Die nachträgliche Kostenerstattung für über die Vorauskalkulation hinausgehende Belegungstage wurde auf 25% der Kosten begrenzt, und die Kliniken mit Gewinnchancen und Verlustrisiken konfrontiert. Weiterhin müssen seit dieser Neuordnung bei der Bemessung der Pflegesätze auch die Empfehlungen der Deutschen Krankenhausgesellschaft (DKG) und der Spitzenverbände der gesetzlichen Krankenkassen sowie die Kosten und Leistungen vergleichbarer Krankenhäuser berücksichtigt werden.

Gesundheitsreformgesetz (GRG) 1988

Das Gesetz ermöglichte es den Kassen, Versorgungsverträge mit nicht wirtschaftlich arbeitenden Krankenhäusern zu kündigen. Der bis dahin bestehende Kontrahierungszwang wurde aufgehoben. Hierzu wurde die Möglichkeit zur Überprüfung der Wirtschaftlichkeit und Leistungsfähigkeit der Krankenhausbehandlung eingeführt, die Transparenz des Leistungsgeschehens in den Kliniken durch Informationsauflagen erhöht, vergleichende Prüfungen zur Qualitätssicherung der stationären Versorgung ermöglicht und eine Bedarfsplanung für medizinische Großgeräte beschlossen.

Gesundheitsstrukturgesetz (GSG) 1993

Mit dem Gesundheitsstrukturgesetz wurde der Grundsatz des Selbstkostendeckungsprinzips aufgehoben. Zur Deckung ihrer Betriebskosten wurde den Krankenhäusern ein sektorspezifisches Budget auf Basis der Ausgaben von 1992 bereitgestellt, welches für die Jahre 1993-1995 an die Veränderungsrate der beitragspflichtigen Einnahmen der Mitglieder aller Krankenkassen angebunden wurde (Grundlohnanbindung, fixes Budget, Deckelung).

Bei einer Überschreitung des Budgets durch Abweichung der Belegungsrate vom vereinbarten Plan konnten Mehr- und Mindererlöse zu 100% ausgeglichen werden. Anstelle der pauschalierten Tagessätze konnte fakultativ durch Einführung von Fallpauschalen und Sonderentgelten über leistungsmengenbezogene Entgeltsysteme abgerechnet werden. Diese leistungsmengenbezogenen Entgeltsysteme sollten über fixierte Preise Druck auf die konkurrierenden Leistungsanbieter in Richtung Kostenreduktion ausüben. Durch die Entkoppelung der Erlöse von den Selbstkosten wurde die Möglichkeit eröffnet, Gewinne, aber auch Verluste zu erzielen und somit der Wettbewerb der Krankenhäuser untereinander verstärkt. Hintergedanke der Politik war es, daß sich nach den Gesetzen des freien Marktes leistungsstarke und wirtschaftlich geführte Einheiten gegenüber schwächeren Krankenhäusern durchsetzen und so Überkapazitäten im stationären Sektor ohne dirigistisches Eingreifen der Politik abgebaut werden könnten.

Bundespflegesatzverordnung (BPflV) 1995

Einführung neuer Entgeltsysteme gesetzlich bindend.

Mit der neuen Bundespflegesatzverordnung wurden die im Gesundheitsstrukturgesetz eingeführten neuen Entgeltsysteme zum 1.1.1996 gesetzlich bindend. Dieses völlig neue, im Detail äußerst komplexe, leistungsmengenbezogene Pflegesatzsystem besteht aus Fallpauschalen (für alle Leistungen eines Falles) und Sonderentgelten (für definierte Leistungskomplexe). Für die verbliebenen Leistungen wird ein flexibles, krankenhausindividuelles Budget vereinbart und über einen einheitlichen Basispflegesatz (für sog. Hotelleistungen wie Unterkunft und Verpflegung) und einen unterschiedlichen Abteilungspflegesatz (für die in Anspruch genommenen ärztlichen und pflegerischen Leistungen einer bestimmten Abteilung) abgerechnet.

Weichen die aus den Pflegesätzen erzielten Erlöse insgesamt vom Budget ab, erfolgte im Unterschied zum Gesundheitsstrukturgesetz nur noch ein 75% Erlösausgleich, Mehr- oder Mindererlöse aus Fallpauschalen und Sonderentgelten sollten zu 50% ausgeglichen werden.

Stabilisierungsgesetz (StabG) 1996

Der Bundespflegesatzverordnung zufolge hätte für den Zeitraum 1996-97 im Grundsatz wieder das bis 1992 gültige System des flexiblen Gesamtbudgets gegolten, jedoch ohne Kostendeckungsprinzip und mit wesentlich komplexeren Abrechnungsregeln. Für 1998 war eine einmalige Kostenausgliederung der Fallpauschalen und Sonderentgelte vorgesehen. Ab 1999 wäre dann nur noch das „Restbudget" zu verhandeln gewesen.

▶ Verschärfte Erlösdeckelung

Allerdings wurde durch das „Gesetz zur Stabilisierung der Krankenhausausgaben" für 1996 rückwirkend eine feste Erlösobergrenze vorgegeben. Danach durfte das Budget aus 1995 maximal entsprechend der linearen Erhöhung des Bundesangestelltentarifs (BAT) steigen (▶ „verschärfte Erlösdeckelung"). Damit wurde die Budgetierung aus den Vorjahren um ein weiteres Jahr fortgeschrieben. Besonders problematisch war dabei für die Krankenhäuser, daß die Budgetvereinbarungen erst im letzten Quartal 1996 erfolgten. Für in den Vorjahren zu hoch geschätzte Grundlohnsteigerungen kam es außerdem zu einer Korrektur, d.h. zu sinkenden Budgetvereinbarungen. Die vierjährige pauschale Deckelung der Krankenhausbudgets hatte den entscheidenden, vom Gesetzgeber bewußt in Kauf genommenen Konstruktionsfehler, daß vor der Deckelungsphase wirtschaftlich arbeitende Krankenhäuser benachteiligt wurden, während Krankenhäuser mit Wirtschaftlichkeitsreserven im Vorteil waren. Diese konnten während der Deckelung Unwirtschaftlichkeiten abbauen, ohne Erlösminderungen in Kauf nehmen zu müssen.

1.+2. GKV-Neuordnungsgesetz (GKV-NOG) 1997

Mit dem rückwirkend zum 1.1.1997 in Kraft getretenen 1. und 2. GKV-Neuordnungsgesetz wurde die „verschärfte Erlösdeckelung" von 1996 aufgehoben und grundsätzlich zur leistungsmengenorientierten Vergütung nach der BPflV 1995 zurückgekehrt. Allerdings wurde gleichzeitig diese, das KHG und das Sozialgesetzbuch V (SGB V) in wesentlichen Punkten geändert, so daß de facto eine Budgetdeckelung mit zahlreichen Ausnahmetatbeständen bestehen blieb.

Leistungsbezogene Budgetveränderungen konnten nur dann vereinbart werden, wenn sich die medizinische Leistungsstruktur änderte, zusätzliche Kapazitäten im Rahmen der Krankenhausplanung verfügbar wurden, oder aber die zusätzlichen Mittel zur Finanzierung von Rationalisierungsinvestitionen verwendet wurden.

Abgesehen von diesen Ausnahmetatbeständen bildete eine prospektiv zu kalkulierende Veränderungsrate der beitragspflichtigen Kasseneinnahmen die Obergrenze für eine Erhöhung des Krankenhausbudgets einschließlich Fallpauschalen und Sonderentgelten.

Ab 1998 mußte unter der Prämisse ► „Vorfahrt für die Selbstverwaltung" diese Veränderungsrate von den Selbstverwaltungsorganen (Gesetzliche Krankenversicherungsträger und DKG) vereinbart werden und nicht länger vom Bundesministerium für Gesundheit. Für das Jahr 1997 wurde die Veränderungsrate auf 1,3% festgelegt. Ebenfalls wurde der Selbstverwaltung die Weiterentwicklung der Fallpauschalen- und Sonderentgeltkataloge übertragen. Die Ausgleichsätze bei Mehrerlösen gegenüber der Budgetvereinbarung bzw. den voraus kalkulierten Fallpauschalen/Sonderentgelten wurden deutlich erhöht (auf 85-90% im Budgetbereich und 75% bei Fallpauschalen/Sonderentgelten). Bei Mindererlösen wurde der Budgetausgleich auf 50% gesenkt.

Der Effekt für die Krankenhäuser war jeweils erlösmindernd. Dadurch sollte erreicht werden, daß von den Krankenhäusern geplante Mehrleistungen bereits bei den Budgetverhandlungen angesprochen werden, die Belegung im Budgetbereich zurückhaltend kalkuliert wird und auf Minderleistungen flexibler reagiert wird. Weiterhin beinhalten die GKV-Neuordnungsgesetze zur Finanzierung großer Instandhaltungsmaßnahmen eine für die Jahre 1997-1999 anzuwendende pauschale Erhöhung der Entgelte um 1,1% (Ausnahme: Bayern). Die Versicherten der GKV hatten diese zusätzliche Mehrbelastung in Form eines „Notopfers" von 20,- DM/Jahr zu finanzieren.

Beitragsentlastungsgesetz (BeitrEntlG) 1997

Im Beitragsentlastungsgesetz von 1997, das Teil der GKV-Neuordnungsgesetze ist, wurde eine Absenkung der Krankenkassen-Beiträge in Höhe von 0,4% verfügt. Für die Krankenhäuser erfolgt daher für die Jahre 1997-1999 ein gleichbleibender pauschaler Budgetabzug in Höhe von mindestens 1%. Begründet wurde dieser Schritt mit einer Entlastung der Krankenhäuser durch die Einführung der Pflegeversicherung bzw. aufgrund von Mehreinnahmen der Krankenhäuser durch ► „Fehlbelegung".

5. Änderungsverordnung zur Bundespflegesatzverordnung 1998

Im Rahmen der 1998 in Kraft getretenen 5. Änderungsverordnung zur Bundespflegesatzverordnung ist beschlossen worden, die ursprünglich für 1998 geplante Kostenausgliederung der Fallpauschalen (FP) und Sonderentgelte (SE) aus dem Gesamtbudget nach §12 Abs.2 BPflV 1995 erst ab dem Jahre 2000 für verbindlich zu erklären.

Eine Kostenausgliederung anstelle des Erlösabzugsverfahrens zu einem früheren Zeitpunkt bleibt dem Ermessensspielraum des jeweiligen Krankenhauses überlassen. Bei dem Erlösabzugsverfahren sind die voraus kalkulierten Erlöse für FP/SE im Budget enthalten, und werden bei der Ermittlung der Pflegesätze vom Budget abgezogen.

Bei dem Kostenausgliederungsverfahren wird das Budget bzw. die Pflegesätze ohne die Erlöse für FP/SE kalkuliert. Während beim Erlösabzugsverfahren eventuelle Verluste durch nicht kostendeckend erbrachte FP/SE über das Budget ausgeglichen werden können, ist bei dem Kostenausgliederungsverfahren das Verlustrisiko bzw. die Gewinnchance allein von der Wirtschaftlichkeit der Leistungserbringung der FP/SE abhängig. Die Überprüfung der Wirtschaftlichkeit im Sinne einer Transparenz der entstehenden Selbstkosten erfordert eine differenzierte und in vielen Krankenhäusern noch nicht vorhandene Kostenrechnung, weshalb die gesetzliche Verpflichtung zur Kostenausgliederung bislang von Jahr zu Jahr verschoben wird.

GKV-Solidaritätsstärkungsgesetz (GKV-SolG) 1999 [8,11]

Sofortprogramm zur kurzfristigen Ausgabenbegrenzung zur Gewährleistung der Beitragssatzstabilität in der GKV.

Ungeachtet der Proteste ärztlicher Verbände hat der Bundestag noch im Jahre 1998 das GKV-Solidaritätsstärkungsgesetz verabschiedet, so daß die darin enthaltenen Regelungen zum 1.1.1999 gesetzlich bindend wurden. Die rot-grüne Bundesregierung begründet dieses Gesetz mit der dringenden Notwendigkeit, im Rahmen eines Sofortprogramms unvertretbare Belastungen für Versicherte und Patienten zurückzunehmen (Stichwort: Zuzahlungen) und zugleich durch eine vorläufige, kurzfristig wirksame Ausgabenbegrenzung (Stichwort: Budgetdeckelung) die notwendige Stabilität der Beitragssätze sicherzustellen. Das Gesetz soll einerseits das Wahlversprechen der Regierungskoalition, die Zuzahlungen der Versicherten zurückzuführen, einlösen und andererseits die Zeitspanne bis Inkrafttreten der für 1.1.2000 vorgesehenen großen Strukturreform der Krankenversicherung überbrücken. Nach dem Solidaritätsstärkungsgesetz darf das Budget für die stationäre Krankenhausversorgung 1999 nicht höher vereinbart werden als für das Jahr 1998 zuzüglich einer Rate, die dem Zuwachs der beitragspflichtigen Einnahmen der Krankenkassenmitglieder für das Jahr 1998 entspricht (Grundlohnsummen-Anbindung). Damit wurde am Prinzip der ▶ **flexiblen Budgetierung** unter dem Grundsatz der Beitragssatzstabilität festgehalten. Auch die Ausgleichssätze für erbrachte Mehrleistungen (85-90% im Budgetbereich und 75% bei Fallpauschalen/Sonderentgelten) blieben unberührt, so daß den Krankenhäusern nach den Vorschriften der Bundespflegesatzverordnung auch weiterhin 10-15% der Mehrerlöse im Bereich der tagesgleichen Pflegesätze und 25% im Bereich der FP/SE verbleiben.

▶ **Beibehaltung der flexiblen Budgetierung**

▶ **Aussetzung des Krankenhaus-„notopfers"**

Die Erstattung der Kosten für die Instandhaltung der Kliniken über einen pauschalen Aufschlag von 1,1% auf das Budget des jeweiligen Krankenhauses blieb erhalten, auch wenn das ▶ **Krankenhaus„notopfer"** von 20,- DM je Mitglied für die Jahre 1998 und 1999 aufgehoben und auf Dauer abgeschafft wurde, so daß die Finanzierung dieser Kosten bis auf weiteres nicht geklärt ist.

▶ **Reduzierung der Zuzahlungen**

Andere, die stationäre Krankenhausfinanzierung nicht direkt betreffende Änderungen sind die ▶ **Reduzierung der Zuzahlungen** bei den Arzneimitteln und die Aussetzung des „Koppelungsmechanismus", der bislang im Falle von Beitragssatzerhöhungen der Krankenkassen eine prozentuale Erhöhung der Zuzahlungen zur Folge gehabt hatte. Die Rückführung der Zuzahlungen soll dabei nicht über die Budgetierung gegenfinanziert werden, sondern durch die Einbeziehung der geringfügigen Beschäftigungen in die Sozialversicherungspflicht. Des weiteren sieht das Solidaritätsstärkungsgesetz eine Rücknahme von Elementen der privaten Versicherungswirtschaft wie Kostenerstattung, Selbstbeteiligung und Beitragsrückgewährung bei Nicht-Inanspruchnahme von Leistungen aus dem System der GKV vor, sowie eine Neuregelung des Risikostrukturausgleichs der Krankenkassen und die finanzielle Beteiligung der Krankenkassen an der allgemeinärztlichen Weiterbildung.

Neuordnung des Risikostrukturausgleichs der Krankenkassen.

Beteiligung der Krankenkassen an der allgemeinärztlichen Weiterbildung.

Ausblick: Strukturreform der Krankenversicherung 2000 [7,12]

Mögliche Inhalte der zukünftigen Gesundheitsreform.

Um in der Gesundheitspolitik eine Kehrtwende einzuleiten, hat sich die neue Bundesregierung auf die Durchführung einer Strukturreform der Krankenversicherung zum 1.1.2000 verständigt, die für mehr Qualität, Wirtschaftlichkeit und effizientere Versorgungsstrukturen sorgen soll. Im Rahmen dieser Strukturreform sind bislang folgende Maßnahmen vorgesehen: Streichung medizinisch fragwürdiger Leistungen aus dem Leistungskatalog der gesetzlichen Krankenkassen, Einführung eines Globalbudgets für die Ausgaben der Krankenkassen, Neuordnung des Arzneimittelmarktes durch Einführung einer Positivliste und eine monistische Krankenhausfinanzierung. Die Machbarkeit solcher Maßnahmen bedarf allerdings noch einer intensiven Diskussion mit den Beteiligten im Gesundheitswesen. Beispielsweise hätten bei Einführung einer monistischen Krankenhausfinanzierung die Krankenkassen Mehrbelastungen von mindestens acht Milliarden DM jährlich zu tragen. Eine derartige Änderung der Finanzlage der Krankenkassen kollidiert entweder mit dem

Umstellung auf eine monistische Krankenhausfinanzierung.

Grundsatz der Beitragssatzstabilität (zu dem sich auch die neue Regierung bekennt) oder aber führt unweigerlich zur Einschränkung der Investitionsmittel der Krankenhäuser, eine Fehlentwicklung des 1972 abgelösten monistischen Finanzierungssystems.

Bezüglich der Erstellung einer ▶ **Positivliste für Arzneimittel** stellt sich vor allem die Frage nach den Auswahlkriterien. Sollte die Zulassung als Medikament ein ausreichendes Kriterium zur Plazierung auf der Positivliste darstellen, so erhält man keine selektierende Liste, sondern eine Grundgesamtheit einsetzbarer Medikamente. Welche Kriterien letztlich für eine eventuelle Selektion angelegt werden sollten, ist z.Z. umstritten.

Ähnlich problematisch verhält es sich mit der „Vision" eines ▶ **Globalbudgets für** die Ausgaben der **Krankenkassen**. Dies würde nicht nur die Einführung von Punktwerten im Krankenhaus bedeuten, sondern auch eine Leistungserstattung im Rahmen eines einheitlichen Punktesystems im stationären und ambulanten Sektor. Die

angedachte ▶ **Reduktion des Leistungskatalogs der GKV** greift schließlich die gesamte Rationierungsproblematik auf und setzt eine Konsensfindung bezüglich der Kriterien für eine sachgerechte Leistungsauswahl voraus.

Entgeltsysteme für stationäre Krankenhausleistungen [2,5,10]

Mit Inkrafttreten der Bundespflegesatzverordnung am 1.1.1996 gelten für alle Krankenhäuser in Deutschland neue Entgeltsysteme zur Finanzierung von stationären Krankenhausleistungen. Bis dahin galt ein pauschalisierter Pflegesatz, der sich aus der Divisionskalkulation von Kosten und Behandlungstagen ergab. Dieser Pflegesatz war zwar stimmig für die Gesamtheit der Patienten, nicht jedoch für die Leistungen an einem einzelnen Patienten, da kostenintensive Bereiche bzw. Behandlungen nicht gewichtet wurden.

Das neue ▶ **leistungsmengenorientierte Entgeltsystem** (vgl. §3 Abs.1 BPflV) soll nun eine exaktere Zuordnung ermöglichen. Es besteht einerseits aus Basis- und Abteilungspflegesatz und andererseits aus Fallpauschalen und Sonderentgelten.

Der Basispflegesatz ist ein tagesgleiches Entgelt und gilt für das gesamte Krankenhaus in einer einheitlichen Höhe. Mit ihm werden die sog. ▶ **„Hotelleistungen"** und die infrastrukturellen Besonderheiten eines Krankenhauses vergütet.

Der ▶ **Abteilungspflegesatz** trägt dem heterogenen Kosten- und Leistungsgeschehen eines Krankenhauses Rechnung. Nach §13 Abs.2 BPflV muß ein Abteilungspflegesatz für diejenigen Leistungen einer bettenführenden Abteilung kalkuliert werden, die nicht als Fallpauschale oder Sonderentgelt vergütet werden können. Damit ist gewährleistet, daß der Krankenhausträger für Abteilungen mit kostenintensiverer Leistungserbringung ein höheres Budget erhält als für Bereiche, deren Leistungen weniger finanziellen Aufwand verursachen.

Mit einer ▶ **Fallpauschale** werden sämtliche Krankenhausleistungen für einen bestimmten Behandlungsfall entgolten. Dies bedeutet, daß mit einem fixierten Betrag alle medizinischen und nicht-medizinischen Leistungen eines Behandlungsfalls vergütet sind, unabhängig von den durch die Behandlung tatsächlich entstandenen Kosten. Erst nach Erreichen der fallpauschalenspezifischen Grenzverweildauer kann zusätzlich der Basis- und Abteilungspflegesatz abgerechnet werden.

Die ▶ **Sonderentgelte** beziehen sich auf Teilbereiche des medizinischen Leistungsprozesses, üblicherweise auf operative Eingriffe. Zusätzlich zum Sonderentgelt kann vom ersten Tag der Behandlung der volle Basispflegesatz abgerechnet werden, sowie in den ersten 12 Tagen der Behandlung 80%, danach 100% des entsprechenden Abteilungspflegesatzes.

Die in Deutschland geltenden Fallpauschalen und Sonderentgelte sind in einem bundesweiten Katalog beschrieben, der durch die Spitzenverbände der gesetzlichen und privaten Krankenversicherungen und die DKG ausgearbeitet worden ist und permanent weiterentwickelt werden soll. Jede Fallpauschale und jedes Sonderentgelt ist mit einer bundesweit verbindlichen Punktzahl für Personal- und Sachmittel bewertet. Der Wert eines Punktes wird nach §16 Abs.1 BPflV auf Landesebene festgelegt, so daß die Preise für Fallpauschalen und Sonderentgelte in den einzelnen Bundesländern unterschiedlich sind (Abb. 2).

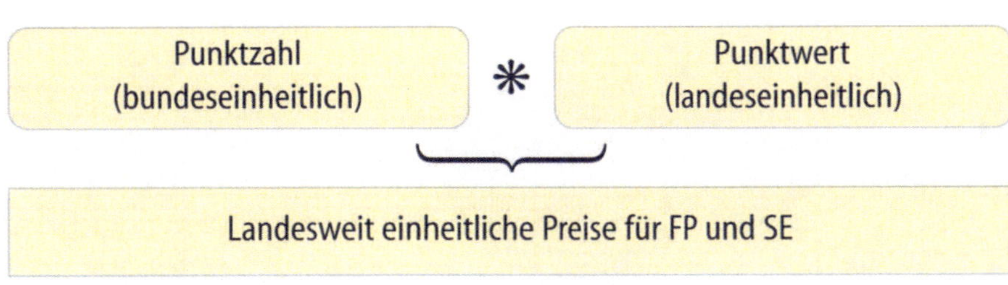

Abb. 2 ▲ **Preissystem von Fallpauschalen und Sonderentgelten**

▶ Vergütungen von vor- und nachstationärer Behandlung und für ambulantes Operieren

Ziel ist Senkung der Verweildauer.

Ca. 2/3 der Kosten einer Anästhesieabteilung entfallen auf Personalkosten, ca 1/3 auf Sachkosten.

▶ Intraoperative Kostenverteilung

▶ Sachkostenetats einer anaesthesiologischen Klinik

Neben Basis- und Abteilungspflegesatz, Fallpauschalen und Sonderentgelten regelt das neue Entgeltsystem auch die **▶ Vergütung von vor- und nachstationärer Behandlung und für ambulantes Operieren** (Abb. 3). Hierbei gilt das Prinzip, daß eine stationäre Behandlung erst dann zugelassen werden darf, wenn die medizinische Leistung nicht ambulant erbracht werden kann (§39 Abs.1 und §73 Abs.4 SGB V). Mit dem neuen Entgeltsystem wird neben der Schaffung von leistungsmengenorientierten Krankenhausbudgets ein Ausbau der ambulanten Behandlung und eine stärkere Berücksichtigung von vor- und nachstationären Leistungen angestrebt. Ziel ist es, die stationäre Verweildauer zu verkürzen und so letztlich die Anzahl der in Deutschland vorgehaltenen Krankenhausbetten zu reduzieren.

Kostenstruktur einer Anästhesieabteilung [3]

Die Kosten einer Anästhesieabteilung (Abb. 4) verteilen sich, ähnlich den Gesamtkosten eines Krankenhauses, zu 60-70% auf Personalkosten und zu 30-40% auf Sachkosten. Dabei ist der Kostenanteil einer Anästhesieabteilung an dem Gesamtbudget eines Krankenhauses in erster Linie von der Personalausstattung, aber auch von der Anzahl der Abteilungen und der Kostenstellenverteilung abhängig. So kann beispielsweise die perioperative Antibiotikaprophylaxe oder die intraoperative Gabe von Blutkomponenten der operativen Disziplin oder der Anästhesie zugeordnet werden.

Der Kostenanteil der **▶ intraoperativen Versorgung** (Anästhesie/operative Disziplin) an den perioperativen Gesamtkosten beträgt 30-50%, d.h. der überwiegende Anteil der Kosten entsteht prä- und postoperativ. Die intraoperativen Personalkosten (ca. 65% der gesamten intraoperativen Kosten) setzen sich zusammen aus ca. 20% für den ärztlichen und pflegerischen Anästhesiedienst und ca. 45% für das operative Personal. Die Relation Sachkosten Anästhesie (ca. 10% der gesamten intraoperativen Kosten) zu den Sachkosten der operativen Disziplin beträgt in etwa 1:2.

Der **▶ Sachkostenetat einer anaesthesiologischen Klinik** (Abb. 5) läßt sich aufgliedern in die großen Kostenblöcke Blut bzw. Blutersatzmittel (ca. 35%), Medikalprodukte wie z.B. Perfusorspritzen (ca. 20%), Gerinnungspräparate (ca. 10%) und anaesthesiologische Medikamente (15%). Letztere verteilen sich zu etwa gleichen Teilen auf Analgetika, Muskelrelaxantien, Sedativa und Inhalationsanaesthetika (Abb. 6).

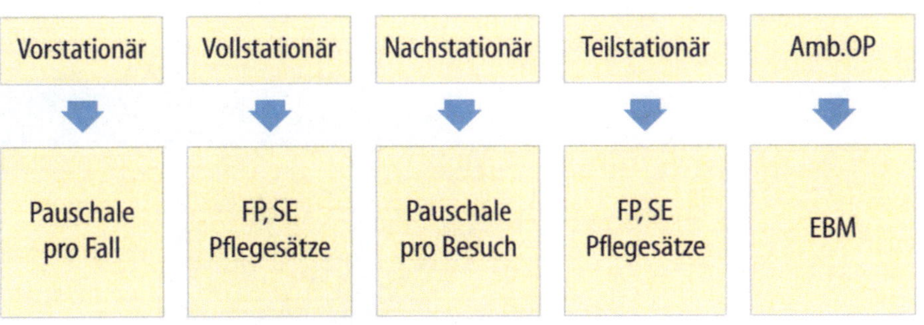

Abb. 3 ▲ **Entgeltsysteme für stationäre Krankenhausleistungen**

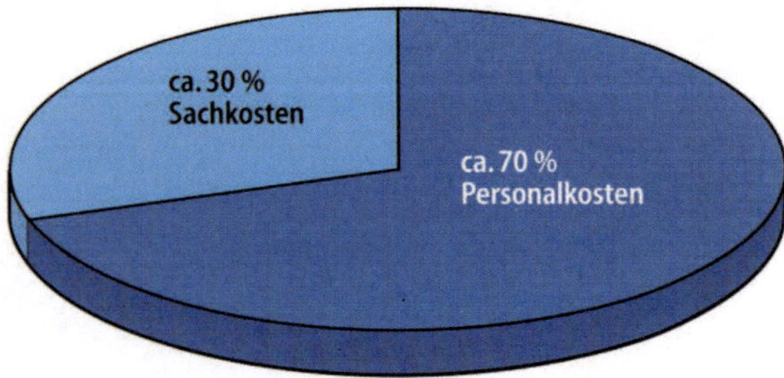

Abb. 4 ▲ **Kostenstruktur einer Anästhesieabteilung**

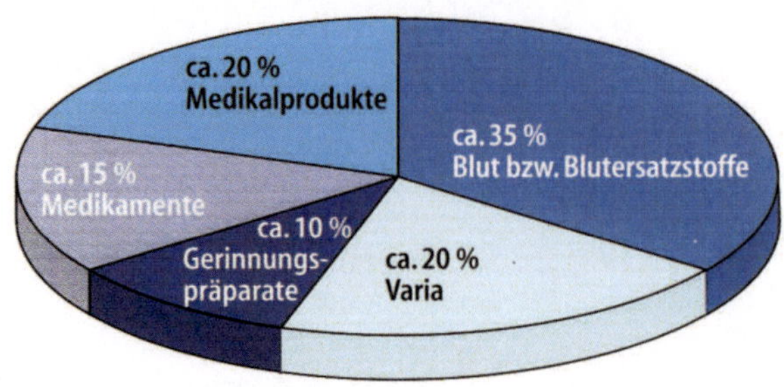

Abb. 5 ▲ **Sachkostenetat einer anaesthesiologischen Klinik**

Einsparbemühungen bei Sach- und Personalkosten.

Der enorme Spar- und Kostendruck auf die Krankenhäuser löste eine Welle von Rationalisierungsbestrebungen aus, der v.a. auf Seiten der Sachkosten zu mehr Kosteneffizienz führte. Mittlerweile gilt jedoch das Einsparpotential im Bereich der Sachkosten als nahezu ausgeschöpft, so daß zunehmend die das Gesamtbudget dominierenden Personalkosten in den Focus der Einsparbemühungen geraten.

Dabei begründen die Krankenhausträger ihren rigorosen Kurs der Kostendämpfung bei den Krankenhauspersonalkosten mit der Unterfinanzierung der Krankenhäuser, ausgelöst durch die Finanzierungskrise der GKV. Es ist daher zu befürchten, daß bei einem weiteren Auseinanderweichen der Einnahmen-Ausgaben-Schere im stationären Sektor gravierende Einschnitte in das Tarifsystem und das Arbeitszeitgesetz bis hin zur Streichung weiterer Krankenhausarbeitsplätze drohen.

Auswirkungen auf das Berufsbild des Anästhesisten [6]

Die vom Gesetzgeber festgesetzte strikte Grundlohnanbindung der Krankenhauseinnahmen bei aufgrund von demographischer Entwicklung und medizinisch-technischem Fortschritt überproportional steigenden Ausgaben führt zunehmend zu Finanzierungsengpässen bei den Krankenhäusern. Hiervon geht ein starker Druck auf die Kosten der medizinischen Versorgung aus.

Notwendigkeit eines effizienten Kosten- und Leistungsmanagements.

Es gilt daher, die Einsparpotentiale im Bereich der Sachkosten (low flow-Anästhesie, ABC-Kostenanalysen etc.) und, noch wichtiger, auf Seiten der Personalkosten (Verbesserung der Ablauforganisation, bedarfsadaptierte Arbeitszeiten etc.) wahrzunehmen. Eine weitere Konsequenz aus der Mittelknappheit im stationären Sektor besteht in der Notwendigkeit eines dezentralen, abteilungseigenen Controllings, welches eine permanente Überprüfung der Wirtschaftlichkeit des Leistungsprozesses ermöglicht.

Bleibt die Finanzierungskrise bestehen, drohen Stellenabbau, Leistungsverdichtung und Einkommensverluste.

Reichen diese Rationalisierungsmaßnahmen nicht zur Konsolidierung der Finanzmittel aus, ist zu befürchten, daß die Arbeitsbelastung des Anästhesisten aufgrund von Stellenabbau und Leistungsverdichtung zunehmen, das tarifvertraglich geregelte Einkommen sinken und die berufliche Perspektive bei ausschließlich klinischer Tätigkeit eingeschränkt sein wird.

Neue Tätigkeitsfelder im Bereich Organisation, Qualitätsmanagement und Controlling.

Aus der Annahme heraus, daß die den Krankenhäusern zur Verfügung gestellten Finanzmittel auch in Zukunft knapp sein werden, lassen sich allerdings auch neue Tätigkeitsfelder für Krankenhausärzte ableiten. Speziell für den Anästhesisten be-

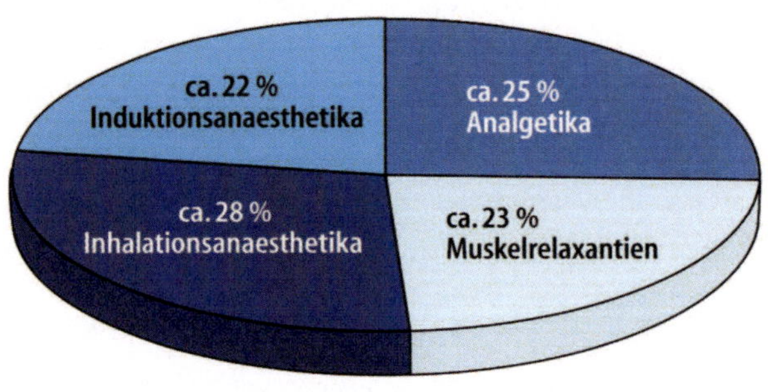

Abb. 6 ◄
Kostenaufteilung anaesthesiologischer Medikamente

deutet dies eine Entwicklung hin zum „Arzt für perioperative Medizin", der neben Anästhesie, Intensivmedizin, Notfallmedizin und Schmerztherapie auch für das Transfusionswesen, die OP-Organisation und das perioperative Fallmanagement verantwortlich sein wird. Darüber hinaus wird vor allem im Bereich des Qualitätsmanagements und des bereits erwähnten Controllings ein großer Bedarf an Ärzten mit klinischer Erfahrung entstehen. Das Berufsbild des Anästhesisten wird sich vor allem dadurch verändern, daß die Bereitschaft der klinisch tätigen Ärzte, sich mit anderen Tätigkeitsfeldern aktiv auseinanderzusetzen, mit zunehmender Einschränkung der beruflichen Perspektiven wachsen wird.

Fazit

Das deutsche Krankenhauswesen befindet sich seit den siebziger Jahren unter den Bedingungen der sog. Kostendämpfungspolitik. Die Politiker handeln dabei nach der Maxime, den Patienten auch weiterhin das volle Leistungsspektrum zu versprechen, während die Leistungsanbieter mit dem Hinweis auf Rationalisierungsreserven dazu aufgefordert werden, ihre Leistungen kostengünstiger anzubieten. Es ist anzunehmen, daß in einem Markt, in dem jährlich über 500 Milliarden Mark umgesetzt werden, Einsparpotentiale bestehen – allerdings voraussichtlich nicht in dem Maße, daß mit Rationalisierung die rückläufige Finanzierungsbasis der GKV kompensiert werden könnte. Damit die bestehende Unterfinanzierung der Krankenhäuser sich in den kommenden Jahren nicht noch verstärkt, sind unverzüglich gesetzgeberische Schritte zur Beseitigung der Ausgaben-Einnahmen-Schere im stationären Sektor notwendig. Wird auch weiterhin an der strikten Grundlohnanbindung der Krankenhausbudgets festgehalten, führen bereits moderate Gehaltserhöhungen wie beim Tarifabschluß vom Februar 1999 (3,1%) zu einer Finanzierungskrise, die von den Krankenhausträgern ohne Personalkürzungen nicht mehr auszugleichen ist [6].

Angesichts des zu erwartenden Kostenschubs durch den medizinischen Fortschritt und die demographische Entwicklung sowie in Hinblick auf die rückläufigen, lohnabhängigen Einnahmen der GKV bleibt auf der gesundheitspolitischen Ebene die Verbesserung der Einnahmeseite der GKV [9] oder der Leistungsabbau im Rahmen der GKV bis hin zur Rationierung [4].

Literatur

1. Alber J (1992) **Das Gesundheitswesen der BRD.** Campus Verlag
2. Bach A, Bauer M (1998) **Ökonomische Aspekte in der Anästhesie, Teil I: Rahmenbedingungen in der Bundesrepublik Deutschland.** Anästhesiol Intensivmed Notfallmed Schmerzther 33:135-149
3. Bach A, Böhrer H, Schmidt H, Motsch J, Martin E (1997) **Ökonomische Aspekte beim Einsatz moderner Inhalationsanaesthetika am Beispiel des Sevofluran.** Anaesthesist 46:21-28
4. Boroch W (1998) **Zum Verhältnis von Rationierung und medizinisch Notwendigem in der ambulanten ärztlichen Versorgung.** Gesundh ökon Qual manag 4:127-130
5. Bundesministerium für Gesundheit (1995) **Kalkulationen von Fallpauschalen und Sonderentgelten für die Bundespflegesatzverordnung 1995.** Nomos, Baden-Baden
6. Clade H (1999) **Einschnitte drohen: Tarifverhandlungen im Krankenhaus.** Dt Ärztebl 96:C-625 [Heft 14]
7. Clade H (1999) **Gesundheitsreform/Vorschaltgesetz: Sektorale Budgetierung.** Dt Ärztebl 96:C-12 [Heft 1-2]
8. Entschließung des Bundesrates (1998) **Gesetz zur Stärkung der Solidarität in der Gesetzlichen Krankenversicherung.** Protokoll der Abstimmung im Bundesrat am 18.12.1998
9. Jachertz N (1998) **Der Grund-Konflikt.** Dt Ärztebl 95:C-2081 [Heft 47]
10. Landesverband der Betriebskrankenkassen Baden-Württemberg (1997) **Das Recht im Krankenhaus.** Kornwestheim
11. Maus J, Korzilius H, Clade H (1998) **Neue Regierung auf alten Pfaden.** Dt Ärztebl 95:C-2089-2091 [Heft 47]
12. Pföhler W (1999) **Was kommt 1999 auf die Krankenhäuser zu? Bilanz des Solidaritätsstärkungsgesetzes, Vorbereitung der Strukturreform.** Das Krankenhaus 1:1-3
13. Sachverständigenrat für die Konzertierte Aktion im Gesundheitswesen (1997) **Gesundheitswesen in Deutschland – Kostenfaktor und Zukunftsbranche.** Nomos, Baden-Baden
14. Schwartz F W, Badura B, Leidl R, Raspe H, Siegrist J (1998) **Das Public Health Buch: Gesundheit und Gesundheitswesen.** Urban & Schwarzenberg, München
15. Vollmer R J (1997) **Krankenhausrecht.** AOK Verlag, Remagen

aus: Der Anaesthesist 7/99, S. 485–503

Dirk Pappert • Klinik für Anaesthesiologie und Intensivmedizin, Klinikum Ernst von Bergmann, Potsdam • **Mathias Sprenger** • Klinik für Anaesthesiologie und operative Intensivmedizin, Charité, Campus Virchow-Klinikum, Humboldt-Universität Berlin

Anästhesie bei endokriner Dysfunktion

▶ **Homöostase des Organismus**
- **Energiehaushalt**
- **Elektrolyt- und Wasserhaushalt**
- **Kardiovaskuläre und immunologische Funktion**

▶ **Hypothalamisch-hypophysärer Regelmechanismus**

▶ **Operationsstress**

▶ **Perioperative Morbidität und Letalität**

▶ **Wahl des Anaesthesieverfahrens**

Das endokrine System besteht aus einer Reihe von Einzelorganen oder Zellansammlungen wie zum Beispiel Schilddrüse, Nebenschilddrüse, Nebenniere, Genitalorgane oder Pankreas, die über einen Steuerkreis mit negativen Feed-back-Mechanismen Hormone in den Blutkreislauf sezernieren und im wesentlichen für die ▶ Homöostase des Organismus verantwortlich sind. Diese Regelkreisläufe betreffen das physiologische Gleichgewicht hinsichtlich z.B. des Energiehaushaltes, des Elektrolyt- und Wasserhaushaltes sowie kardiovaskulärer und immunologischer Funktionen. Die innere Sekretion von Hormonen ist der wesentliche Vermittler der Wirkung endokriner Organe, deren Aktivität sowohl durch einen ▶ hypothalamisch-hypophysären Regelmechanismus, als auch durch die Funktion anderer, synergistisch oder antagonistisch wirkender Hormone bestimmt wird. Die Wirkung der Hormone findet auf zellulärer Ebene statt (Abb. 1).

Für die Anaesthesiologie hat das endokrine System eine besondere Bedeutung, da es im Rahmen einer Narkose und in Abhängigkeit von deren Qualität zu einer mehr oder weniger ausgeprägten Stimulation des Endokriniums infolge des ▶ Operationsstresses und der durch den Eingriff bedingten Schmerzen kommen kann. Über diese exogenen Faktoren, aber auch im Zusammenhang mit endogenen Regulations- oder Funktionsstörungen bei Über- oder Unterfunktion einzelner endokriner Organe sind weitreichende Störungen der Homöostase des menschlichen Organismus möglich. Über die daraus resultierende Dysfunktion weiterer Organsysteme hat das endokrine System einen erheblichen Einfluß auf die ▶ perioperative Morbidität und Letalität. Dieser Artikel befaßt sich mit den anaesthesiologisch relevanten Aspekten der Dysfunktion endokriner Organe und auch der Besonderheiten der Narkose bei endokrinen Tumoren:

Pankreas	**Diabetes mellitus**
Schilddrüse	**Hyper- und Hypothyreose**
	M. Basedow
Nebenschilddrüse	**Hyper- und Hypoparathyreoidismus**
Nebenniere	**Phäochromozytom**
	Hyper- und Hypocortisolismus
	Hyper- und Hypoaldosteronismus
Tumore	**Karzinoid**

Die verschiedenen endokrinen Erkrankungen haben bis auf wenige Ausnahmen nur geringe Bedeutung für die ▶ Wahl des Anaesthesieverfahrens. Sie fordern von dem Anästhesisten eher eine genaue präoperative Evaluation des Patienten mit dem Ziel einer präoperativen Stabilisierung, beziehungsweise die Kenntnis über mögliche intra- oder postoperative Störungen der Homöostase aufgrund der endokrinen Dysregulation.

Priv.-Doz. Dr. D. Pappert • Klinik für Anaesthesiologie und Intensivmedizin, Klinikum Ernst von Bergmann, Charlottenstaße , D 14409 Potsdam, e-mail dirk.pappert@charite.de

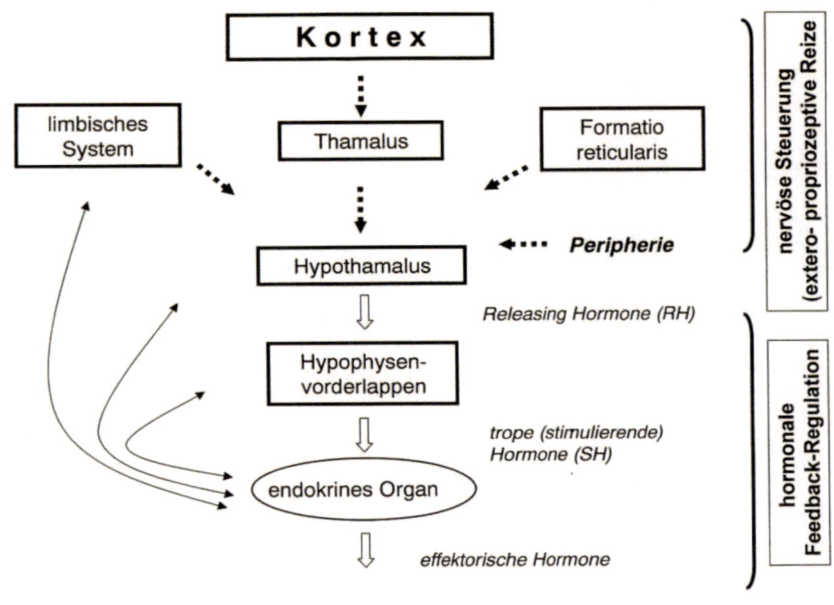

Abb.1 ◄
Endokrinologischer Regelkreis zwischen Hypothalamus, Hypophyse und endokrinem Organ

Diabetes mellitus

Diabetes mellitus betrifft ca. 3-7% der europäischen Bevölkerung und ist somit die häufigste endokrinologische Erkrankung. ▶ **Leitsymptom** ist der erhöhte Blutzuckerspiegel, der das Resultat einer Unterfunktion oder eines Ausfalls der Insulinproduktion durch die ß-Inselzellen des Pankreas ist.

▶ **Insulin** ist ein niedrigmolekulares Peptid, das eine Stimulation des Glukosetransports in die Muskel- und Fettzelle, Umwandlung von Glukose in Glykogen und Triglyzeride sowie die Steigerung der hepatischen Glykogenbildung bewirkt. Hemmend wirkt Insulin auf die Glygokenolyse, Glukoneogenese, Lipolyse und Proteinolyse und mindert so die Freisetzung von freien Fettsäuren. Die ▶ **Plasmahalbwertszeit** von Insulin beträgt etwa 5 min., die biologische Halbwertszeit ca. 20 min. Es wird zwischen dem insulinabhängigen Diabetes mellitus (DM Typ I oder IDDM/insulin-dependent diabetes mellitus) und nichtinsulinabhängigen DM (DM Typ II oder NIDDM/non-insulin-dependent diabetes mellitus) unterschieden. Daneben tritt ein ▶ **DM als Begleiterkrankung** bei chronischen Pankeaserkrankungen oder Hypophysenerkrankungen wie dem Morbus Cushing oder einer Akromegalie auf [1].

Klinik

Bei unphysiologisch niedrigen Insulinspiegeln kommt es zu einem Anstieg der Plasmaglukose, freier Fettsäuren und daraus folgend Ketonkörper, ß-Hydroxybuttersäure und Aceton. ▶ **Gegenregulatorische Hormone** wie Glukagon, Katecholamine und Glukokortikoide werden vermehrt ausgeschüttet. Es kommt so trotz hohem Angebot zirkulierender Energielieferanten zu einem Zustand maximaler Katabolie mit Hyperglykämie, Azidose (Ketonkörper) und Dehydratation (osmotische Diurese).

Der ▶ **IDDM** setzt typischerweise abrupt in jüngerem Lebensalter ein und ist die häufigste Diabetesmanifestation der unter 30jährigen Patienten. Charakteristisch ist der absolute Insulinmangel, dessen Entstehung multifaktoriell erklärt wird. Letztendlich kommt es zu einer Zerstörung der Inselzellen des Pankreas, die ab 90% Zelluntergang klinisch auffällig wird. Die Behandlung erfolgt durch meistens subkutan applizierte exogene Zufuhr von Insulinpräparaten. Die verschiedenen Präparate unterscheiden sich vor allem durch eine unterschiedliche Wirkdauer von bis zu 36 h.

Der ▶ **NIDDM** ist für insgesamt 80% der Diabeteserkrankungen verantwortlich und ist typischerweise der Diabetes des älteren Menschen. 10% der über

▶ **Leitsymptom: erhöher Blutzuckerspiegel**

▶**Insulin**

▶**Plasmahalbwertszeit**

▶**DM als Begleiterkrankung**
• **Chronische Pankreaserkrankung**
• **Hypophysenerkrankung**
• **Akromegalie**

▶**Gegenregulatorische Hormone**
• **Glukagon**
• **Katecholamine**
• **Glukokortikoide**
▶**IDDM**

Die akute klinische Manifestation eines IDDM ist typisch für Patienten jünger als 30 Jahre.

▶**NIDDM**

Der NIDDM ist für 80% der Diabeteserkrankungen verantwortlich; hauptsächlich bei älteren Menschen.

▶ **Medikamentöse Therapie**
  • **Sulfonilharnstoffe**
  • **Acarbose**
  • **Biguanide**
  • **Insulin**

▶ **Akutkomplikation des IDDM**

Das ketoazidotische Koma ist typisch für den IDDM. Symptome sind Hypovolämie, Hypotonie, myokardiale Kontraktilitätsstörungen, Elektrolytentgleisungen, Azidose, Koma.

▶ **Hyperosmolares Koma ohne Ketoazidose**

▶ **Langzeitfolgen des DM**
▶ **Makrovaskuläre Manifestationen**

▶ **Mikrovaskuläre Komplikationen**

KHK mit zum Teil schmerzloser AP und pAVK sind typisch für NIDDM.

▶ **Schwierige Intubation**

▶ **Prämedikationsvisite**

▶ **Verzögerungsinsuline**

70jährigen sind daran erkrankt. Beim NIDDM ist eine Restinsulinproduktion erhalten bei allerdings gleichzeitig vorliegender Insulinresistenz. Ähnlich dem IDDM ist eine multifaktorielle Genese einschließlich genetischer und immunologischer Faktoren anzunehmen. Sollten Maßnahmen wie die Änderung der Lebensgewohnheiten nicht zum gewünschten Erfolg führen, wird eine zusätzliche ▶ **medikamentöse Therapie** mit Sulfonylharnstoffen (Steigerung der Insulinausschüttung), Acarbose (Hemmung der Glukoseresorption), Biguaniden (Hemmung der Glukoseresorption, Hemmung der hepatischen Glukoneogenese aus Laktat mit potentiell gefährlichem Laktatanstieg) oder als letzte Option mit Insulin durchgeführt [2].

Obwohl der NIDDM gemeinhin als mildere Verlaufsform des DM angesehen wird, sind die Langzeitfolgen beider Erkrankungsarten gleich. Man unterscheidet zwischen Akut- und Langzeitkomplikationen. Die ▶ **Akutkomplikation des IDDM** ist das ketoazidotische Koma: Als Folge des Insulinmangels kommt es zu Hyperglykämie (üblicherweise < 28 mmol/l $\cong$ <500 mg/dl) und daraus folgender osmotischer Diurese (3–5 l Volumendefizit möglich!). Parallel hierzu werden durch ungehemmte Lipolyse vermehrt freie Fettsäuren und daraus u.a. Ketonkörper freigesetzt. Der pH-Wert kann unter 7,0 abfallen! Die myokardiale Kontraktilität und der Gefäßtonus sind herabgesetzt. Trotz einer diuresebedingten Reduktion des Kaliumbestandes mißt man eine azidosebedingte Serumhyperkaliämie. Magnesium und Phosphat können ebenfalls erniedrigt sein.

Der Patient mit NIDDM neigt bei höheren Blutglukosespiegeln zum ▶ **hyperosmolaren Koma ohne Ketoazidose**, da eine Restinsulinproduktion besteht und es somit nicht zu einer völligen Enthemmung der Lipolyse kommt. Die im Vergleich zum ketoazidotischen Koma höheren Blutzuckerspiegel (>28 $\cong$ >500 mg/dl) bewirken eine stärkere osmotische Diurese mit bis zu 5–10 l Volumendefizit.

Die ▶ **Langzeitfolgen des DM** werden in mikro- und makrovaskuläre Komplikationen unterteilt, wobei die Einflußnahme einer Therapie auf die ▶ **makrovaskulären Manifestationen** wie die generalisierte Arteriosklerose eher gering ist. Folgen der Arteriosklerose sind vor allem die koronare Herzerkrankung (KHK), zerebrale Durchblutungsstörungen und die periphere arterielle Verschlußerkrankung (pAVK). 80% der Patienten mit NIDDM versterben an den Folgen eines Herz- oder Hirninfarktes. Typische ▶ **mikrovaskuläre Komplikationen** sind Retinopathie, Nephropathie und Neuropathie. Die autonome Neuropathie findet sich bei 20–40% der an Diabetes Erkrankten. Die Folge ist eine kardiale Instabilität, die als orthostatische Hypotonie, Bradykardie und labiler Blutdruck klinisch erkennbar ist. Schmerzlose Angina pectoris oder stumme Myokardinfarkte sind bei dieser Patientengruppe typisch. Am Magen-Darmtrakt sind Motilitätsstörungen des Ösophagus und eine Magenhypotonie oder Gastroparese mit erhöhtem Aspirationsrisiko beschrieben worden.

Anaesthesiologische Aspekte

Die Intubation gilt bei Diabetikern durch eine verminderte Beweglichkeit des Atlantooccipitalgelenkes sowie der Larynxregion als möglicherweise erschwert („stiff joint syndrome"). Als ein Prädiktor für eine potentiell ▶ **schwierige Intubation** gilt neben den klassischen Tests, wie Reklinierbarkeit des Kopfes und der Test nach Mallampati, das sogenannte „Gebetszeichen" („prayer sign"), bei dem der Patient nicht in der Lage ist, die vor der Brust zum Gebet gefalteten Hände im Handflächenbereich komplett zusammenzuführen [3].

Bei der ▶ **Prämedikationsvisite** des Diabetikers sind zum einen Begleit- oder Folgeerkrankungen des Diabetes und zum anderen der metabolische Status des Patienten zu ergründen. Hierzu sind die Blutzuckertagesprofile sowie der Anteil des glycolysierten Hämoglobins (HbA1c) hilfreich. Großzügig ist neben der Basisdiagnostik die kardiale Situation des Patienten in Hinblick auf eine ischämische Herzerkrankung ohne klassische Angina pectoris-Symptomatik bei Neuropathie zu klären. Am OP-Tag sollte morgens kein Insulin subkutan zugeführt werden. Es muß sichergestellt sein, daß die am Vortag applizierten ▶ **Verzögerungsinsuline** nicht mehr wirken. Zu achten ist vor allem auf Ultra-Verzögerungsinsuline mit bis zu 36 h Wirkdauer, die im Rahmen des Basis-Bolus-Prinzips gebräuchlich sind! Gegebenenfalls ist auf kurzwirksame Präparate umzustellen.

157

Die ► **perioperative Führung** des Patienten mit IDDM umfaßt üblicherweise die Gabe von Glukose und Alt-Insulin. Die Gabe von Glukose vermindert die hepatische Glukoneogenese und senkt somit den Proteinabbau und die Bildung von Ketonkörpern. Allgemein wird hierzu eine Menge von 100–150 g/die (z.B.: Glukose 10%, 60 ml/h) für einen Erwachsenen als ausreichend erachtet. Alt-Insulin ist unter wiederholter Blutzuckerkontrolle am besten kontinuierlich i.v., beginnend mit 1-2 E/h mit Hilfe einer Spritzenpumpe zuzuführen. Nachteil dieser Art der Therapie sind mögliche Hypo- bzw. Hyperglykämien bei infusionstechnischen Unregelmäßigkeiten und so bedingte Zufuhränderungen einer der beiden Komponenten. Durch fixe Kombination von Glukose und Alt-Insulin ist dies vermeidbar, jedoch um den Preis einer nicht veränderbaren Zufuhr der Einzelkomponenten und damit nicht möglichen Anpassung an sich ändernde metabolische Bedürfnisse des Patienten. Daher gilt diese Art der Therapie als nicht zeitgemäß. Prinzipiell ist die Insulinzufuhr auch in i.v.-Bolusform möglich, erscheint aber aufgrund der recht kurzen Halbwertszeit von etwa 5-8 min als nicht sinnvoll. Die subkutane Applikation von Insulin wird perioperativ nicht empfohlen, da es durch wechselnde Durchblutung des Gewebes zu einer nicht kalkulierbaren Resorption und Wirkung kommen kann.

Das ► **Ziel der Therapie** ist ein konstanter Blutzuckerspiegel und die Vermeidung einer Hypoglykämie wie auch einer Ketoazidose. Blutzuckerwerte zwischen 6-12 mmol/l (108-216 mg/dl) werden im allgemeinen als ausreichend angesehen. Regelmäßige intraoperative Kontrollen sind notwendig, da unter Narkose Hypoglykämien unerkannt bleiben können! Mit einer relevanten osmotischen Diurese ist bei Blutzuckerspiegeln oberhalb von 10-11 mmol/l (180-198 mg/dl) zu rechnen. Bei Beachtung dieser Regeln sollte es zu keiner Ketoazidose mit Ketonurie kommen.

Aufgrund der intrazellulär kaliumverschiebenden Wirkung der Glukose-Insulininfusion ist auf eine ausreichende ► **Kaliumsubstitution** zu achten.

Der Patient mit IDDM sollte bei der ► **OP-Planung** möglichst an erster Stelle operiert werden. Bei Patienten mit NIDDM ist auf einen ausreichend langen Zeitraum (24 h) zwischen letzter Gabe eines oralen Antidiabetikums und OP zu achten. Normalerweise sind Sulfonylharnstoffpräparate in Gebrauch, die die Inselzellen des Pankreas zur Insulinfreisetzung stimulieren. In Analogie zu den Insulinen sind ebenfalls Wirkzeiten bis 24 h beschrieben und somit protrahierte Hypoglykämien intraoperativ möglich!

Eine Sonderstellung nimmt das Biguanid ► **Metformin** ein, welches selber kein Insulin freisetzt sondern die Atmungskette teilweise blockiert und so zu einer verminderten ATP-Synthese führt. Gleichzeitig sind anaerobe Glykolyse gesteigert und die intestinale Glukoseresorption vermindert. Es kann zu einem vermehrten Laktatanfall kommen bei gleichzeitig gestörtem mitochondrialen hepatischen Laktatmetabolismus [4]. Schwere, mitunter tödlich verlaufende Laktatazidosen sind bei Patienten mit Niereninsuffizienz (renale Ausscheidung des Metformin!) und/oder hepatischer Insuffizienz beschrieben worden. Hier gilt die Empfehlung, Metformin 48 h präoperativ abzusetzen!

Durch die noch bestehende Restinsulinproduktion besteht bei Patienten mit NIDDM nur eine geringe Neigung zur Ketoazidose. Abhängig von Länge und Schwere des Eingriffs ist bei der perioperativen Betreuung von Patienten mit NIDDM ein abgestuftes Vorgehen in Analogie zur Behandlung der Patienten mit IDDM notwendig.

In ► **Notfallsituationen** muß sich der Anaesthesist vor allem einen möglichst genauen Überblick über die aktuelle Stoffwechselsituation verschaffen und klären, wann welche Antidiabetika eingenommen wurden. Blutgasanalyse, Laktat- und Ketonkörperbestimmung sind zur Klärung der metabolischen Situation von hohem Stellenwert.

Schilddrüse

Die Schilddrüse (glandula thyroidea) besitzt eine zentrale Funktion für die Steuerung von metabolischen, kardiovaskulären und mentalen Funktionen. Die Auswirkungen einer Dysfunktion der hypothalamisch-hypophysär-thyreoidalen Steuermechanismen auf die allgemeine Homöostase bewirkt in Abhängigkeit von dem Ausmaß der Störung eine erhebliche Steigerung des anaesthesiologischen Risikos in der perioperativen Phase. Daneben ist ihre anatomische Lokalisation unmittelbar auf der Trachea und ihre Nähe zu wichtigen Gefäß- und Nervenstrukturen der Halsregion für das gesamte anaesthesiologische Management von Bedeutung.

Neben der Aminosäure Thyrosin ist Jod der wichtigste Grundbaustein für Schilddrüsenhormone. Je zwei Moleküle Dijodthyrosin (DJT) ergeben ein Molekül 3,5,3',5' Tetrajodthyronin, auch als ► **Thyroxin** oder vereinfacht als T4 bezeichnet. Intrathyreoidal erfolgt die Bindung an ein spezifisches Speicher- und Transporteiweiß, das ► **Thyreoglobulin (TBG)**.

Die ► **Speicherkapazität der Schilddrüse** für Thyroxin deckt den Schilddrüsenhormonbedarf für etwa zwei bis drei Monate. Neben Thyroxin entsteht in der Schilddrüse oder auch peripher durch Dejodination von T4 das wesentlich stoffwechselaktivere Schilddrüsenhormon ► **3,5,3'-Trijodthyronin** oder T3 und das stoffwechselinaktive ► **3,5,5'-reverse-Trijodthyronin** oder rT3. Wegen seiner geringeren Stoffwechselaktivität, seiner relativ langen Halbwertszeit und seiner Stellung als Vorstufe von T3 hat Thyroxin nahezu die Bedeutung eines Pool für die Produktion von T3 (Abb. 1). Entscheidend für die Wirkung und die endokrine Steuerung ist allerdings nur der freie Anteil der Schilddrüsenhormone.

Die ► **Steuerung der Schilddrüsenaktivität** erfolgt über die ► **Hypothalamus-Hypophysenachse** mittels TRH (thyreotropin releasing hormone) und Thyreotropin (TSH, Thyreoidea stimulierendes Hormon). Das ungebundene T3 und T4 beeinflußt als Steuergröße die hypophysäre Ausschüttung des Thyreotropin, das aber auch durch die hypothalamische TRH-Freisetzung stimuliert wird. Die Ursache für Störungen der Schilddrüsenfunktion kann dadurch sowohl auf der Schilddrüsenebene liegen, als auch durch eine hypophysäre oder hypothalamische Störung bedingt sein.

Die ► **Schilddrüsenhormone** haben eine stoffwechselsteigernde Wirkung auf den gesamten Organismus. So kommt es durch eine erhöhte Aktivität der K^+-Na^+-ATPase und einer Sensibilisierung des Organismus für Katecholamine zu einer Steigerung des Gesamtmetabolismus mit einer Erhöhung des O_2-Verbrauchs. Schilddrüsenhormone bewirken eine beschleunigte Lipolyse, steigern die Reizleitungsgeschwindigkeit von Nerven und stimulieren das somatische Wachstum. Die erniedrigte Glukosetoleranz ist durch eine Steigerung des Insulinabbaus, der Glykogenolyse und der Glukoneogenese bedingt.

Klinik

Die ► **laborchemische Diagnostik** der Schilddrüsenfunktionsstörungen umfaßt die Bestimmung der Hormonspiegel im Serum, insbesondere die Analyse des freien Anteils der Schilddrüsenhormone (FT3, FT4) und des TBG. Während sich unter bestimmten Voraussetzungen die Konzentrationen des Gesamt-T3 oder Gesamt-T4 im Serum abhängig von der TBG-Konzentration ändern, können die freien Hormonkonzentrationen durchaus euthyreote Werte aufweisen. Eine Reihe von Erkrankungen, wie z.B. Lebererkrankungen, Östrogenproduzierende Tumore, aber auch Schwangerschaft oder die Einnahme von Kontrazeptiva führen zu einer erhöhten Konzentration sowohl des TBG als auch des Gesamthormonspiegels im Serum, während die Konzentration der freien Schilddrüsenhormone konstant bleibt (TBG 220-510 nmol/dl). Die Normwerte der Hormone variieren in Abhängigkeit von der Bestimmungsmethode, so daß keine allgemein gültigen Normwerte angegeben werden können.

Die Hypophysen-Schilddrüsenachse kann mit Hilfe des ► **TRH-Tests** und des ► **TSH-Basalwertes** überprüft werden. Ein basaler TSH-Wert im Normbereich schließt bei ansonsten ebenfalls asymptomatischen Patienten eine manifeste Schilddrüsendysfunktion aus.

Jodmangelstruma

Die häufigste Erkrankung der Schilddrüse ist die ► **Jodmangelstruma** mit einer bei Frauen fünffach höheren Inzidenz gegenüber Männern. Patienten mit einer Struma suchen meist erst ärztlichen Rat, wenn die Struma auf Grund ihrer Größe und Ausdehnung entweder kosmetisch stört oder infolge der Kompression wichtiger Strukturen der oberen Thoraxapertur und der sich daraus ergebenden Schluckstörungen oder Luftnot Beschwerden macht.

Eine Unterproduktion von Schilddrüsenhormonen infolge chronischen Jodmangels führt zu einer Steigerung von Thyreotropin und damit zu eine Hyperplasie der Schilddrüse. Während die Schilddrüsenhormonkonzentrationen im Serum normale bis leicht erniedrigte Werte zeigen, ergibt der TRH-Test bei erhöhtem TSH-Basalwert einen Anstieg über die Norm. In langfristig bestehenden, zum Beispiel durch Jodmangel induzierten Strumen entwickeln sich häufig knotige Bezirke, die sich nach einer Metaplasie des Schilddrüsengewebes als ► **autonome Knoten** aus der hypophysären Kontrolle durch Thyreotropin auskoppeln können und dann ungehemmt T3 oder T4 sezernieren. Diese Autonomie kann nur über eine Hemmung der Thyreotropinsekretion und die dadurch fehlende Stimulation des restlichen, gesunden Schilddrüsengewebes kompensiert werden. Hier liegen die Serumwerte der Schilddrüsenhormone im oberen Normbereich, der TRH-Test zeigt aber eine erniedrigte, nach Stimulation nicht oder nur wenig ansteigende Thyreotropinkonzentration im Serum.

Erhalten diese Patienten aus therapeutischen oder diagnostischen Gründen Jod, so kann es, auch noch nach einer Latenzzeit von Tagen oder Wochen, infolge des ► **Überangebots an Jod** zu einer akuten und exzessiven Produktion und Sekretion von Schilddrüsenhormonen aus autonomen Schilddrüsenbezirken kommen und zu einer hyperthyreoten Stoffwechsellage oder ► **thyreotoxischen Krise** führen.

Morbus Basedow und Hyperthyreose

Struma, Hyperthyreose und Exophthalmus sind die drei klinischen Merkmale eines zuerst 1840 von Basedow beschriebene ► **Symptomkomplexes**, der heute zu den Autoimmunerkrankungen der Schilddrüse gerechnet wird. Darüber hinaus sind eine allgemeine muskuläre Schwäche, Hypokaliämie und Hypophosphatämie weitere Kennzeichen der Erkrankung.

Eine Hyperthyreose ist unter diesen Bedingungen auf eine Proliferation knotiger Bezirke bei euthyreoten Hormonspiegeln in zunehmend autonomen Arealen eines kompensierten ► **autonomen Adenoms** zurückzuführen. Dabei kommt es zu einer sich steigernden Sekretion unphysiologisch hoher Mengen an Schilddrüsenhormon, die durch eine Unterfunktion gesunden Schilddrüsengewebes nicht kompensierbar sind. Die steigende Inzidenz der Hyperthyreose und der thyreotoxischen Krise im höheren Lebensalter resultiert aus der größeren Häufigkeit autonomer Bezirke in langfristig bestehenden Strumen und der infolge einer höhere Morbidität häufigeren ► **diagnostischen oder therapeutischen Jodapplikation**, wie Kontrastmitteluntersuchungen [5]. Eine Reihe von Symptomen sind neben den laborchemischen Parametern von Bedeutung für die Diagnose der Hyperthyreose. Klinisch imponiert die manifeste Hyperthyreose durch gesteigerte Unruhe, Schwitzen, Wärmeintoleranz, feinschlägigen Tremor und Gewichtsverlust. Der erhöhte Sympathikotonus führt zu einem verstärkten Energieumsatz und Wärmeentwicklung. Über die periphere Vasodilatation kommt es zu einer relativen Hypovolämie mit einer Senkung des diastolischen Blutdrucks und Tachykardie.

Bei hyperthyreoten Erkrankungen sind ► **Thyreostatika** Mittel der ersten Wahl. Thiouracilderivate oder Thionamide sind die heute vorwiegend eingesetzten Thyreostatika. Carbimazol ist ein Precursor für Methimazol. Während Methimazol zentral die intrathyreoidale Kopplung von Thyroninen hemmt, hat Propylthiouracil einen zusätzlichen hemmenden Einfluß auf die periphere Dejodination. Nebenwirkungen der Thiouracilderivate sind Agranulozytose, hepatozelluläre Schäden und Vaskulitiden bei der Anwendung von Propylthiouracil.

Die ► **thyreotoxische Krise** als extreme Form der Hyperthyreose ist ein seltenes Erkrankungsbild mit einer hohen Letalität. Klinisch im Vordergrund stehen die vital ► **bedrohlichen Symptome** von Hyperpyrexie, Exsikkose, Vorhofflimmern, Herzversagen (high cardiac output failure), Schocksymptomatik und letztendlich Koma. Die Behandlung erfordert ein an intensivmedizinischen Bedingungen orientiertes Management und eine invasive Überwachung von Hämodynamik, Temperatur und Gasaustausch. Die ► **Thyreoidektomie** als Therapie einer thyreotoxischen Krise wurde bis vor wenigen Jahren weitgehend abgelehnt. Diese Möglichkeit der

Therapie ist aber aufgrund eines verbesserten perioperativen anaesthesiologischen wie endokrinologischen Monitorings heute eher akzeptiert [6].

Hypothyreose

Häufige Ursachen einer ▶ **Hypothyreose**, deren klinische Manifestation durch das Ausmaß der verminderten oder fehlenden Produktion von Schilddrüsenhormonen bestimmt wird, sind entzündliche Erkrankungen infolge von Autoimmunprozessen

(▶ **Hashimoto-Thyreoiditis**), oder iatrogen nach radikaler Schilddrüsenresektion oder auch nach Radiojodtherapie im Rahmen von malignen Schilddrüsenerkrankungen. Die Hypothyreose stellt mit einer Inzidenz von 5% vorwiegend bei Frauen im mittleren Lebensalter eine häufige, aber oft übersehene oder fehlinterpretierte Erkrankung dar [7]. Die Serumwerte der Schilddrüsenhormone sind erniedrigt und der TRH-Test zeigt einen stark erhöhten Basalwert, der auch 30 Minuten nach Stimulation nur unwesentlich ansteigt.

▶ **Klinisch** fallen die Patienten durch ihre zunehmende Kälteintoleranz, geistige Verlangsamung, in schweren Fällen durch Psychose und Apathie auf. Die pathognomonischen Myxödeme, die meist prätibial oder auch periorbital lokalisiert sind, beruhen auf vermehrten Mukoproteineinlagerungen mit einer nachfolgenden teigigen Schwellung des Gewebes. Diese sind auch für die ▶ **kardiale Manifestation** der

Hypothyreose wie Sinusbradykardie, low-voltage-EKG und myokardialen Dilatation verantwortlich.

Anaesthesiologische Aspekte

Der Patient mit einer Erkrankung der Schilddrüse erfordert eine sorgfältige präoperative Anaesthesievisite mit besonderem Augenmerk nicht nur auf Hormonstatus oder der kardiovaskuläre Parameter, sondern auch auf die besondere psychische Situation. Grundsätzlich sollte versucht werden, den zu einer elektiven Operation geplanten Patienten vor der Operation in eine euthyreote Stoffwechsellage zu bringen [6]. Der Begriff ▶ **„euthyreote Stoffwechsellage"** orientiert sich allerdings nicht

Eine klinisch euthyreote Stoffwechsellage ist vor elektiven Operationen anzustreben.

unbedingt an den Laborparametern, sondern eher an der klinischen Ausprägung der Unter- oder Überfunktion. Kann eine euthyreote Einstellung nicht erreicht werden oder handelt es sich um Eingriffe, die dringlich sind, erfordert dies eine sorgfältige präoperative Erhebung der Befunde. Besonders wichtig ist die präoperative Einschätzung hinsichtlich der Möglichkeit einer schwierigen Intubation.

Eine ▶ **Röntgen-Thorax-Übersichtsaufnahme** sollte vorliegen, um die Ausdehnung der Struma nach retrosternal und die Einengung oder Verdrängung wichtiger Halsstrukturen, insbesondere der Verlagerung der Trachea zu beurteilen. Gegebenenfalls ist eine Tracheazielaufnahme zur weiteren Klärung indiziert. Ein HNO-ärztliches Konsil zur Beurteilung der ▶ **Stimmbandfunktion** sollte unter anderem

auch aus forensischen Gründen vorliegen.

Das ▶ **EKG** zeigt bei nicht euthyreoten Patienten ein Reihe spezifischer Veränderungen und ist deswegen zur Einschätzung des Anaesthesierisikos von hoher Bedeutung. Die *Hyperthyreose* verursacht eine Steigerung des Sympathikustonus mit den charakteristischen Veränderungen des Rechts- bis Steiltyps, überhöhte P-Wellen, ST-Streckensenkungen, abgeflachtes T, Sinustachykardie, Extrasystolen und Vorhofflimmern. Die *Hypothyreose* kann eine Sinusbradykardie, ein low-voltage-EKG, QT-und QRS-Verlängerung und einen AV-Block bedingen. Auf die Zeichen einer ▶ **Nebenniereninsuffizienz** bei Hypothyreose sollte geachtet werden, was die

präoperative Gabe von Glukokortikoiden notwendig machen könnte.

Die ▶ **Prämedikation** der Patienten sollte im Falle der Hyperthyreose eine Fortführung der Medikamente, insbesondere der Thyreostatika und der Betablocker beinhalten. Schilddrüsenhormonpräparate mit Thyroxin müssen aufgrund der langen Halbwertzeit nicht gegeben werden. Die oft ausgeprägte vegetative Labilität, verbunden mit einer herabgesetzten psychischen Belastbarkeit bei hyperthyreoten Patienten macht eine ausreichende sedierende und anxiolytische Prämedikation wichtig, wobei vorwiegend Benzodiazepine oder Chlorpromazin Anwendung finden. Hinsichtlich einer klinisch bedeutsamen ▶ **Atemwegsobstruktion**

muß eine zu starke Sedierung mit Reduktion des Atemantriebs vermieden werden, da ansonsten die Gefahr einer ▶ **respiratorischen Insuffizienz** besteht. Auch hypothyreote Patienten neigen wegen ihrer allgemeinen Verlangsamung und Hypoventilation bei inadäquater Sedierung zur Atemdepression, weswegen Anxiolytika und Sedativa nur sehr zurückhaltend und unter Dosisreduktion bei verlängerter Halbwertzeit in der Prämedikation eingesetzt werden sollten [8].

Grundsätzlich gibt es bei Schilddrüsenerkrankungen kein Narkoseverfahren, das sich einem anderen Narkoseverfahren als überlegen erwiesen hätte. Falls es sich nicht um schilddrüsenahe Eingriffe handelt, bestimmen Ausmaß der Operation, Zeitdauer und die zu erwartenden Schwierigkeiten das Narkoseverfahren. Für einen Eingriff an der Schilddrüse ist allerdings die Intubationsnarkose das Verfahren der ersten Wahl. ▶ **Regional- oder Lokalanaesthesie** waren bis zur Entwicklung der Intubationsnarkosen ein häufiges Narkoseverfahren für Schildrüsenoperationen und sind bei fehlender Kontraindikation auch heute grundsätzlich möglich [9]. Bei der Indikationsstellung zur Regionalanaesthesie sollte sowohl die psychische Lage des Patienten als auch die besondere Gefährdung des Patienten durch stille Aspiration und ▶ **Luftembolie bei Spontanatmung** bedacht werden. Untersuchungen zur Anwendung der Regionalanaesthesie beschränken sich deswegen auf geringe Fallzahlen selektierter Patienten.

Die ▶ **Narkoseeinleitung** sowie die Aufrechterhaltung der Anaesthesie kann mit nahezu allen in der Routine zur Verfügung stehenden Medikamenten durchgeführt werden. Lediglich Ketanest sollte nach Ansicht einiger Autoren wegen der kardiovaskulären Begleiterscheinungen in der Hyperthyreose vermieden werden. Volatile Anaesthetika können eingesetzt werden. Dabei sollte auf Halothan wegen seiner verstärkten arrhythmogenen Wirkung verzichtet werden, zumal eine Erhöhung der Lebertoxizität in Kombination mit einer Hyperthyreose beschrieben wurde. Die MAC-Werte der Inhalationsanaesthetika werden von den Schilddrüsenhormonen nur unwesentlich beeinflußt.

Abhängig von Dauer und Ausmaß der hormonellen Dysfunktion ist ein invasives ▶ **Monitoring** mit kontinuierlicher Erfassung des arteriellen Drucks und/oder des zentralvenösen Drucks von Vorteil. Eine eventuell vorbestehender Volumenmangel bei hyperthyreoten Patienten infolge einer hyperperistaltischen Diarrhoe, einer verstärkten Perspiration und eines erniedrigten peripheren Widerstandes sollte durch großzügige Volumengabe ausgeglichen werden.

Bei nicht eindeutigen anatomischen Verhältnissen und Anzeichen für eine technisch ▶ **schwierige Intubation** sollten entsprechend Vorbereitungen wie die Bereitstellung eines ▶ **Fiberbronchoskops** getroffen werden.

Die ▶ **Intubation** erfordert in Abhängigkeit von der intraoperativen Zugangsmöglichkeit zum Tubus im Zusammenhang mit der Lagerungs- und Zugangstechnik des Operateurs unter Umständen die Verwendung eines ▶ **Spiraltubus**. Der Tubus sollte nach erfolgter Intubation gegen Diskonnektion zusätzlich gesichert werden, da eine intraoperative Korrektur nur unter erheblichen Schwierigkeiten möglich ist. Die unmittelbarer Nähe der Augen zum Operationsfeld erfordert einen guten Schutz gegen Austrocknen und Druckläsionen der Hornhaut. Eine rektale oder ösophageale Temperatursonde ist wichtig, da hypothyreote Patienten eher unterkühlen, hyperthyreote Patienten dagegen erhöhte Temperaturen aufweisen. Deshalb sollte bei diesen Patienten versucht werden, die Körpertemperatur mit einer Kühl- oder Wärmematte möglichst stabil zu halten.

▶ **Intraoperative Komplikationen** sind meist die Folge einer verstärkten Blutungsgefahr. Die starke Vaskularisierung und die erhöhte Fragilität einer hyperthyreoten Struma insbesondere bei Morbus Basedow, aber auch die Nähe größerer Halsgefäße bei retrosternalen Strumen führt oft zu massiven Blutungen. Eine Luftembolie durch die Eröffnung venöser Halsgefäße ist eine seltene Komplikation, die vorwiegend bei einer sitzenden Position oder Anti-Trendelenburg-Lagerung auftritt.

Passagere Bradykardien oder eine Asystolie resultieren aus einer mechanischen ▶ **Reizung des N. vagus**. Tachykardien und Blutdruckanstiege sind nicht die Folge der Manipulationen an der Schilddrüse und einer Ausschüttung von Schilddrüsenhormonen, sondern einer nicht ausreichenden Narkosetiefe [10]. Tachykardien oder ▶ **Rhythmusstörungen** können durch Gabe von kurzwirksamen Betablockern oder Antiarrhythmika zum Beispiel Lidocain oder Verapamil therapiert werden. Auf eine

Perioperative Jodkontamination kann auch nach einer Latenzzeit von Wochen zu einer Hyperthyreose führen.

▶ Postoperativen Phase

▶ Recurrensparese
Inzidenz der Recurrenzparese bis zu 10%.

▶ Nachblutungen
▶ Postoperative Weichteilschwellung

3-5% Häufigkeit von passageren Hypokalzämien.

▶ Regelmäßige Überprüfung der Serumkalziumspiegel

▶ Bildung und Sekretion von Parathormon (PTH)

80% des Kalziums liegt an Albumin gebunden vor und ist physiologisch nicht wirksam.

akzidentelle Jodkontamination bei Patienten mit Verdacht auf autonome Knoten sollte streng geachtet werden. Für den Patienten stellt dies zwar intraoperativ keine Gefährdung dar, kann aber aufgrund des Wolff-Chaikoff-Effekts bei Patienten, die nicht einer Schilddrüsenoperation unterzogen wurden, mit einer Latenzzeit von mehreren Wochen bis Monaten zu einer hyperthyreoten Krise führen.

Bei Ausleitung der Narkose und auch während der unmittelbaren ▶ **postoperativen Phase** im Aufwachraum sollte die Möglichkeit einer notfallmäßigen Intubation gegeben sein. Es kann zu einer, wenn auch unter Umständen temporären, einseitigen oder beidseitigen Läsion des Nervus recurrens kommen. Die Häufigkeit der ▶ Recurrensparese wird bei Ersteingriffen mit bis zu 4% angegeben und steigt bei Rezidiveingriffen auf 10% an [11, 12]. Eine Inspektion der Stimmbänder mit dem Laryngoskop nach Extubation kann dabei hilfreich sein. Zum anderen kann es zu ▶ Nachblutungen, verbunden mit der Gefahr der ▶ **postoperativen Weichteilschwellung** kommen, was eine lückenlose postoperative Überwachung erfordert. Die venöse Blutungsgefahr und die Weichteilschwellung kann durch eine erhöhte Lagerung des Oberkörpers zumindest reduziert werden.

In etwa 3-5% der Thyreoidektomien kommt es in der späten postoperativen Phase zu einer Hypokalzämie, ausgelöst durch eine Läsion der Epithelkörperchen. Diese Komplikation tritt etwa 18-24 Stunden postoperativ auf und ist durch eine zunehmende Somnolenz und erhöhte Krampfneigung gekennzeichnet [12]. Bei subtotalen Parathyreoidektomien ist der Schaden meist reversibel, eine vollständige Entfernung der Epithelkörperchen ist oft das Resultat einer radikalen Thyreoidektomie bei Schilddrüsenkarzinom. Die postoperative Überwachung erfordert in diesen Fällen eine ▶ **regelmäßige Überprüfung der Serumkalziumspiegel**. Therapeutisch sollte eine intravenöse Substitution des Kalzium erfolgen [13].

Nebenschilddrüse

Die Nebenschilddrüse besteht aus normalerweise vier, hinter der Schilddrüse lokalisierten Epithelkörperchen, deren hauptsächliche Funktion in der ▶ **Bildung und Sekretion von Parathormon (PTH)** liegt, einem aus 76 Aminosäuren bestehenden Polypeptid. Darüber hinaus existieren in der Nebenschilddrüse aber auch oxyphile Zellen, deren Aufgabe unbekannt ist.

Parathormon regelt den Kalziumstoffwechsel durch Erhöhung der renalen Reabsorption im distalen Tubulus. Bestimmt wird die Freisetzung von PTH hauptsächlich durch die Höhe des Serumkalziumspiegels. Die in der Niere stattfindende Hydroxylierung von 25-Cholecalciferol in 1,25-Dihydroxycholecalciferol, dem aktiven Vitamin D3-Metaboliten ist durch PTH gesteuert und reguliert die intestinale Aufnahme von Kalzium und Phosphat (Abb. 2).

Der größte Anteil des Serumkalzium ist an Albumin gebunden (80%), aber nur der freie Anteil, das ionisierte Kalzium, ist von physiologischer Bedeutung. Die Bindung des Kalzium an Albumin ist pH-abhängig und wird durch Alkalose verstärkt.

Nebenschilddrüse

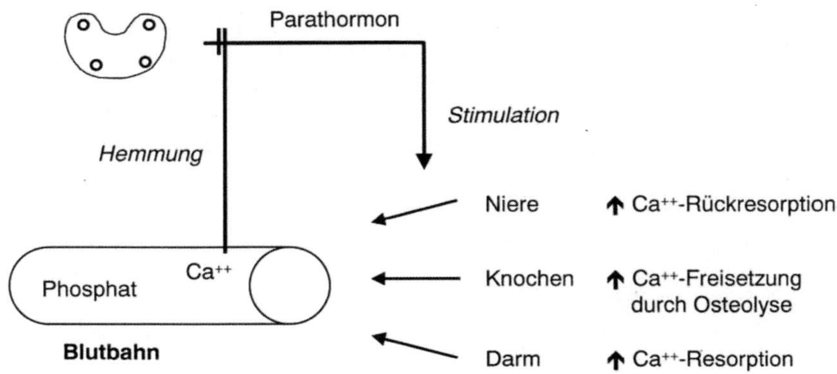

Abb. 2 ◀
Wirk- und Regelmechanismen des Parathormon

Da im Labor unter Umständen nur das Gesamtkalzium im Blut bestimmbar ist, kann das ionisierte Kalzium (Ca^{2+}) durch folgende Formel unter Einschluß des Serumalbuminspiegels ermittelt werden:

Ca^{2+} (mmol/l) = Gesamtkalzium (mmol/l) - Serumalbumin [g/dl] + 4
Ca^{2+} (mmol/l) = Gesamtkalzium [mmol/l] - (0.25 x Serumalbumin [g/dl]) + 1.0

PTH hat durch die Steuerung des Kalziumstoffwechsels des Knochens auch direkten Einfluß auf die Serumspiegel von Phosphat und Magnesium [13].

Klinik

Ein ▶ **Hypoparathyreoidismus** ist seltener eine Folge idiopathischer Krankheitsvorgänge, sondern meist iatrogen durch chirurgische Entfernung im Rahmen von Thyreoidektomien oder Radiojodtherapie. Die ▶ **Hauptsymptome** eines Hypoparathyreoidismus bestehen aus einem niedrigen Serumkalziumspiegel und deutlich angehobenen Phosphat- und Bikarbonatspiegels infolge einer verstärkten renalen Rückresorption dieser Substanzen bei PTH-Mangel. Hypokalzämie führt zu einer verstärkten Tetanieneigung, die zu schmerzhaften Muskelspasmen führen kann, die auch die Larynxmuskulatur betreffen kann. Eine mögliche begleitende Hyperventilation resultiert in einer pH-Verschiebung mit einer Reduktion des ionisierten Kalziums durch verstärkte Serumeiweißbindung. Kardiale Folgen eines erniedrigten Serumkalziumspiegels ist das verlängerte QT-Intervall und der mögliche 2:1 Block.

Die ▶ **Therapie** erfolgt symptomatisch durch intravenöse Gabe von Kalzium und kausal durch Cholecalciferolpräparate (z.B. Dihydrotachysterol 0,5-1,5 mg/Tag).

▶ **Hyperparathyreoidismus** ist durch erhöhte Spiegel von PTH charakterisiert und kann die Folge einer primären, sekundären oder tertiären Überfunktion sein. In 90% der Fälle liegt ein meist primärer Hyperparathyreoidismus auf Grund eines singuläres Adenom mit einer Prävalenz für Frauen im Alter von 30-50 Jahren (3:1) vor. Neben einer Hyperkalzämie liegt ein niedriger Phosphatspiegel mit einer Erhöhung der alkalischen Phosphatase durch erhöhte Osteoklastenaktivität des Skelettsystems vor. Der erhöhte Kalziumspiegel führt zu einer Polyurie mit der Ausbildung von Nierensteinen und der Möglichkeit des Nierenversagens. Die Symptome des kardiovaskulären Systems beinhalten einen arteriellen Hypertonus mit einer möglichen latenten Hypovolämie und einer verkürzten PQ-Zeit und QT-Intervall mit Prädisposition zu Arrhythmien. Viele Patienten leiden unter einer Mangelernährung infolge Erbrechen und Übelkeit verbunden mit einem gehäuften Auftreten von Magengeschwüren infolge einer erhöhten gastralen Säureproduktion. Auch mentale Veränderungen wie Desorientiertheit oder Psychosen können Symptome einer ausgeprägten Hyperkalzämie sein.

Anaesthesiologische Aspekte

Die Anaesthesie für Eingriffe der Nebenschilddrüse erfordert eine der Anaesthesie bei Schilddrüsenerkrankungen vergleichbare ▶ **Sicherung der Atemwege**. Es sollte auch hier berücksichtigt werden, daß die oberen Extremitäten des Patienten sowie der Kopf intraoperativ nur schwer zugänglich sein können, so daß sichere venöse Zugänge und eine Sicherung der Atemwege unter Umständen durch Verwendung eines Spiraltubus mit guter Fixierung gewährleistet sein müssen. Auch auf den ▶ **Schutz der Augen** gegen Austrocknung oder mechanische Einflüsse wie Druck sollte geachtet werden. Vergleichbar ist auch das postoperative Risiko einer ▶ **Parese des Nervus recurrens** mit Behinderung der Atmung durch eine einseitige oder beidseitige Stimmbandlähmung sowie durch ein ▶ **Glottisödem** bei Hyperparathyreoidismus. Epithelkörperchen können auch, wie z. B. im Rahmen eine multiplen endokrinen Neoplasie entlang der Aorta lokalisiert sein, so daß in Absprache mit dem Operateur auch Vorbereitungen für eine mögliche Thorakotomie hinsichtlich des Monitorings getroffen werden müssen.

▶ **Hypoparathyreoidismus** verursacht anaesthesiologische Besonderheiten hauptsächlich aus den Symptomen der Hypokalzämie resultierend, die durch die präoperative Substitution von Kalzium über Perfusor korrigiert werden [13].

Die ▶ **Überwachung der Therapie** erfolgt mittels EKG und durch Bestimmung des ionisierten Kalzium im Serum. Ein invasives Monitoring ist meist entbehrlich.

▶ **Anaesthesiologische Probleme** ergeben sich beim Hyperparathyreoidismus aus der allerdings nicht häufig anzutreffenden Hyperkalzämie und einem möglichen präoperativen Nierenversagen. Der erhöhte Kalziumspiegel kann durch forcierte Diurese mit Volumengabe und der Anwendung eines Schleifendiuretikum unter Kontrolle des Kalium-, Magnesium- und Phosphatserumspiegels durch Erhöhung der renalen Elimination gesenkt werden. Bei niereninsuffizienten Patienten kann dies durch eine präoperative Hämofiltration oder -dialyse erfolgen.

Bis auf Patienten, die auf Grund der Hyperkalzämie EKG-Veränderungen zeigen oder im Zusammenhang mit einer versteckten Hypovolämie hämodynamisch instabil sind, erfordert die Durchführung der Anaesthesie kein invasives Monitoring. Postoperativ ist eine ▶ **engmaschige Überwachung** der Serumkalzium, Magnesium und Phosphatspiegel dringend notwendig, da bei einer radikalen Entfernung aller oder einer passageren Insuffizienz der verbliebenen Epithelkörperchen es zu einer ausgeprägten Hypokalzämie, Hypophosphatämie und Hypomagnesiämie kommen kann. Dabei ist die Höhe des ionisierten Kalzium von primärer klinischer Bedeutung.

Der Serumspiegel des ionisierten Magnesiums und nicht des Gesamtmagnesiums ist von klinischer Bedeutung. ▶ **Hypomagnesiämie** resultiert in Herzrhythmusstörungen und neuromuskulärer Übererregbarkeit, Hypophosphatämie kann zu einer Rhabdomyolyse, Hämolyse, Thrombozytendysfunktion und Kontraktilitätsstörungen des Herzens führen.

Erkrankungen der Nebenniere

Die Nebenniere läßt sich anatomisch in Nebennierenrinde und Nebennierenmark differenzieren. Während im Nebennierenmark Katecholamine synthetisiert werden, lassen sich in der Nebennierenrinde drei Gruppen von Hormonen unterscheiden: Glukokortikoide, Mineralokortikoide sowie Androgene und Östrogene.

Erkrankungen des Nebennierenmarks

Phäochromozytom

Phäochromozytome sind ▶ **katecholaminproduzierende Tumore** chromaffiner Zellen des sympathoadrenalen Systems. 90% der Tumore sind gutartig, 10% wachsen invasiv oder metastasierend. Die häufigste ▶ **Lokalisation** ist zu 90% das Nebennirenmark, bevorzugt rechtsseitig, jedoch sind auch entsprechend der Genese alle Lokalisationen entlang der symphatoadrenalen Achse möglich. Sie sind für etwa 0,1-1% aller Hypertonien verantwortlich. Phäochromozytome treten entweder alleine oder im Zusammenhang mit Syndromen auf (Tabelle 1).

Noradrenalin (NA) wird von postganglionären sympathischen Nervenzellen gebildet, während NA und Adrenalin zusammen vom Nebennierenmark sezerniert

Tabelle 1

Syndrome, die mit einem Phäochromozytom assoziiert sein können

Multiple endokrine Neoplasie (MEN)	Neuroektodermale Neoplasien
Typ IIa (Sippel-Syndrom)	Neurofibromatose
Medulläres Schilddrüsenkarzinom	Tuberöse Sklerose
Nebennierenhyperplasie oder Adenom	Sturge-Weber Syndrom
Phäochromozytom	Von Hippel-Lindau-Syndrom
Typ IIb MEN oder Typ IIa	
plus Mukosale Neurome	
Marfanoider Habitus	

wird. Somit sind je nach Tumorherkunft entweder NA und/oder Adrenalin erhöht nachweisbar. Bei isoliert erhöhtem Adrenalinspiegel geht der Tumor zumeist vom Nebennierenmark aus.

Klinik. Die ▶ **klassische Symptomentrias** umfaßt Kopfschmerz, Schwitzen sowie Palpitationen einhergehend mit Bluthochdruck. Es sind aber auch Hautblässe, Tremor, Herzrhythmusstörungen, Angstzustände, Angina pectoris und Lungenödem als Symptome beschrieben worden. Vornehmlich NA-produzierende Tumore verursachen einen Hypertonus mit kleiner Blutdruckamplitude und eine relative Bradykardie aufgrund der Wirkung an α-Rezeptoren. Adrenalin-produzierende Neoplasien führen eher zu einer Hypertonie mit niedrigeren diastolischen Drücken und Tachykardie (hauptsächliche β-Rezeptoren Wirkung). Allerdings ist die Klinik allein meist nicht ausreichend, um auf die Genese des Tumors hinsichtlich des Katecholamins zu schließen, da zum einen Mischformen auftreten und zum anderen durch Rezeptorsuppression das klinische Bild verändert werden kann. Sehr selten sind dopaminproduzierende Tumore.

Die ▶ **Diagnosesicherung** kann mittels mehrerer voneinander unabhängiger Methoden erfolgen. Die früher übliche Bestimmung der Vanillinmandelsäure im Urin hat eine Sensitivität von nur 60%. Genauer ist die Bestimmung der Urinmetanephrine mittels Radioimmunassay, welche eine 95%-Spezifität hat. Die Lokalisierung des Tumors gelingt in der Regel mittels CT-/ oder MRT-Untersuchung. Zusätzlich ist die Durchführung eines Metajodbenzylguanidinscans (MIBG-Scan) anzuraten, bei dem radioaktiv markiertes Substrat chromaffiner Zellen appliziert und die lokale Aufnahme in Tumorgewebe dargestellt werden kann. Mit dieser Methode sind vor allem extraadrenal gelegene Tumore und/oder Metastasen auffindbar.

Anaesthesiologische Aspekte. Durch den präoperativen Einsatz von ▶ **α–Blockern** konnte die perioperative Letalität von 40% auf weniger als 3% gesenkt werden. Zur α-Blockade gilt die Gabe von Phenoxybenzamin bis zu einer Dosis von 60-250 mg/die als Therapie der Wahl. Um den Zustand maximaler Vasokonstriktion zu normalisieren und den normalen Gefäßfüllungszustand wiederherzustellen, sind mindestens 2 Wochen Therapie notwendig. Dabei sinkt der Hämatokrit häufig als Folge des zunehmenden Blutvolumens.

Die nicht selten zu beobachtende ▶ **Reflextachykardie** kann dann den Einsatz von β–Blockern notwendig machen. Keinesfalls dürfen β-Blocker vor ausreichender α-Blockade gegeben werden, da der Wegfall der β2-bedingten Vasodilatation bei hohen Noradrenalinspiegeln und zu hoher myokardialer Nachlast zu einer ▶ **hypertensiven Krise** mit Linksherzversagen und Lungenödem führen kann. Für eine schnellere Vorbehandlung ist Phenoxybenzamin auch in ansteigender Dosierung von 1-2 mg/kg/die als Infusion über 2 Stunden für drei Tage, gefolgt von β-Blockern empfohlen worden. Neben Phenoxybenzamin ist auch Prazosin als β1–blockierende Substanz mit Erfolg eingesetzt worden. Roizen gibt als Kriterien für eine ausreichende ▶ **präoperative medikamentöse Vorbehandlung** an [14]:

1. Blutdruck nicht höher als 160/90 mmHg innerhalb der letzten 24 h präoperativ,
2. Blutdruck nicht unter 80/45 mmHg bei orthostatischen Manövern (Schellong-Test)
3. EKG ohne ST-Segmentveränderungen eine Woche präoperativ,
4. weniger als eine ventrikuläre Extrasystole pro 5 Minuten.

Bei der ▶ **präoperativen Diagnostik** ist besonderes Augenmerk auf die myokardiale Pumpfunktion zu legen. Gegebenenfalls sind serielle Echokardiographien durchzuführen, um die Auswirkungen und den Verlauf einer katecholamininduzierten Kardiomyopathie im Rahmen der präoperativen α-Blockade zu beurteilen.

Das ▶ **intraoperative Monitoring** orientiert sich am präoperativen Zustand des Patienten. So ist der gut eingestellte Patient ohne kardiale Beteiligung neben dem üblichen Narkosemonitoring mit arterieller Blutdruckmessung und einem zentralen Venenkatheter ausreichend überwacht. Tritt eine Kardiomyopathie hinzu, ist wegen der mit Tumormanipulation massiv ansteigenden Katecholaminspiegel ein Swan-Ganz-Katheter indiziert, um akute Störungen der Herzfunktion besser erkennen und therapieren zu können. In den Händen des Erfahrenen ist die transösophageale Echokardiographie zur perioperativen Überwachung bei dieser Patientengruppe mit Erfolg eingesetzt worden.

▶ **Operativer Verlauf**

Der ▶ **operative Verlauf** ist gekennzeichnet durch überschießende Reaktionen auf schmerzhafte Stimuli wie Laryngoskopie oder Tumormanipulation. Nach Identifizierung und Unterbindung venöser Tumorgefäße sinken die Katecholaminspiegel schnell ab, bei okkulter Hypovolämie kann es zu schweren Hypotensionen kommen. Somit sind einerseits gut steuerbare Anaesthetika mit geringer kardiozirkulatorischen Depression zu empfehlen, wobei alle neueren Medikamente mit Erfolg angewandt worden sind. Zurückhaltung wird bei Pancuronium wegen seiner symphatikusstimulierenden Wirkung empfohlen. Obwohl auch über den Einsatz von ▶ **Periduralanaesthesie** berichtet worden ist, scheint hier besondere Vorsicht geboten, da eine nicht ausreichende präoperative α-Blockade bei Wegfall der Katecholaminzufuhr nach Tumorresektion zu einer massiven Vasodilatation mit protrahierter Hypotension führen kann. Gegen ▶ **perioperative hypertensive Episoden** sind Natriumnitroprussid, Nitroglyzerin, Phentolamin, Nicardipin, Nifedipin, Magnesiumsulfat, Esmolol und Diltiazem erfolgreich eingesetzt worden.

▶ **Periduralanaesthesie**

▶ **Perioperative hypertensive Episoden**

▶ **Magnesiumsulfat**

Verschiedenste Vasodilatatoren sind mit gutem klinischen Erfolg zur Therapie eingesetzt worden.

Neben den „klassischen" Antihypertensiva ist ▶ **Magnesiumsulfat** besonders herauszustellen. In einer Dosierung von 40-60 mg/kg KG (1,65-2,47 mmol/kg KG) vor Einleitung ist es in der Lage, den Blutdruckanstieg durch Intubationsreiz abzumildern und zur perioperativen Kreislaufstabilität beizutragen. Allerdings ist der Einsatz eines Nervenstimulators zu empfehlen, da Mg^{2+} bekanntermaßen zu einer Wirkungsverstärkung und -verlängerung der Muskelrelaxanswirkung führt. Hinsichtlich der guten Steuerbarkeit ist Natriumnitroprussid der bevorzugt eingesetzte Vasodilatator. Eine begleitende Tachykardie ist mit einem ▶ **ß1-Blocker** mit kurzer Halbwertszeit (z.B. Esmolol, Atenolol) gut behandelbar. Die kurze Wirkdauer beider Substanzen ist besonders nach Tumorentfernung bzw. Ligatur venöser Tumorgefäße von Vorteil. Ein unterschätzter Volumenmangel bei nicht ausreichender präoperativer α-Blockade macht sich in dieser Situation am drastischsten bemerkbar. ▶ **Postoperativ** sind die Patienten intensivmedizinisch zu überwachen, da weiterhin Volumenbedarf bestehen kann und bei 50% der Patienten die Hypertension für ein bis zwei Wochen persistiert. Nach Tumorentfernung sind Hypoglykämien möglich und erfordern eine engmaschige Kontrolle der Serumglukosespiegel.

▶ **ß1-Blocker**

▶ **Postoperative Überwachung**

Ein wesentlicher Teil der anaesthesiologischen Aufgaben zur erfolgreichen operativen Therapie des Phäochromozytom liegt in der sorgfältigen präoperativen Vorbereitung, die die perioperative Morbidität und Letalität erheblich beeinflußt.

Erkrankungen der Nebennierenrinde

In der Nebennierenrinde werden drei Gruppen von Hormonen produziert: Glukokortikoide, Mineralokortikoide sowie Androgene und Östrogene.

▶ **Glukokortikoide**

Hauptvertreter der ▶ **Glukokortikoide** ist das Cortisol, welches nach hypothalamischer Freisetzung von CRH (corticotropin releasing hormone) und ACTH-Stimulation (adreno-corticotropes Hormon) sezerniert wird. Täglich werden etwa 20–300 mg produziert, wobei das Maximum bei extremer Anstrengung oder schweren Krankheitszuständen wie z.B. Sepsis erreicht wird. Es fördert die Glukoneogenese und hebt so den Blutzuckerspiegel. Die geringe ▶ **mineralokortikoide Wirkung** führt zu erhöhter Kaliumausscheidung, Natriumretention und zur Hypertonie. Glukokortikoide wirken katabol auf den Proteinmetabolismus und erzeugen eine negative Stickstoffbilanz. Ein chronischer Hypercortisolismus führt zu Osteoporose und Stammfettsucht. Als Folge erhöhter Cortisolspiegel werden ACTH, LH, FSH, TSH und STH supprimiert.

▶ **Mineralokortikoide Wirkung**

Eine der wichtigsten therapeutischen Effekte ist die ▶ **antiinflammatorische Wirkung** des Cortisol. Mineralokortikoide, vor allem Aldosteron, werden über den Renin-Angiotensin-Mechanismus durch Hyperkaliämie, Hyponatriämie und zu einem geringeren Anteil durch ACTH freigesetzt. Sie spielen eine wichtige Rolle bei der Aufrechterhaltung der Homöostase des Wasser- und Elektrolythaushaltes. Aldosteronüberschuß führt zur Natrium- und Wasserretention sowie Kaliurese.

▶ **Antiinflammatorische Wirkung**

Hypercortisolismus/Cushing-Syndrom

Klinik. Eine Sekretionsmenge über 30 mg/die Cortisol gilt als unphysiologisch und verursacht das Cushing-Syndrom. Als Ursachen kommen neben der exogenen Zufuhr von Kortikoiden auch eine ▶ **ACTH-Überproduktion** durch ein Hypophysenadenom oder ein paraneoplastisches Syndrom in Betracht. Das ▶ **klinische Bild** ist gekennzeichnet durch Bluthochdruck, nicht selten liegt eine ischämische Herzerkrankung vor. Der Serumkaliumspiegel ist erniedrigt, fällt aber selten unter 3 mval/l. Die Patienten leiden unter peripheren Ödemen und Stammfettsucht, die Blutzuckerspiegel sind erhöht. Die Haut wird dünn und verletzlich, bei ausgeprägtem Hypercortisolismus ist eine starke Osteoporose mit schmerzlosen Spontanfrakturen beschrieben worden. Bei endogener Cortisolproduktion sind aufgrund androgener Nebeneffekte des Cortisol eine Vermännlichung weiblicher Patienten mit Hirsutismus und Störungen des Menstruationszyklus bis zur Amenorrhoe möglich. Zur Diagnosestellung werden Cortisolbestimmungen im Plasma und Urin durchgeführt. Weiterhin ist bei Patienten mit Cushing-Syndrom der morgentliche Cortisolspiegel nach mitternächtlicher Gabe von Dexamethason, einem potenten synthetischen Cortikoid, im Gegensatz zu Gesunden nicht supprimiert.

Anaesthesiologische Aspekte. Die anaesthesiologischen Besonderheiten ergeben sich aus dem möglichen Vorliegen eines arteriellen Hypertonus, einer ischämischen Herzerkrankung, Hypokaliämie, Diabetes mellitus, fragiler Haut und einer schweren Osteoporose (Frakturgefahr bei der Lagerung des Patienten). Die ▶ **Wahl der Anaesthetika** wird eher durch Auftreten und Schwere der oben genannten Begleiterkrankungen als durch den Hypercortisolismus selbst bestimmt. Beachtet werden sollte jedoch eine durch den allgemeinen Katabolismus bedingte mögliche Muskelschwäche der Patienten mit verstärkter Sensibilität auf Muskelrelaxanzien. Hier ist der Einsatz eines Relaxometers anzuraten. Eine typische, wenn auch seltene Komplikation eines transsphenoidalen Hypophyseneingriffes ist der operationsbedingt ausgelöste ▶ **Diabetes insipidus** bei Ausfall der ADH-Sekretion. Ein Harnblasenkatheter ist aus diagnostischen und therapeutischen Gründen essentiell. Darüber hinaus ist ein zentraler Venenkathether zur besseren Bilanzierung des Volumenhaushaltes sinnvoll. Bei Patienten nach Entfernung beider Nebennieren steht die komplett ausgefallene Cortisolproduktion therapeutisch im Vordergrund, da diese Patienten ohne adäquate Cortisonsubstitution nach wenigen Tagen mit dem Bild einer ▶ **Addison-Krise** in einen therapierefraktären Kreislaufschock geraten können. Die ▶ **perioperative Substitution** sollte mit bis zu 300 mg Hydrocortison/Tag begonnen werden, wobei die erste Dosis von 100 mg i.v. präoperativ gegeben werden sollte. Die weitere Substitution kann entweder in Einzeldosen alle 6 h oder kontinuierlich i.v. erfolgen.

Nebenniereninsuffizienz/Morbus Addison

Zur Nebenniereninsuffizienz (NNI) mit Abfall des Serumcortisolspiegels kann es entweder durch Ausfall der Nebenniere selbst (primäre NNI) oder durch Ausfall oder Verminderung hypothalamischer oder hypophysärer Hormone (CRH, ACTH, sekundäre NNI) kommen. ▶ **Hauptursachen** einer primären NNI sind Autoimmunerkrankungen, Tuberkulose, Einblutungen im Rahmen einer Sepsis (z.B.: Waterhouse-Friderichsen-Syndrom), Verbrennungen oder Durchblutungsstörungen bei Heparin-induzierter Thrombozytopenie Typ II. Selten führt ein Karzinom der NN zu einem klinisch relevanten Cortisolmangel. Hauptursache einer sekundären NNI sind exogen zugeführte Kortikoide, die zu einer Suppression der hypothalamisch-hypophysären Nebennierenregulation mit einer daraus resultierenden Hypoplasie der NN führen. ▶ **Seltenere Ursachen** für die Nebenniereninsuffizienz sind Erkrankungen des Hypothalamus bzw. der Hypophyse wie z. B. Sarkoidose oder Hypophysentumore.

Klinik. Das klinische Bild erklärt sich über das Fehlen von Aldosteron- und Cortisolwirkung: Die Patienten verlieren große Mengen Natrium bei gleichzeitig verminderter Kaliumausscheidung. Das Resultat ist eine Hypovolämie, Hypotension und Hyperkaliämie. Aufgrund des Cortisolmangels findet sich eine Hypoglykämie und vor allem bei schon geringem Stress ein ausgeprägter auf die üblichen Maßnahmen wie Volumen- und Katecholamingabe nur ungenügend ansprechender Kreislaufschock: Bei Belastungssituationen ist eine Steigerung der physiologischen Glukokortikoidsekretion nicht möglich, sodaß die durch Cortisol modulierte Katecholaminwirkung an Gefäßwand und Myokard wegfällt bzw. zu schwach ausfällt. Bei Patienten mit primärer NNI kommt es kompensatorisch zu einer Steigerung des Melanozyten stimulierenden Hormones (MSH) mit typischer Hyperpigmentation der Haut. Eine Diagnosestellung gelingt mit Hilfe des Kortikotropinstimulationstestes, bei dem nach Gabe von Cortikotropin der Cortisolplasmaspiegelanstieg gemessen wird.

Zur Addison-Krise kann es entweder bei völligem Ausfall der NN-Funktion nach Resektion oder Einblutung kommen sowie bei nicht ausreichender Sekretion bei Streßsituationen. Die ▶ **Therapie der Addison-Krise** umfaßt die sofortige Gabe von Hydrocortison 100 mg i.v. schon bei bloßem Krankheitsverdacht. Danach sind alle 6 h 50-100 mg i.v. als Bolus oder über einen Perfusor zu verabreichen. Parallel hierzu ist ein aggressiver Ausgleich des bestehenden Volumenmangels durch kristalloide Elektrotlytlösungen und Glukosegabe zur Aufrechterhaltung des Blutglukosespiegels notwendig. Die Hyperkaliämie (bis 7 mval/l) reagiert üblicherweise auf rehydrierende Maßnahmen und die Cortisongabe. Nach Stabilisierung des Zustands kann die Cortisondosis langsam über mehrere Tage hinweg bis auf eine Erhaltungsdosis von etwa 30 mg/die reduziert werden.

Anaesthesiologische Aspekte. Besonderes Interesse verdienen Patienten unter ▶ **Kortikoiddauermedikation.** Hier sind bereits nach zweiwöchiger Therapie NN-Funktionsstörungen beschrieben worden. Es besteht somit die Gefahr der perioperativen NNI. Diese Suppression der NNR durch eine Medikation oberhalb der Cushingschwelle erfordert eine perioperatve Substitution bis zu einem Jahr nach Absetzen der Kortikoidmedikation [15]. Der prämedizierende Anaesthesist muß dies bei der Medikamentenanamnese erfragen. Aufgrund der Gefahr einer Addison-Krise ist eine prophylaktische ▶ **perioperative Kortikoidgabe** (bis 300 mg/die Hydrocortison) anzuraten. Nebenwirkungen sind bei einer kurzfristigen hochdosierten Kortisongabe nicht zu erwarten, insbesondere keine Wundheilungsstörungen. Aufgrund der mineralokortikoiden Begleitwirkungen des Hydrocortison ist die spezielle Gabe eines Mineralokortikoids meist nicht notwendig.

Hyperaldosteronismus

Zum primären Hyperaldosteronismus (Conn-Syndrom) kommt es entweder über ein hormonproduzierendes NN-Adenom oder eine bilaterale NN-Hyperplasie. Wird der Hyperaldosteronismus durch eine gesteigerte Reninfreisetzung verursacht, spricht man von sekundärem Hyperaldosteronismus. Das ▶ **klinische Bild** ist gekennzeichnet durch Hypertonie mit Hypokaliämie und Alkalose, wobei das Kaliumdefizit bis zu 400 mval betragen kann. Nach Diagnosestellung und ggf. indizierter operativer Therapie z.B. eines NN-Adenoms stellt die längere Anwendung des Aldosteronantagonisten Spironolakton eine kausale Therapie der Hypervolämie und überschießenden Kaliurese dar. Allerdings ist der Wirkungseintritt des Spironolaktons langsam und eine volle Wirkung erst nach zwei Wochen zu erwarten.

Hypoaldosteronismus

Dieses seltene Krankheitsbild kann unter anderem aufgrund eines angeborenen Defektes der Aldosteronsynthetase, bei verminderter Reninfreisetzung und nach Gabe eines Angiotensin-Converting Enzymhemmers auftreten. ▶ **Leitsymptom** ist eine Hyperkaliämie z.T. mit hyperchlorämischer Azidose bei normaler Nierenfunktion. Daneben sind Hyponatriämie und orthostatische Hypotonie mögliche Symptome. Die Hyperkaliämie verursacht Herzrhythmusstörungen. Wahleingriffe sind daher zu verschieben bis die Gabe eines Mineralokortikoids (z.B. Fludrokortison 0,1-0,2 mg/ die p.os) Wirkung zeigt. Im Notfall sind jedoch ggf. die üblichen Maßnahmen bei Hyperkaliämie wie forcierte Diurese, Glukose/Insulingabe, Gabe von Natriumbikarbonat, Kalziuminfusion und Dialyse durchzuführen.

▶ Therapie der Addison-Krise

Eine Addison-Krise kann als Folge von Stressituationen auftreten.

Hydrokortison bei Krankheitsverdacht.

▶ Kortikoiddauermedikation

▶ Perioperative Kortikoidgabe

▶ Klinisches Bild

Hypertonie aufgrund einer Natriumretention mit Hypokaliämie und Alkalose sind typische Zeichen.

Spironolacton antagonisiert den überschießenden Aldosteroneinfluß.

▶ Leitsymptom

Hyperkaliämie z.T. mit hyperchlorämischer Azidose ist typisch.

Karzinoid

Flush, Diarrhoe mit Dehydratation und Elektrolyverschiebungen, Herzklappenerkrankungen sowie Asthma sind typische Symptome.

Der Begriff ► **Karzinoid** beschreibt Tumore mit langsamem Wachstum und meist guter Prognose aufgrund der seltenen Metastasenbildung. Für diese Tumore gelang der Nachweis einer ► **Hormonproduktion** mit Freisetzung von Aminen und/oder Peptide. 75% der Karzinoide haben ihren Ursprung im Gastrointestinaltrakt, vor allem in Dünndarm, Appendix und Magen [16]. Die zweithäufigste ► **Lokalisation** ist die Lunge mit 22% aller Fälle. Selten findet man den Tumor in Leber, Pankreas und Thymus. Überwiegend sind Erwachsene im mittleren bis hohen Alter betroffen, jedoch sind auch kindliche Fälle, insbesondere mit Befall des Appendix bekannt.

Pathophysiologie

Viele Jahre wurden die ► **Symptome des Karzinoids** der alleinigen Produktion von Histamin und Serotonin zugeschrieben. Obwohl dies in vielen Fällen auch zutrifft, sind mittlerweile eine Vielzahl von weiteren Mediatorsubstanzen, wie Tachykinine, Bradykinine, Prostaglandine, adrenokortikotropes Hormon und vasoaktives intestinales Peptid (VIP) nachgewiesen worden.

Die ► **Diagnose** eines Serotonin-sezernierendes Tumors kann durch Messung erhöhter Plasma- und Urinserotoninspiegel sowie durch das im Urin nachweisbaren Abbauprodukt 5-Hydroxyindolessigsäure (5-HIAA) gestellt werden [17]. ► **Serotonin** verfügt sowohl über vasodilatatorische als auch vasokonstriktorische Eigenschaften, so daß Hypo- als auch Hypertensionen beobachtet werden können. Über indirekt freigesetztes Noradrenalin sind auch kardial inotrope und chronotrope Wirkungen möglich. Die Darmmotilität wird erhöht und über den Dünndarm vermehrt Wasser, Natrium, Chlorid und Kalium sezerniert. Erbrechen, Bronchospasmus und Hyperglykämie werden ebenso wie verzögertes Erwachen aus Narkose den erhöhten Plasmaserotoninspiegeln zugeschrieben.

► **Histamin** wird vor allem durch im Magenbereich sitzende Karzinoide sezerniert und soll für Bronchospasmus und Vasodilatation („Flush") verantwortlich sein. Venös sezerniertes Histamin ist nach der Lungenpassage nicht mehr nachweisbar, so daß zumindest die ursächliche Wirkung für die Flushsymptomatik zweifelhaft erscheint. ► **Kallikreine** generieren (Brady-)Kinine aus Kininogenen. So freigesetzte Bradykinine haben deutliche vasodilatatorische Eigenschaften und führen zu Hypotension, Flush und bei Asthmatikern zu Bronchospasmus. Normalerweise ist die Plasmahalbwertszeit von Bradykininen kurz, jedoch sind die Abbaukapazitäten der Aminopeptidasen und Kinasen bei massiver Bradykininfreisetzung begrenzt, so daß die Effekte lang andauern können. ► **Tachykinine** wie z.B. Neuropeptid K, Neurokinin A, VIP und Substanz P sind auch als karzinoidassoziierte Hormone nachgewiesen worden. Diese Substanzen werden vor allem für Flush, aber auch für die kardialen Effekte eines lange bestehenden Karzinoids verantwortlich gemacht.

Klinik

Normalerweise sind Karzinoidtumore aufgrund ihres langsamen Wachstums asymptomatisch, es sei denn, sie verursachen einen Ileus oder eine Blutung. Typische ► **klinische Symptome** treten erst auf, wenn vasoaktive Peptide posthepatisch in den Systemkreislauf sezerniert werden. Hierzu ist eine systemische Metastasierung oder ein primär extraportaler Sitz des Tumors notwendig, da die Leber normalerweise eine hervorragende Clearancefunktion besitzt und es bei üblicher intestinaler Lokalisation nicht zu systemischen Wirkungen kommen kann. So ist verständlich, daß nur 7% der Patienten mit Karzinoid systemische Symptome beschreiben [18].

Das ► **Hauptsymptom** ist mit einer Häufigkeit von 94% eine kutane Vasodilatation in Form eines Flush, der sich vom oberen Thorax und Hals über Arme und den Körper ausbreitet, zum Teil gepaart mit Benommenheit und Atemnot. Unter Diarrhoen leiden ca. 78% der Patienten, wobei eine Variationsbreite von nur leichter Beeinträchtigung bis zu einem schweren Krankheitsbild mit Dehydratation, Hyponatriämie, Hypokaliämie und Hypochlorämie besteht. Die Patienten beschreiben zudem starke kolikartige Bauchschmerzen. 19% der Patienten mit Flush leiden auch unter asthmatischen Beschwerden .

▶ Kardiale Begleiterscheinungen

Verstärktes Augenmerk ist auf die ▶ **kardialen Begleiterscheinungen** eines lange bestehenden Karzinoids zu richten: So sind sowohl Pulmonal- als auch Trikuspidalklappenfibrosen mit Dysfunktionen beschrieben worden. Aber auch die Mitral- und Aortenklappe können in fibrotische Umbauprozesse einbezogen sein. In einer echokardiographischen Untersuchung hatten 24% der untersuchten Patienten mit Karzinoid eine Mitral- oder Aortenklappeninsuffizienz. Somit scheint das Karzinoidsyndrom nicht nur, wie lange angenommen, zu einer Beeinträchtigung der rechtsventrikulären, sondern auch der linksventrikulären Herzfunktion zu führen [19].

▶ Päoperative Evaluierung

Bei der ▶ **präoperativen Evaluierung** kommt es vor allem darauf an, Ausmaß und Schwere der klinischen Symptome wie Diarrhoe und Bronchospasmus sowie eventuell vorhandene Triggermechanismen vom Patienten zu erfahren. Da eine kardiale Beteiligung in bis zu 50% der Patienten beschrieben wurde, ist die Echokardiographie großzügig einzusetzen, um kardiale Funktionsstörungen frühzeitig erfassen zu können. Neben der Routinelabordiagnostik wird eine serielle 5-HIAA-Bestimmung im Urin empfohlen, da erhöhte 5-HIAA-Spiegel gehäuft mit einer schwereren Herzbeteiligung einhergehen.

Kardiale Beteiligung bei bis zu 50%.

Durch Diarrhöen verursachte Imbalanzen des Flüssigkeits- und Elektrolythaushaltes müssen präoperativ ausgeglichen werden. Die Gabe von ▶ **β-Mimetika** zur Behandlung einer Atemwegsobstruktion erscheint problematisch, da Katecholamine zu weiterer Histaminausschüttung führen können. Eher scheint die Gabe von ▶ **H1- und H₂-Blockern** sinnvoll zu sein, um die peripheren Effekte von Histamin zu unterdrücken.

▶ β-Mimetika

▶ H1- und H₂-Blocker

▶ Somatostatin

Die Serotoninproduktion ist zum Teil mittels ▶ **Somatostatin** oder seinem Analogon Octreotid zu unterdrücken. Somatostatin ist ein regulatorisches Peptid, welches die Produktion und Freisetzung gastropankreatischer Hormone hemmen und so zu einer Serotoninspiegelsenkung mit Abfall des Abbauproduktes 5-HIAA im Urin führen kann. Somatostatin ist aufgrund der kurzen Halbwertszeit nur als kontinuierliche Infusion von nutzen, während Octreotid mit einer t 1/2 von 90 min z.B. alle 8 h s.c. nach Wirkung (50-500 µg) s.c. dosiert in der Lage ist, perioperative Hypotensionen zu unterdrücken [20]. In einer Notfallsituation kann Octreotid auch langsam i.v. (100 µg) gegeben werden.

Octreotid unterdrückt die Sekretion von Serotonin und verhindert perioperative Hypotensionen.

▶ Aprotinin kann als Kallikreininhibitor Einfluß auf die Bradykininentstehung und damit auf das Entstehen einer intraoperativen Hypotension haben. Leider sind die hierzu durchgeführten Studien in der Aussage uneinheitlich, was wohl in den vielfältigen Sekretionsmustern der Tumore begründet sein könnte. Somit sind generelle Empfehlungen zum Gebrauch von Aprotinin bei Karzinoidsyndrom nicht möglich.

▶ Aprotinin

Neben den oben erwähnten Medikamenten sind ▶ **Steroide**, ▶ **Methysergid** oder ▶ **Ketanserin** empfohlen worden. So ist für Methysergid ein serotoninantagonistischer Effekt nachgewiesen worden. Ketanserin blockiert serotoninvermittelte Effekte am 5-Hydroxytryptamin-Rezeptor und führt so zu Vasodilatation und Bronchodilatation.

▶ Steroide ▶ Methysergid
▶ Ketanserin

Anaesthesiologische Aspekte

Aufregung und abrupte Blutdruckänderungen können eine Freisetzung von Mediatorsubstanzen triggern. Deshalb ist auf eine ausreichende anxiolytische medikamentöse ▶ **Prämedikation** zu achten. Eine Dauermedikation wie Octreotid ist unbedingt weiterzuführen. So kann Octreotid z.B. für zwei Wochen präoperativ 3 x tgl. 100 µg s.c. gegeben werden, unmittelbar präoperativ sind dann 100 µg langsam i.v. zu verabreichen. Postoperativ ist die Medikation langsam über mindestens eine Woche auszuschleichen. Sollte bei symptomatischen Patienten noch keine längerfristige präoperative Somatostatin-Octreotidtherapie durchgeführt worden sein, so ist es sinnvoll, mit der Octreotidgabe zur Unterdrückung perioperativer Symptome auch noch 24 h präoperativ zu beginnen [21].

▶ Prämedikation

Dauermedikation wie Octreotid ist unbedingt weiterzuführen.

Direkte ▶ **intraoperative Trigger** der Mediatorfreisetzung sind Katecholamine. Hyperkapnie, Hypothermie und Hypotension als katecholaminfreisetzende Faktoren, sowie Hypotension als „Bradykinin-Trigger" und nicht zuletzt histaminliberierende Medikamente wirken indirekt. Neben dem ▶ **Standardmonitoring** ist bei den zu erwartenden Blutdruckschwankungen durch Mediatorenfreisetzung und Blut-

▶ Intraoperative Trigger

▶ Standardmonitoring

171

verlust eine arterielle Druckmessung hilfreich. Die Messung des ZVD erleichtert die Diagnostik und Behandlung einer relativen oder absoluten Hypovolämie. Bei kardialer Beeinträchtigung ist der Einsatz einer intraoperativen transösophagealen Echokardiographie oder eines Swan-Ganz-Katheters zu erwägen.

Zur ▶ **Narkoseeinleitung** ist die Verwendung von Medikamenten mit geringer Histaminfreisetzung und ohne kardiovaskulär supprimierende Wirkung zu bevorzugen Die Gabe von Thiopental ist aufgrund der möglichen Histaminfreisetzung eher abzulehnen [22].

Als ▶ **nichtdepolarisierende Muskelrelaxantien** sind Pancuronium, Vecuronium und Rocuronium wegen der geringen histaminliberierenden Wirkung zu bevorzugen. Inwieweit Cisatracurium für diese Patientengruppe eine Alternative darstellt, ist noch nicht klar. Von Mivacurium und Atracurium ist wegen der beschriebenen Histaminfreisetzung abzuraten.

Die Narkoseführung wird zumeist als ▶ „**balancierte Anaesthesie**" geführt [23]. Es wurde auch über den möglichen Einsatz von Propofol berichtet. Wichtig scheint der Hinweis, daß hohe Serotoninspiegel mit verzögertem Erwachen aus der Narkose korrelieren sollen und somit kurzwirkenden Medikamenten der Vorzug gegeben werden sollte. ▶ **Regionalanaesthesieverfahren** sind zwar beschrieben, werden aber aufgrund möglicher Hypotensionen eher nicht empfohlen [24].

Perioperative Komplikationen

Das häufigste Problem stellen mit einer Inzidenz von ca. 30% schwere ▶ **Hypotensionen** dar. Die Behandlung besteht in der Gabe von Volumen und Octreotid zur Hemmung einer wiederholten Mediatorausschüttung (100 µg langsam i.v.). Katecholamine können, wie schon erwähnt, eine weitere Freisetzung von Mediatoren provozieren und somit entweder unwirksam sein oder sogar zu einer Verschlechterung der Situation führen. Die Behandlung einer eher seltenen Hypertension besteht in Narkosevertiefung (Inhalationsanaesthetika), der Gabe von Octreotid und gegebenfalls eines ß-Blockers (Esmolol). Ein ▶ **Bronchospasmus** sollte primär mit Antihistaminika oder der Inhalation von Ipratropiumbromid behandelt werden. Auch hier ist aus erwähnten Gründen zur Vorsicht bei der Anwendung von β-Mimetika und Theophyllin zu raten.

Postoperativ ist bei z.B. unvollständiger Entfernung des Tumors mit weiter bestehender Symptomatik zu rechnen und daher die Octreotidgabe weiterzuführen. Die Überwachung erfolgt üblicherweise auf einer Intensivstation. Eine gute ▶ **postoperative Schmerztherapie** ist zu gewährleisten, an den Schmerz als Trigger einer Mediatorausschüttung ist zu denken. Sowohl die Patienten-kontrollierte Analgesie (PCA) als auch die Periduralanalgesie sind als schmerztherapeutische Verfahren beschrieben worden [23].

Fragen zur Erfolgskontrolle

Bei etwa 94% der Patienten, die systemische Zeichen eines Karzinoids entwickeln, kommt es infolge der Ausschüttung von Histamin zu einem Flush, 19% der Patienten beschreiben asthmatische Beschwerden. Neben einer Diarrhoe in 78% der Fälle mit der Möglichkeit von Dehydratation und Verschiebungen des Säure-Basen-Haushaltes kommt es in bis zu 50% zu kardialen Manifestationen in Form von Klappenfibrosen und -insuffizienzen

Sympathomimetische Substanzen sind nur mit Vorsicht einzusetzen, da sie als Triggersubstanz die Ausschüttung vasoaktiver Substanzen aus dem Tumor auslösen können. Die Alternativen bestehen in der Gabe von Octreotid zur Hemmung der Mediatorausschüttung, der ausreichenden Volumengabe, beziehungsweise dem Einsatz von Ipratropiumbromid zur Behandlung eines Bronchospasmus.

3. Welche oralen Antidiabetika sind 48 Stunden präoperativ abzusetzen ?

Biguanide (Metformin) sind in der Lage, die ATP-Synthese zu supprimieren, ohne jedoch die Ausschüttung von Insulin zu stimulieren. Durch eine Steigerung der anaeroben Glycolyse kann es bei Patienten mit Nieren- und/oder Leberinsuffizienz zu schweren Laktazidosen kommen.

4. Welche medikamentöse Therapie wird bei einem primären Hyperaldosteronismus zu einer präoperativen Stabilisierung eingesetzt?

Spironolakton führt als Aldosteronantagonist im Rahmen einer verstärkten Diurese mit Natriumausscheidung zu einer Reduktion der Hypervolämie und durch renale Kaliumretention zu einem Anstieg des Serumkalium und bewirkt damit eine Verbesserung der eventuell vorhandenen Herzrhythmusstörungen.

5. Mit welcher Häufigkeit treten Schäden am N. recurrens in der postoperativen Phase nach Schilddrüseneingriffen auf?

Bei Ersteingriffen wird die Inzidenz der zum größten Teil passageren Recurrensparesen bis etwa 4% angegeben, die auf etwa 10% bei Rezidivoperationen ansteigen kann. Eine prä- und postoperative Evaluation der Stimmbandfunktion ist deshalb diagnostisch und z.B. in Deutschland auch juristisch sinnvoll.

Literatur

1. Milaszkiewicz RM (1997) **Diabetes mellitus.** In: Desborough J (Hrsg) Endocrine disorders and anesthesia. Lippincott-Raven, Philadelphia, S 35-62
2. Williams G (1994) **Management of non-insulin-dependent diabetes mellitus.** Lancet 343: 95-100
3. Reissell E, Orko R, Maunuksela EL, Lindgren L (1990) **Predictability of difficult laryngoscopy in patients with long- term diabetes mellitus.** Anaesthesia 45: 1024-1027
4. Lustik SJ, Vogt A, Chhibber AK (1998) **Postoperative lactic acidosis in patients receiving metformin.** Anesthesiology 89: 266-267
5. Köbberling J, Hintze G (1983) **Spezielle diagnostische Probleme der Hyperthyreose bei alten und schwerkranken Patienten.** Internist 24: 453-457
6. Dralle H (1988) **Operationsindikation und operative Verfahrenswahl bei Schilddrüsenkrankheiten.** Internist 29: 570-576
7. Hehrmann R (1980) **Klinik und Therapie der Hypothyreose des Erwachsenen.** Internistische Welt 12: 423-433
8. Murkin GM (1982) **Anesthesia and hyperthyroidism.** Anesth Analg 61: 371-383
9. Fee Jr WE (1990) **Thyroidectomy under local anesthesia.** In: Falk SA (Hrsg) Thyroid disease, endocrinology, surgery, nuclear medicine, and radiotherapy. Raven, New York, S 585-586
10. Hermann M, Richter B, Roka R, Freissmuth (1994) **Thyroid surgery in untreated severe hyperthyroidism: perioperative kinetics of free thyroid hormones in the glandular venous effluent and peripheral blood.** Surgery 115: 240-245
11. Williams AF (1958) **Recurrent laryngeal nerve lesions during thyroidektomy.** Surgery 43: 435-439
12. al-Fakhri N, Schwartz A, Runkel N, Buhr HJ (1998) **Die Komplikationsrate bei systematischer Darstellung des Nervus recurrens und der Epithelkörperchen fur Operationen benigner Schilddrüsenerkrankungen.** Zentralbl Chir 123: 21-24
13. Walther A, Bardenheuer HJ (1998) **Intraoperative Gabe von Kalzium. Physiologie – Pathophysiologie – Klinische Indikation.** Anaesthesist 47: 339-347
14. Roizen MF, Horigan RW, Koike M, et al. (1982) **Prospective randomized trial of four anesthetic techniques for resection of pheochromocytoma.** Anesthesiology 57: A43
15. Roizen MF (1994) **Anaesthetic implications of concurrent diseases.** In: Miller JW (Hrsg) Anaesthesia. Churchill Livingstone, New York, S 903-1004
16. Woods HF, Bax ND, Ainsworth I (1990) **Abdominal carcinoid tumours in Sheffield.** Digestion 45 Suppl 1: 17-22
17. Godwin JD (1975) **Carcinoid tumors. An analysis of 2,837 cases.** Cancer 36: 560-569
18. Oates JA, Butler TC (1967) **Pharmacologic and endocrine aspects of carcinoid syndrome.** Adv Pharmacol 5: 109-128
19. Jacobsen MB, Nitter Hauge S, Bryde PE, Hanssen LE (1995) **Cardiac manifestations in mid-gut carcinoid disease.** Eur Heart J 16: 263-268
20. Watson JT, Badner NH, Ali MJ (1990) **The prophylactic use of octreotide in a patient with ovarian carcinoid and valvular heart disease.** Can J Anaesth 37: 798-800
21. Roy RC, Carter RF, Wright PD (1987) **Somatostatin, anaesthesia, and the carcinoid syndrome. Peri- operative administration of a somatostatin analogue to suppress carcinoid tumour activity.** Anaesthesia 42: 627-632
22. Clarke RS, Dundee J., Garrett FT, McArdle GK, Sutton JA (1975) **Adverse reactions to intravenous anaesthetics.** Br J Anaesth 47: 575-585
23. Veall GR, Peacock JE, Bax ND, Reilly CS (1994) **Review of the anaesthetic management of 21 patients undergoing laparotomy for carcinoid syndrome [see comments].** Br J Anaesth 72: 335-341
24. Brunner ME (1997) **Anaesthesia for patients with carcinoid syndrome.** In: Desborough J (Hrsg) Endocrine disorders and anesthesia. Lippincott-Raven, Philadelphia, S 129-142